Rejuvenescimento Estético Ginecológico

Thieme Revinter

Rejuvenescimento Estético Ginecológico

Editado por
Alexander Bader
Bader Medical Institute
London, UK

Thieme
Rio de Janeiro • Stuttgart • New York • Delhi

Dados Internacionais de Catalogação na Publicação (CIP)
(eDOC BRASIL, Belo Horizonte/MG)

B134r
Bader, Alexander
Rejuvenescimento estético ginecológico/Alexander Bader. – Rio de Janeiro, RJ: Thieme Revinter, 2024.

21 x 28 cm
Inclui bibliografia
Título original: *Aesthetic Gynecology Rejuvenation*
ISBN 978-65-5572-281-9
eISBN 978-65-5572-282-6

1. Ginecologia. 2. Medicina Estética. 3. Cirurgia Plástica. I. Título.

CDD 618.10592

Elaborado por Maurício Amormino Júnior – CRB6/2422

Revisão Técnica:
JOÃO BRITO JAENISCH
Membro da American Academy of Cosmetic Surgery (AACS)
Diretor do Hospital Redentor Cristo (GHC), RS
Chefe de Cirurgia de Trauma do Hospital Cristo Redentor (GHC), RS
Professor do Programa de Pós-Graduação em Cosmética da ULBRA, RS

Nota: O conhecimento médico está em constante evolução. À medida que a pesquisa e a experiência clínica ampliam o nosso saber, pode ser necessário alterar os métodos de tratamento e medicação. Os autores e editores deste material consultaram fontes tidas como confiáveis, a fim de fornecer informações completas e de acordo com os padrões aceitos no momento da publicação. No entanto, em vista da possibilidade de erro humano por parte dos autores, dos editores ou da casa editorial que traz à luz este trabalho, ou ainda de alterações no conhecimento médico, nem os autores, nem os editores, nem a casa editorial, nem qualquer outra parte que se tenha envolvido na elaboração deste material garantem que as informações aqui contidas sejam totalmente precisas ou completas; tampouco se responsabilizam por quaisquer erros ou omissões ou pelos resultados obtidos em consequência do uso de tais informações. É aconselhável que os leitores confirmem em outras fontes as informações aqui contidas. Sugere-se, por exemplo, que verifiquem a bula de cada medicamento que pretendam administrar, a fim de certificar-se de que as informações contidas nesta publicação são precisas e de que não houve mudanças na dose recomendada ou nas contraindicações. Esta recomendação é especialmente importante no caso de medicamentos novos ou pouco utilizados. Alguns dos nomes de produtos, patentes e design a que nos referimos neste livro são, na verdade, marcas registradas ou nomes protegidos pela legislação referente à propriedade intelectual, ainda que nem sempre o texto faça menção específica a esse fato. Portanto, a ocorrência de um nome sem a designação de sua propriedade não deve ser interpretada como uma indicação, por parte da editora, de que ele se encontra em domínio público.

Thieme Revinter Publicações Ltda.
Rua do Matoso, 170
Rio de Janeiro, RJ
CEP 20270-135, Brasil
http://www.ThiemeRevinter.com.br

Thieme USA
http://www.thieme.com

Impresso no Brasil por Forma Certa Gráfica Digital Ltda.
5 4 3 2 1
ISBN 978-65-5572-281-9

Também disponível como eBook:
eISBN 978-65-5572-282-6

Sumário

Prefácio

A cirurgia de remodelação da genitália feminina é um dos procedimentos estéticos mais procurados atualmente. O complexo desses procedimentos é frequentemente denominado Ginecologia Estética ou Cosmética, e os cirurgiões que realizam esses procedimentos, principalmente ginecologistas, autodenominam-se ginecologistas estéticos ou cosméticos.

A demanda de fundo surge com o desejo das mulheres de melhorar a aparência dessa parte específica e sensível de seu corpo. Há algumas décadas, era quase impossível sequer pensar em abrir essa discussão entre os profissionais da área médica; no entanto, como em tudo, a evolução vem de uma necessidade, e a remodelagem genital pode ser uma imprescindibilidade real, devido à má formação do formato, do comprimento ou da largura dos tecidos. Por outro lado, também pode ser um desejo de luxo para permitir uma melhor aparência aos olhos da própria paciente. Quaisquer que sejam as motivações por trás da cirurgia de remodelação genital feminina, há um fato que não podemos ignorar, que é o impacto desses procedimentos na autoestima, na confiança e no estado psicológico geral da mulher.

O exame do formato dos órgãos genitais parece ser um hábito antigo, e as pessoas admiram seus corpos desde que se tem conhecimento; até mesmo os indivíduos da Idade da Pedra refletiam isso em sua arte. A forma do corpo tem sido refletida na arte há muito tempo, incluindo a genitália. Ao visitar qualquer museu arqueológico grego, o visitante perceberá imediatamente como as estátuas de corpos são perfeitamente simétricas, inclusive o formato da genitália. Você nunca verá ou notará lábios assimétricos ou um clitóris hipertrófico, ou uma pele protuberante e enrugada do capuz do clitóris; a genitália feminina tinha um formato perfeito. Observar a genitália também é nosso hábito diário. Isso se tornou mais popular com a revolução da depilação da área íntima. As pessoas começaram a se dar conta do que tinham ali e a opinar sobre sua aparência, com base em seus pontos de vista pessoais. A liberação das discussões sexuais no mundo ocidental, especialmente na mídia, é um dos fatores por trás dessa evolução. A liberação do comportamento sexual entre casais também é um fator essencial.

Os fatores acima motivaram muitos profissionais de saúde, especialmente ginecologistas, a explorar o assunto. Os cirurgiões plásticos desempenharam um papel essencial na apresentação do tema ao público, pois foram os primeiros especialistas a discutir e realizar alguns procedimentos para remodelar a genitália feminina externa. Hoje, excluir esse serviço de um consultório de ginecologia parece quase impossível; a conscientização das pacientes é muito alta e elas sabem o que é necessário ou o que desejam ter. Como o assunto é muito procurado, deve-se dar atenção especial à relação psicológica com o remodelamento genital – desde o contexto psicológico de como as pacientes podem perceber o formato da genitália até qual seria o impacto de realizar um procedimento nesse local.

Este livro compartilha alguns antecedentes históricos importantes e impressionantes relacionados com a remodelação da genitália feminina. O livro concentra-se principalmente em técnicas específicas do campo e, finalmente, inclui os aspectos psicológicos.

Para meus alunos e estagiários, eu sempre gosto de dizer: "A Cirurgia Estética é uma arte e a Ginecologia Estética faz parte dela."

Alexander Bader, MD, FAAOCG

Colaboradores

ELVIRA BRĂTILĂ
Obstetrics and Gynecology Department
"Carol Davila" University of Medicine and Pharmacy
and
Obstetrics and Gynecology Department
"Prof. Dr. Panait Sirbu" Clinical Obstetrics and Gynecology Hospital
Bucharest, Romania

CLAUDIO CATALISANO
Rigenera Clinic
Milan, Italy

DIANA-ELENA COAMDASU
Obstetrics and Gynecology Department
"Carol Davila" University of Medicine and Pharmacy
and
Obstetrics and Gynecology Department
"Prof. Dr. Panait Sirbu" Clinical Obstetrics and Gynecology Hospital
Bucharest, Romania

MARIO GOISIS
London Aesthetic Academy
UK

STELIOS KIOSSES
Harvard University Extension School
Cambridge, Massachusetts, USA
and
Edison Education
Stoke on Trent, UK

PIOTR KOLCZEWSKI
Pomeranian Medical University
Szczecin, Poland

RAFAL KUZLIK
SaskaMed Clinic
Warsaw, Poland

SOPHIE MENKES
Centre de Médecine Esthétique et Régénérative
Clinique Nescens
Genolier, Switzerland

DIANA MIHAI
Obstetrics and Gynecology Department
"Carol Davila" University of Medicine and Pharmacy
and
Obstetrics and Gynecology Department
"Prof. Dr. Panait Sirbu" Clinical Obstetrics and Gynecology Hospital
Bucharest, Romania

DAWID SERAFIN
Plastic Gynecology Center
Serafin Clinic
Gliwice, Poland

Sumário de Vídeos

Vídeo	QR Code
Vídeo 4.1 Labioplastia curvilínea	
Vídeo 4.2 Labioplastia linear alargada	
Vídeo 5.1 Labioplastia híbrida: Linear Z	
Vídeo 6.1 Técnica de redução dos pequenos lábios: desepitelização, técnica de um corte	
Vídeo 7.1 *Lifting* dos grandes lábios após cirurgia plástica dos grandes lábios com fios farpados	
Vídeo 7.2 O procedimento completo da cirurgia plástica dos grandes lábio	

Vídeo	QR Code
Vídeo 9.1 Vaginoperineoplastia de fio único	
Vídeo 11.1 Paciente com útero normal, agenesia cervical parcial e agenesia vaginal superior (U0C4V3)	
Vídeo 11.2 Neocolpopoese com enxerto acelular num caso (U5C4V4)	
Vídeo 13.1 Nanoshot O-shot: A captação de gordura	
Vídeo 13.2 Nanoshot O-shot: Transformar a gordura em microgordura e depois em nanogordura	
Vídeo 13.3 Nanoshot O-shot: Procedimento de injeção	

Rejuvenescimento Estético Ginecológico

Thieme Revinter

1 História e Histórico da Ginecologia Estética

Elvira Brătilă ▪ Diana Mihai

QUANDO AS MULHERES COMEÇARAM A SE INTERESSAR EM MELHORAR SUA APARÊNCIA GENITAL?

É óbvio que hoje em dia as mulheres estão prestando mais atenção às suas partes íntimas – por um lado, à anatomia e, por outro, à funcionalidade da área vulvovaginal – mas vamos ver quando essa curiosidade começou. É difícil datar exatamente o interesse das pacientes, é claro, mas quanto aos médicos, encontramos evidências de entrevistas, livros e conferências médicas sobre cirurgia do clitóris, circuncisão, vaginoplastia e labioplastia, nos Estados Unidos, desde a década de 1890 [1].

Incluímos aqui publicações que mostram o interesse dos médicos em aumentar o prazer sexual feminino. Além disso, a cultura africana tinha interesse em cirurgias genitais que remontam ao passado, mas esses procedimentos tinham o objetivo de mutilar as mulheres e destruir qualquer interesse sexual. As técnicas de ginecologia estética concentram-se em proporcionar às mulheres melhor aspecto e funcionalidade, mas a história nos mostra que, na década de 1960, um médico começou a oferecer esse tipo de cirurgia às pacientes, mesmo que elas não a solicitassem, pois considerava a genitália feminina "estruturalmente inadequada" para a relação sexual.

Um caso famoso de negligência é o do Dr. James C. Burt, que realizou, mesmo sem consentimento, uma cirurgia genital experimental, promovendo-a como um aprimoramento da vida sexual das mulheres [2]. O ginecologista de Ohio circuncidou e "realinhou" a vagina de cerca de 2.000 mulheres ao longo de 22 anos, mas esses experimentos levaram muitas vezes a complicações graves. Ele chegou a lançar, em 1975, seu livro chamado *The Surgery of Love (A cirurgia do amor)*, que afirmava que sua cirurgia transformaria as mulheres em "ratinhos excitados", pois "a diferença entre estupro e arrebatamento é a venda" [3].

Mesmo que a abordagem do "*Love Doctor*" não fosse ética, isso mostra que o interesse pela ginecologia estética existia e estava aumentando. Em 1978, foi publicado o primeiro artigo que mencionava uma labioplastia médica no *European Journal of Obstetrics and Gynecology*, que foi chamado de "*Benign Enlargement of the Labia Minora*" [4] e, em 1984, a primeira labioplastia estética foi discutida no *Plastic Reconstructive Surgery Journal* [5].

Depois disso, a literatura médica começa gradualmente a ter mais e mais artigos sobre vulva-perineoplastia, cirurgia vaginal cosmética, rejuvenescimento vaginal, labioplastia e todos os procedimentos de Ginecologia Estética, incluindo os aspectos psicológicos envolvidos nesse campo médico [6]. Isso ocorre porque as mulheres têm uma imagem corporal ideal diferente e tentam encaixar-se em um protótipo físico criado por elas. Isso não é novidade; as mulheres sempre se preocuparam com sua aparência, peso e altura. A novidade foi que esse protótipo começou a incluir também a área íntima. Graças à internet, elas tiveram acesso a outras mulheres nuas e à análise da "área genital perfeita". Em 1997, Fredrickson e Roberts publicaram a Teoria da Objetivação na revista *Psychology of Women Quarterly* [7].

É importante mencionar isso porque, como especialista em Ginecologia Estética, você deve entender que as pacientes virão até você e solicitarão diferentes intervenções, e deve entender também que muitas delas terão uma mentalidade diferente daquela com a qual você está acostumado em obstetrícia e ginecologia. A maioria das pacientes terá solicitações racionais e lógicas, é claro, mas algumas precisarão de orientação psicológica – e, para identificá-las, você deve estar ciente da Teoria da Objetivação [8].

Isso estabelece que a inspeção física pessoal e a avaliação repetidas, bem como a comparação constante com outras mulheres, darão a elas a perspectiva de um observador de seus corpos. Isso significa que as mulheres acabarão por se considerar "objetos", ou um conjunto de partes, que devem ser "fixadas" para que possam ser usadas por outras pessoas. O importante é que essa auto-objetificação determinará sequelas reais para a saúde [9,10].

A recomendação é conversar com sua paciente e tentar descobrir a resposta para a pergunta: "Por que você quer esse procedimento genital estético?" Em outras palavras, os ginecologistas envolvidos nesse campo emergente precisam desenvolver essa nova intuição e entender que uma pessoa perceberá a imagem corporal como uma construção multidimensional e terá uma reação a essa imagem levando em conta aspectos afetivos (por exemplo, vergonha, infelicidade), cognitivos (por exemplo, descontentamento, desejo de mudança) e comportamentais (por exemplo, evasiva, ocultação) [11,12].

QUAIS FORAM OS ASPECTOS MAIS COMUNS QUE DEIXARAM AS MULHERES INSATISFEITAS E QUAL FOI O PROCEDIMENTO GINECOLÓGICO ESTÉTICO MAIS COMUM?

Com a Ginecologia Estética, podemos melhorar muitas áreas da região vulvovaginal: a forma ou o tamanho dos lábios, o diâmetro e a frouxidão da vagina, o capuz do clitóris, o hímen e as cicatrizes após o parto ou a perineoplastia e assim por diante. O procedimento cirúrgico genital mais procurado foi e continua sendo a labioplastia. Esse procedimento teve um aumento acelerado em todo o mundo, especialmente após a explosão da internet e a disponibilidade de revistas e fotos de mulheres nuas. Por exemplo, no Reino Unido, o Serviço Nacional de Saúde registrou um aumento de 200% nas labioplastias realizadas entre 1998 e 2008 [13].

Nos Estados Unidos, o número de pacientes que solicitaram labioplastia, em 2005, foi de 793, aumentando para 1.030 em 2006, enquanto, em 2013, o número foi de 5.070, com um aumento de 44% em relação a 2012. Em 2014, o número já era de 7.535, representando um aumento de 49%. Tendências semelhantes foram documentadas em outros países ocidentais, incluindo a Austrália [8,14].

As estatísticas da American Society for Aesthetic Plastic Surgery mostram que a demanda por labioplastia em 2017 aumentou 217,3% em relação a 2012 (cerca de 11.000 procedimentos em 2017), sendo a maioria das labioplastias realizada na faixa etária de 19 a 34 anos (com um aumento de 55,3%), e a faixa etária seguinte em número de procedimentos foi a de 35 a 50 anos (com um aumento de 34,2%) [15].

A maioria das mulheres que solicita a labioplastia se queixa de lábios menores aumentados, que se projetam além dos grandes lábios, assimetria labial e pele de cor escura. As condições médicas existentes, como hipertrofia labial e hiperplasia adrenal congênita, podem causar desconforto ou dor durante a prática de esportes ou o uso de roupas apertadas, além de prejudicar a relação sexual. No entanto, a maioria das pacientes solicitou a labioplastia para melhorar a autoestima e a satisfação sexual [8].

Muitas vezes, as mulheres expressam ansiedade em sua vida íntima devido ao fato de os pequenos lábios serem maiores do que os grandes lábios. No entanto, pacientes do sexo feminino têm problemas conjugais que não têm nada a ver com seu aspecto genital, mas acham que com uma área vulvovaginal perfeita terão um relacionamento perfeito também. Isso pode parecer estranho, mas é mais frequente do que você imagina. Portanto, todas as sociedades internacionais de Ginecologia Cosmética destacam a importância de ter uma conversa profunda com sua paciente para estabelecer metas realistas, aumentar a satisfação da paciente e reduzir as taxas de complicações.

Existem muitas técnicas de labioplastia, que têm sido continuamente debatidas ao longo dos anos, a fim de estabelecer qual é a melhor. Para obter os melhores resultados, não siga as "tendências" da labioplastia, mas escolha a técnica que for melhor para cada paciente, pois cada paciente é diferente: redução aprofundada, incisão linear, redução composta, redução em cunha, excisão com W-plastia ou Z-plastia [16].

QUAIS FORAM E QUANDO FORAM REGISTRADOS OS PRIMEIROS PROCEDIMENTOS DE GINECOLOGIA ESTÉTICA?

Os procedimentos de ginecologia estética ou técnicas de rejuvenescimento vaginal referem-se a tratamentos cirúrgicos e não cirúrgicos realizados por três motivos:

1. Melhorar a anatomia genital (reduzir a largura da vagina, apertar a área vulvovaginal, melhorar visualmente o aspecto genital estético e restaurar a anatomia pélvica)
2. Melhorar a funcionalidade genital (melhorar a vida sexual, tratar dispareunia, anorgasmia, incontinência urinária, atrofia vaginal, prolapsos)
3. Melhorar os sintomas psicológicos, como vergonha, depressão e medo da intimidade

Os tratamentos não cirúrgicos foram desenvolvidos mais tarde, após o desenvolvimento da tecnologia moderna, é claro. Os procedimentos cirúrgicos, entretanto, têm mais de mil anos e foram descritos pela primeira vez como métodos para suturar lacerações vaginais após o parto, por Trotula, em 1.050 d.C., em *Treatments for Women* [14,17].

Tendo isso em mente, podemos entender que, na verdade, os procedimentos de Ginecologia Estética sempre estiveram presentes na vida do obstetra ao resolver complicações do parto e na vida do ginecologista ao reparar a área vulvovaginal após cânceres de malformações e, mais tarde, na vida do uroginecologista ao restaurar a anatomia pélvica e tratar incontinência urinária e prolapsos. A Ginecologia Estética abrange todos esses campos, mas o aspecto moderno é que ela combina todas essas técnicas, tendo como centro o bem-estar funcional e psicológico da paciente feminina.

Portanto, a ginecologia cosmética, como um estado de arte, exige uma compreensão mais profunda da mulher, incluindo anatomia, funcionalidade e psicologia. Esse é o objetivo para o qual estamos caminhando hoje, mesmo que no início se tratasse principalmente de restaurar o aspecto visual estético, como encontramos na literatura médica, quando, em 1984, o *Journal of Plastic Reconstructive Surgery* começa a mencionar o termo "cirurgia vaginal cosmética". A perineoplastia e a vaginoplastia consistem no reparo da entrada vaginal, com a reforma do corpo perineal, melhorando a satisfação sexual e o aspecto estético, mas também a defecação e os sintomas urinários, se presentes e se realizadas corretamente [16].

O rejuvenescimento vaginal e a ginecologia cosmética geraram muita controvérsia em todo o mundo, devido à falta de nomenclatura padronizada e ao fato de alguns médicos terem mais interesses comerciais e de *marketing* do que clínicos. Por exemplo, em 2007, o American College of Obstetricians and Gynecologists (ACOG) declarou que essas "não são práticas cirúrgicas aceitas, pois há escassez de dados que comprovem sua segurança e eficácia, não obstante as possíveis complicações, como infecção, dispareunia, cicatrizes e alteração da sensibilidade". Em 2013, um documento de opinião ética semelhante foi publicado pelo *Royal College of Obstetricians and Gynecologists* (RCOG), seguido pelo *Royal Australian and New Zealand College of Obstetricians and Gynecologists* (RANZCOG) e pela *Society of Obstetricians and Gynecologists of Canada* (SOGC) [14].

Artigos foram publicados nesse contexto, relatando resultados para esclarecer o cenário atual. Em 2017, por exemplo, Giussy Barbara *et al.* realizaram uma revisão da literatura do PubMed de janeiro de 2000 a setembro de 2016 sobre procedimentos de rejuvenescimento vaginal, concluindo que "o rejuvenescimento vaginal é descrito como um procedimento cirúrgico seguro e eficaz para o aprimoramento da função sexual em mulheres com uma sensação adquirida de frouxidão vaginal e consequente insatisfação sexual", mas também afirmando que o médico deve ter uma ampla discussão com a paciente para evitar expectativas irreais e que o aconselhamento psicológico e sexológico deve ser recomendado a todas as pacientes antes dos procedimentos [14]. Conforme apresentado anteriormente neste capítulo, concordamos e apoiamos essas recomendações, bem como a necessidade de dados mais sólidos e estudos multicêntricos randomizados e controlados [18].

QUANDO O TRATAMENTO COM PRP COMEÇOU A SER USADO NA GINECOLOGIA ESTÉTICA?

O plasma rico em plaquetas (PRP) promove o processo de cicatrização natural por meio de trombócitos e pelo fornecimento de fatores de crescimento para o local de tratamento em questão, por isso é usado em muitas áreas médicas, como cirurgia plástica, odontologia, musculoesquelética, otorrinolaringologia, coluna vertebral e ginecologia.

Mas quando esse PRP apareceu pela primeira vez? Claro que foi na hematologia, em 1970, usado para tratar pacientes com trombocitopenia [19]. Dez anos depois, foi introduzido na cirurgia maxilofacial, com propriedades de proliferação celular, e, depois, na medicina esportiva. O uso do PRP em ginecologia surgiu gradualmente, juntamente com outras áreas médicas, como a dermatologia.

A maior revisão de estudos relacionados com o uso do PRP em ginecologia inclui estudos sobre segurança e eficácia nesse campo, realizados entre 2000 e 2017. Portanto, o PRP tem sido usado nesse campo há mais de 20 anos [20]. Nos Estados Unidos, estima-se que ele seja usado em obstetrícia e ginecologia especificamente em mais de 100.000 casos por ano [21]. O PRP é usado em ginecologia estética, incluindo síndrome geniturinária vaginal (GSM), disfunção sexual feminina (O-Shot, terapia G-Shot) [22,23] e tratamento de líquen escleroso [24,25], mas também pode ser adicionado a todas as cirurgias genitais, a fim de reduzir as taxas de infecção, necrose e deiscência da ferida e diminuir o tempo de recuperação na cirurgia reconstrutiva vulvar e nos procedimentos reconstrutivos do assoalho pélvico (com ou sem malhas) [26,27].

QUANDO O TRATAMENTO COM *LASER* COMEÇOU A SER USADO NA GINECOLOGIA ESTÉTICA?

O conceito de *laser* foi desenvolvido por Einstein em 1917, e é um acrônimo para "*light amplification by the stimulated emission of radiation*" (ampliação da luz pela emissão estimulada de radiação) [28]. Foram necessários 40 anos para finalizar esse conceito, e o primeiro *laser* foi apresentado em 1960 por Theodore Maiman e usava um rubi como meio ativo [29]. Um ano depois, em 1961, o *laser* de CO_2 foi desenvolvido [30].

Na literatura de janeiro de 2000, o *laser* de CO_2 foi usado pela primeira vez, em 1973, para o tratamento de erosões cervicais e, posteriormente, para o tratamento de neoplasia intraepitelial cervical e para microcirurgia da trompa de Falópio, tornando-se um instrumento popular na laparoscopia, especialmente na área de infertilidade [31-33].

Muitos avanços na tecnologia de *laser* foram feitos, e vários outros tipos de *lasers* começaram a ser disponibilizados a partir do início da década de 1980, incluindo o neodímio: ítrio-alumínio-granada (Nd:YAG), potássio-titanil-fosfato (KTP) e argônio, mas o *laser* de CO_2 continua sendo o mais versátil e seguro devido à penetração de profundidade limitada (0,1-0,5 mm) e ao dano térmico lateral (0,5 mm). No início da década de 1990, foi desenvolvida uma tecnologia alternativa e menos dispendiosa (instrumentos unipolares e excisão elétrica em alça), mas os altos custos levaram a uma redução em seu uso [31].

Para o rejuvenescimento vaginal, os dispositivos com base em energia são uma nova tendência que está ganhando cada vez mais confiança. Por meio da aplicação de energia térmica ou não térmica nas várias camadas do tecido vaginal, esse dispositivo estimula a regeneração do colágeno, a contração das fibras de elastina, a neovascularização e a lubrificação vaginal [34].

Na atrofia vulvovaginal da menopausa, o *laser* fracionado de CO_2 tem sido intensamente estudado, tanto por ensaios clínicos quanto histopatológicos, randomizados, comparados com placebo e estriol, para avaliar a eficácia e a segurança [35]. Foi demonstrado que ele melhora de forma segura: dispareunia, ressecamento, lubrificação, desejo, disúria, flora vaginal, imperiosidade, frouxidão, líquen escleroso em pacientes na menopausa e até mesmo em pacientes após radioterapia vaginal de câncer ou quimioterapia hormonal sistêmica [36-47]. Existem estudos semelhantes para o *laser* Er:YAG e o Nd:YAG [48].

No entanto, a Food and Drug Administration (FDA) dos EUA aprovou apenas o *laser* de CO_2 em 2010 para uso ginecológico, mas ele está em debate para o rejuvenescimento vaginal, e o LASER Er:YAG e o Nd:YAG, em 2011 e 2014, foram licenciados para "usos dermatológicos: coagulação, vaporização, ablação ou corte da pele em dermatologia e cirurgia plástica/estética". Embora existam muitos estudos, a FDA afirma que há necessidade de dados maiores e mais robustos para recomendar o *laser* para rejuvenescimento vulvovaginal [49-51].

QUANDO O TRATAMENTO COM ABLAÇÃO POR RADIOFREQUÊNCIA (RFA) COMEÇOU A SER USADO NA GINECOLOGIA ESTÉTICA?

A técnica básica de RFA foi descrita pela primeira vez por D'Arsonval em 1891 [52]. Ele demonstrou um aumento na temperatura do tecido quando uma corrente de RF passou pelo tecido [53]. Desde então, apenas recentemente a RF não ablativa foi desenvolvida como um tratamento não invasivo para o rejuvenescimento vaginal.

Em 2002 e 2003, Fulmer *et al.* e Dmochowski *et al.* avaliaram a segurança e a eficácia de um aplicador de RF transvaginal como uma nova modalidade de tratamento para incontinência urinária de esforço genuína, fornecendo energia de RF à fáscia endopélvica. Eles concluíram que esse procedimento tem "boa eficácia e excelente segurança em um ano de acompanhamento" [54,55].

Em 2019, Dillon *et al.* estudaram a abordagem transuretral com RF para incontinência urinária de esforço (SUI). Os dados sugeriram que o tratamento com radiofrequência da SUI tem eficácia promissora, ao mesmo tempo em que apresenta um risco mínimo de eventos adversos [56]. Em 2010, Millheiser *et al.* mostraram, em seu estudo, melhorias subjetivas após a RF na rigidez vaginal, função sexual e diminuição da dispareunia [57]. Desde então, muitos estudos mostraram resultados semelhantes, confirmando os achados iniciais.

QUANDO O TRATAMENTO COM ENXERTO DE GORDURA COMEÇOU A SER USADO NA GINECOLOGIA ESTÉTICA?

O primeiro procedimento de "enxerto de gordura" foi descrito em 1893, por um cirurgião plástico alemão, Gustav Neuber, que usou tecido adiposo transferido do braço para a região orbital (olho) para corrigir cicatrizes formadas por osteomielite. Em 1895, o Dr. Viktor Czerny teve a ideia de transferir um lipoma para a mama, a fim de estabelecer a simetria após uma mastectomia parcial unilateral [58].

Na década de 1990, um cirurgião plástico de Nova York, Dr. Sydney Coleman, começou a publicar artigos descrevendo técnicas padronizadas de extração, processamento e injeção de gordura. A popularidade do procedimento aumentou e, embora normalmente o enxerto de gordura esteja associado ao aumento dos glúteos ou das mamas, ele ganhou maior interesse entre os ginecologistas-obstetras especializados em estética e reconstrução da genitália feminina devido a sua eficácia, segurança, resultados duradouros e confiabilidade.

A Sociedade Americana de Cirurgiões Plásticos (2017) observou que o enxerto de gordura registrou um aumento de 10% em 2017. Na Ginecologia Estética, o enxerto de gordura começou a ser usado para disfunção sexual, frouxidão vaginal, cicatriz de episiotomia retrátil ou aumento dos grandes lábios [59].

QUANDO O TRATAMENTO COM TOXINA BOTULÍNICA COMEÇOU A SER USADO NA GINECOLOGIA ESTÉTICA?

A toxina botulínica foi descoberta em 1897; em 1946, foi produzida em uma forma purificada e estudada, e a FDA aprovou a toxina para o tratamento de estrabismo, blefarospasmo e espasmo hemifacial (HFS) em 1989. Como ela inibe a liberação de acetilcolina das terminações nervosas, é usada em vários tratamentos, inclusive distonia cervical, bexiga hiperativa, sialorreia, hiperidrose, enxaqueca e espasticidade [60].

Na ginecologia, a toxina botulínica A (BoNT-A) é usada para tratar dor pélvica miofascial refratária, vaginismo, dor pélvica crônica, dispareunia, vulvodínia, incontinência urinária e bexiga hiperativa ou dissinergia esfincteriana [61].

O primeiro caso de vaginismo tratado com BoNT-A foi descrito em 1977, mas a FDA aprovou o primeiro estudo em 2010, com 31 pacientes, intitulado "*Pilot Study Protocol BTX-PV-01: Open Label, Single Center, Pilot Study of the Use of Botox Injections, Sensorcaine Injections and Progressive Dilation Under Anesthesia for the Treatment of Primary Vaginismus*" [62].

Muitos estudos se seguiram, demonstrando eficácia e segurança no tratamento do vaginismo, mas houve estudos de caso até mesmo a partir de 2004 para o tratamento da vulvodínia (20-40 U de toxina botulínica A foram usadas em cada injeção no vestíbulo, no músculo elevador do ânus ou no corpo perineal, com uma reinjeção após 2 semanas se os sintomas não desaparecessem completamente; os efeitos foram duradouros em um acompanhamento de 24 meses) [63,64].

Foi demonstrado que a toxina botulínica trata a vestibulite vulvar desde 2006 (100 U de toxina botulínica A reduziram significativamente a dor 3 e 6 meses após as injeções, sem efeitos colaterais) [65,66].

A partir de 2005, estudos mostraram que a toxina botulínica reduz a hipertonia do assoalho pélvico mais do que o placebo, de modo que poderia ser usada em mulheres com dor crônica refratária (100 a 300 unidades injetadas intralevador) [67].

Mesmo que a toxina botulínica tenha sido usada há muito tempo para diferentes disfunções miccionais, a onabotulinumtoxina tipo A (onaBoNT-A) está recebendo aprovação regulatória como tratamento de segunda linha para hiperatividade do detrusor (NDO) na dose de 200 U e para bexiga hiperativa (OAB) na dose de 100 U [68]. A aprovação da FDA para seu uso como tratamento para incontinência urinária ocorreu somente em 2011 [69].

É interessante notar que há estudos em uroginecologia desde 1990: por exemplo, um estudo duplo-cego mostra o tratamento da dissinergia detrusor-esfíncter com toxina botulínica A [70] e a eficácia no tratamento da bexiga neurogênica (injeção endoscópica de 100 unidades de toxina botulínica A) [71].

A FDA licenciou a toxina botulínica para incontinência urinária após os resultados de dois grandes estudos de fase III controlados por placebo: "OnabotulinumtoxinA 100 U melhora significativamente todos os sintomas da bexiga hiperativa idiopática e a qualidade de vida em pacientes com bexiga hiperativa e incontinência urinária: um estudo randomizado, duplo-cego, controlado por placebo" e "OnabotulinumtoxinA para o tratamento de pacientes com bexiga hiperativa e incontinência urinária: resultados de um estudo de fase 3, randomizado, controlado por placebo" [72,73].

Sievert reuniu os estudos, fornecendo um tamanho de amostra de 1.105 pacientes, mostrando resultados robustos [68,74].

Eles incluíram pacientes com mais de três episódios de IU em três dias, mais de 8 micções por dia e foram randomizados para 100 U de onaBoNT-A ($n = 557$) e placebo ($n = 548$). O estudo mostrou uma melhora significativa dos episódios de incontinência de urgência urinária (IUU) por dia no grupo de tratamento em comparação com o placebo (-2,80 *vs.* -0,95 episódios/dia; $P < 0{,}001$). Após 3 meses, a continência total foi alcançada em 27,1% do grupo onaBoNT-A contra 8,4% no grupo placebo ($P < 0{,}001$). É interessante notar que o tempo médio para o reaplicar foi de 24 semanas para o onaBoNT-A em comparação com 12 semanas no grupo placebo.

QUANDO O TRATAMENTO COM HIFU COMEÇOU A SER USADO NA GINECOLOGIA ESTÉTICA?

As primeiras investigações de HIFU (ultrassom focalizado de alta intensidade) para ablação não invasiva foram relatadas por Lynn *et al.* no início da década de 1940. Depois, nas décadas de 1950 e 1960, ele foi usado em tratamentos clínicos de distúrbios neurológicos e, em seguida, na ablação precisa de tumores cerebrais [75].

Em 1994, a primeira máquina comercial de HIFU foi lançada na Europa após receber a aprovação da CE para hiperplasia prostática benigna (BPH), e agora o tratamento com HIFU para câncer de próstata está atualmente aprovado na Europa, no Canadá, na Coreia do Sul, na Austrália e em outros países. Atualmente, o HIFU é usado para o tratamento de tumores do cérebro, tireoide, fígado, rim, pâncreas, mama, útero, próstata e osso.

Na ginecologia, o tratamento de bridas uterinas sintomáticas tornou-se a primeira aplicação aprovada de HIFU pela FDA em outubro de 2004, e tem sido usado recentemente para placenta acreta (estudos de 2015), adenomiose e endometriose também, com bons resultados em estudos de 2020 [76,77].

Na ginecologia estética, o HIFU começou a ser usado recentemente, com bons resultados de estudos, principalmente após 2017. Foi demonstrado que a terapia com HIFU intravaginal resulta em aperto vaginal [78], melhora da incontinência urinária [79] e tratamento da atrofia e da síndrome geniturinária [80,81].

QUANDO O TRATAMENTO COM HIFEM COMEÇOU A SER USADO NA GINECOLOGIA ESTÉTICA?

A tecnologia eletromagnética focalizada de alta intensidade (HIFEM) é uma nova abordagem para o direcionamento não invasivo dos músculos do assoalho pélvico (PFM), no tratamento da incontinência urinária e da frouxidão vaginal. A tecnologia HIFEM desencadeia contrações intensas dos PFM ao despolarizar os motoneurônios e induzir correntes elétricas na área do assoalho pélvico. As sociedades internacionais de uroginecologia destacam que os procedimentos não invasivos que abordam PFM devem ser a primeira opção de tratamento antes de qualquer intervenção cirúrgica, e estudos recentes mostram que a tecnologia HIFEM é significativamente mais eficaz do que a estimulação elétrica no tratamento de PFM pélvica em mulheres no pós-parto.

Por exemplo, um estudo publicado em 2020 com um total de 95 pacientes comparou dois grupos de intervenção tratados com o procedimento HIFEM (G1) e estimulação elétrica (G2), juntamente com o grupo de controle (G3). Eles mediram a funcionalidade objetivamente do PFM por meio de medições de eletromiografia de superfície (contração voluntária máxima [CVM], CVM média, atividade muscular em repouso, resistência da contração) e também, subjetivamente, pela percepção da paciente com o questionário padronizado *Pelvic Floor Impact Questionnaire-Short Form* 7 (PFIQ-7). Os resultados mostram que as mulheres com idade entre 18 e 45 anos que tiveram parto vaginal obtiveram melhores resultados usando HIFEM, pois todos os seus parâmetros aumentaram significativamente ($P < 0{,}001$) e aproximaram-se dos valores da população saudável [82].

Outro estudo, realizado em 2019, incluiu 75 mulheres com sintomas de incontinência urinária de esforço, de urgência ou mista. As pacientes receberam 6 tratamentos HIFEM (2 por semana) com duração de 28 minutos. Os resultados foram avaliados após as 6 sessões e no acompanhamento de 3 meses; 61 das 75 pacientes (81,33%) relataram uma redução significativa de seus sintomas usando o tratamento com HIFEM [83].

QUANDO O TRATAMENTO COM CÉLULAS-TRONCO COMEÇOU A SER USADO NA GINECOLOGIA ESTÉTICA?

As células-tronco estão recebendo cada vez mais atenção devido à tecnologia moderna que as torna mais disponíveis para coleta e uso, mas elas foram descobertas em 1961 por dois canadenses, o biofísico James Till e o biólogo celular Ernest McCulloch [84]. As primeiras pesquisas com células-tronco começaram em 1970, com a descoberta das células-tronco embrionárias de camundongo

(ESCs). Mais tarde, em 1998, as células-tronco embrionárias humanas foram descritas [85,86].

As células-tronco foram categorizadas em: ESCs, células-tronco derivadas da placenta ou do fluido amniótico (AFPS), células-tronco pluripotentes induzidas (IPSC) e células-tronco adultas (ASC) [85-88].

Para corrigir as insuficiências no assoalho pélvico, na área vulvovaginal, no trato urogenital e na reparação após o tratamento local do câncer, vários estudos concentraram-se no uso da medicina regenerativa. As células-tronco melhoram o reparo tecidual por meio de uma diferenciação multilinhagem e autorrenovação, ao mesmo tempo em que têm um efeito terapêutico também por meio da secreção de fatores bioativos com efeitos antiapoptóticos, anticicatrizantes, de neovascularização e imunomoduladores nos tecidos, e, dessa forma, podem direcionar células-tronco inatas e progenitoras para a área da lesão [89].

As células-tronco mesenquimais, derivadas do músculo e derivadas do tecido adiposo, usadas em injeções locais em modelos animais, mostraram resultados bem-sucedidos de lesão mecânica, nervosa ou do esfíncter uretral externo na incontinência urinária de esforço ou na incontinência anal [89,90].

No entanto, para a hiperatividade da bexiga, a injeção direta de células-tronco mesenquimais e derivadas de tecido adiposo na bexiga em modelos animais demonstrou eficácia. Além disso, ensaios clínicos, a maioria publicada após 2012 em pacientes do sexo masculino e feminino, usando células-tronco para o tratamento de incontinência urinária de esforço, disfunção sexual, atrofia, dispareunia e problemas eréteis também mostraram resultados funcionais promissores com efeitos adversos mínimos [89,91-93].

Embora a tecnologia ainda precise ser mais bem investigada e haja poucos dados de pacientes e estudos clínicos para apoiar essa abordagem, e ainda não haja aprovação da FDA para o uso de células-tronco na área de ginecologia regenerativa, as terapias com células-tronco parecem ser uma grande descoberta para disfunções urinárias e sexuais e reconstrução vaginal.

QUANDO O TRATAMENTO COM LÍQUIDO AMNIÓTICO COMEÇOU A SER USADO NA GINECOLOGIA ESTÉTICA?

A placenta e o fluido amniótico são intensamente estudados, tanto por suas propriedades regenerativas quanto por serem uma fonte de células-tronco (AFPSs). As AFPSs são uma nova classe de células-tronco com propriedades intermediárias às das ESCs e ASCs [94]. Elas representam uma população heterogênea de células-tronco derivadas do fluido amniótico e da membrana placentária e possuem ampla capacidade de autorrenovação e podem ser induzidas a se diferenciar em células de todas as três camadas de células germinativas, incluindo células de linhagens adipogênicas, osteogênicas, miogênicas, endoteliais, neurais e hepáticas.

Atualmente, as AFPSs estão sendo investigadas para uma variedade de aplicações, incluindo a modulação da resposta imunológica, o tratamento da necrose tubular aguda e a regeneração de válvulas cardíacas [95-97] e no tratamento de disfunções urológicas e ginecológicas [89,98].

Além disso, no modelo animal, injetadas por via intravenosa, demonstraram melhorar as funções cognitivas e físicas de ratos, que envelhecem naturalmente, e prolongar a vida útil [99].

Como ginecologistas, devemos estar cientes desse potencial do líquido amniótico e da placenta e, como especialistas em Ginecologia Estética que têm grande foco na medicina regenerativa, devemos ter uma ideia sobre as células-tronco amnióticas, quanto à sua segurança, não tumorigenicidade e falta de preocupações éticas, fácil acessibilidade e procedimento de aplicação não invasivo, além de suas principais vantagens em comparação com as células-tronco embrionárias (ESCs) e as células-tronco pluripotentes induzidas (iPSCs). As células-tronco epiteliais amnióticas humanas (hAESCs) foram até mesmo usadas em ensaios clínicos relacionados com a pandemia global da doença do coronavírus 2019 (COVID-19) (ensaio de fase 1 (ACTRN12620000676910 p), com eficácia na insuficiência respiratória e complicações em múltiplos órgãos, pelo *Australian New Zealand Clinical Trials* Registry (ANZCTR) [100].

No entanto, as terapias com fluido amniótico não consistem apenas no foco em células-tronco. O próprio fluido amniótico tem propriedades antibacterianas e pró-inflamatórias, e tem sido usado em estudos pré-clínicos e clínicos por suas citocinas antifibróticas e anti-inflamatórias, moduladores imunológicos, fatores de crescimento e composição e ação da proteína da matriz [101].

Há também muitos estudos clínicos que utilizam a membrana amniótica, o fluido amniótico, a solução de citocina celular derivada do ânion (ACCS) e o colírio de extrato de membrana amniótica (AMEED) como intervenções biológicas para terapias em oftalmologia, ortopedia, pneumologia, estética e uroginecologia [102,103].

Mesmo que o procedimento para retirar o fluido amniótico durante o parto não seja complicado, para poder usá-lo é necessária uma tecnologia especial para esterilizar o produto sem danificá-lo; portanto, as empresas produzem fluido amniótico estéril e seguro que pode ser usado para injeções locais no local necessário e que tem mecanismos regenerativos. Desde 2020, há ensaios clínicos em andamento para avaliar a eficácia desses produtos em Ginecologia Estética.

CONCLUSÕES

A Ginecologia Estética pode ser a solução para melhorar a qualidade de vida de muitas pacientes, mas a arte dessa especialização e a meta que devemos atingir é que os médicos que a realizam devem ter conhecimentos combinados em ginecologia, uroginecologia, sexologia, psicologia, *lasers* e medicina regenerativa.

REFERÊNCIAS

1. Rodriguez SB. Female circumcision and clitoridectomy in the United States: a history of a medical treatment. Boydell and Brewer. Rochester, NY, USA; Woodbridge, Suffolk, UK.
2. Rodriguez SB. James Burt's "love surgery". Female sexuality and consent in public discourse. Arch Sex Behav. 2013; 42(3): 43–51.
3. Burt JC, Burt J. Surgery of Love. New York: Carlton Press; 1975.
4. Honoré LH, O'Hara KE. Benign enlargement of the labia minora: report of two cases. Eur J Obstet Gynecol Reprod Biol. 1978; 8(2): 61–4.
5. Hodgkinson DJ, Hait G. Aesthetic vaginal labioplasty. Plast Reconstr Surg. 1984 Sep; 74(3): 414–16.
6. Schick VR, Calabrese SK, Rima BN, Zucker AN. Genital appearance dissatisfaction: implications for women's genital image self-consciousness, sexual esteem, sexual satisfaction, and sexual risk. Psychol Women Quarter. 2010; 34(3): 394–404.
7. Fredrickson BL, Roberts TA. Objectification theory: toward understanding women's lived experiences and mental health risks. Psychol Women Quarter. 1997; 21(2): 173–206.
8. Sharp G, Tiggemann M, Mattiske J. Factors that influence the decision to undergo labiaplasty: media, relationships, and psychological well-being. Aesthet Surg J. 2016; 36(4): 469–78.
9. Fredrickson BL, Noll SM. A mediational model linking self-objectification, body shame, and disordered eating. Psychol Women Quarter. 1998; 22: 623–36.
10. Henning SL, Syzmanski DM. The role of self-objectification in women's depression: a test of objectification theory. Sex Roles. 2007; 56: 45–53.
11. Pruzinsky T, Cash TF. Body Image: A handbook of theory, research, and clinical practice. New York, NY: The Guildford Press; 2002.
12. McCabe Davison TE. Relationship between men's and women's body image and their psychological, social and sexual functioning. Sex Roles. 2005; (7/8): 463–75.
13. Moore RD, Miklos JR. Vaginal rejuvenation and cosmetic vaginal surgery. In: Cardozo L, Staskin D, eds. Textbook of female urology and urogynecology. 3rd ed. London: Informa Healthcare; 2010. p. 1056–74.
14. Barbara G, Facchin F, Buggio L, et al. Vaginal rejuvenation: current perspectives. Int J Women's Health. 2017; 9: 513–19.
15. The American Society for Aesthetic Plastic Surgery, Cosmetic Surgery National Data Bank Statistics. ASAPS, New York, 2017, available at: https://cdn.theaestheticsociety.org/media/statistics/2017-TheAestheticSocietyStatistics.pdf.
16. Güneş A, Alinsod RM. A mini-review of aesthetic gynecology and leading gynecology associations' approaches to this issue. Turk J Obstet Gynecol. 2018; 15(2): 105–11.
17. Desai SA, Kroumpouzos G, Sadick N. Vaginal rejuvenation: from scalpel to wands. Int J Women's Dermatol. 2019; 5(2):79–84.
18. Goodman MP. Female cosmetic genital surgery. Obstet Gynecol. 2009 Jan; 113(1): 154–9.
19. Alves R, Grimalt R. A review of platelet-rich plasma: history, biology, mechanism of action, and classification. Skin Appendage Disord. 2018; 4: 18–24.
20. Dawood AS, Salem HA. Current clinical applications of platelet-rich plasma in various gynecological disorders. An appraisal of theory and practice. Clin Exp Reprod Med. 2018; 29; 45(2): 67–74.
21. Stammers AH, Trowbridge CT, Marko M, et al. Autologous platelet gel: fad of savoir? Do we really know? J ExtraCorporeal Technol. 2009; 41: P25–P30.
22. Jain A, Bedi RK, Mittal K. Platelet-rich plasma therapy: a novel application in regenerative medicine. Asian J Transfus Sci. 2015; 9(2): 113–14.
23. Runels C, Melnick H, Debourbon E, Roy L. A pilot study of the effect of localized injections of autologous platelet rich plasma (PRP) for the treatment of female sexual dysfunction. J Women's Health Care. 2014; 3: 169.
24. Casabona F, Priano V, Vallerino V, et al. New surgical approach to lichen sclerosus of the vulva: the role of adipose-derived mesenchymal cells and platelet-rich plasma in tissue regeneration. Plast Reconstr Surg. 2010; 126(4): 210E–211E.
25. Behnia-Willison F, Pour NR, Mohamadi B, et al. Use of Platelet-rich plasma for vulvovaginal autoimmune conditions like Lichen sclerosus. Plast Reconstr Surg Glob Open. 2016; 4(11): E1124.
26. Medel S, Alarab M, Kufaishi H, et al. Attachment of primary vaginal fibroblasts to absorbable and non-absorbable implant materials coated with platelet-rich plasma: potential application in pelvic organ prolapse surgery. Female Pelvic Med Reconstr Surg. 2015; 21: 190–7.
27. Gorlero F, Glorio M, Lorenzi P, et al. New approach in vaginal prolapse repair: mini-invasive surgery associated with application of platelet-rich fibrin. Int Urogynecol J. 2012; 23(6): 715–22.
28. Einstein A. Zur Quantentheorie der Strahlung. Physikalische Zeitschrift. 1917; 18: 121.
29. Maiman TH. Stimulated optical radiation in ruby. Nature. 1960; 187: 493.
30. Patel CKN. Continuous wavelength action on vibrational rotational transitions of CO_2. Physical Rev. 1964; 136: 1187.
31. DeLeon F, Baggish M. Lasers in dermatology, Glob Libr Women's Med. 2008. 10.3843/GLOWM.10023.
32. Kaplan I, Goldman J, Ger R. The treatment of erosions of the uterine cervix by means of the CO_2 laser. Obstet Gynecol. 1973; 41: 795.
33. Bellina JH. Gynecology and the laser. Contemp Obstet Gynecol. 1974; 4: 24.
34. Karcher C, Sadick N. Vaginal rejuvenation using energy-based devices. Int J Women's Dermatol. 2016; 2(3): 85.
35. Mihai D. The efficacy of fractional microablative CO_2 laser for the treatment of menopausal vulvovaginal atrophy–systematic review. Maturitas. 2019; 124: 132–3.
36. Zerbinati N. Microscopic and ultrastructural modifications of postmenopausal atrophic vaginal mucosa after fractional carbon dioxide. Lasers Med Sci. 2015; 30(1): 429–36.
37. Salvatore S. Sexual function after fractional micro-ablative CO_2 laser in women with vulvovaginal atrophy. Climacteric. 2015; 18(2): 219–25.
38. Pieralli A. Fractional CO_2 laser for vulvovaginal atrophy (VVA) dyspareunia relief in breast cancer survivors. Arch Gynecol Obstetrics. 2016 Oct; 294(4): 841–6.
39. Perino A. Is vaginal fractional CO_2 laser treatment effective in improving overactive bladder symptoms in post-menopausal patients? Preliminary results. Eur Rev Med Pharmacol Sci. 2016; 20(12): 2491–7.
40. Athanasiou S, et al. The effect of microablative fractional CO_2 laser on vaginal flora of postmenopausal women. Climacteric. 2016; 19(5): 512–18.
41. Pitsouni E, et al, Microablative fractional CO_2 laser therapy and the genitourinary syndrome of menopause: an observational study. Maturitas. 2016; 26(3): 248–55
42. Sokol ER. An assessment of the safety and efficacy of a fractional CO_2 laser system for the treatment of vulvo-vaginal atrophy. Menopause. 2016; 23(10): 1102–7.
43. Pagano T. Fractional microablative CO_2 laser for vulvovaginal atrophy in women treated with chemotherapy and/or hormonal therapy for breast cancer: a retrospective study. Menopause. 2016; 25(6): 657–62.
44. Baggish SM. Fractional CO_2 laser treatment of the vestibule for patients with vestibulodynia and vulvar lichen sclerosus. J Gynecologic Surg. 2016; 32(6): 309–17.
45. Sokol ER, Karram M. Use of a novel fractional CO_2 laser for the treatment of genitourinary syndrome of menopause: 1-year outcomes. Menopause. 2017; 24(7): 810–14.

46. Siliquini GP. Fractional CO_2 laser therapy: a new challenge for vulvovaginal atrophy in postmenopausal women. Climacteric. 2017; 20(4): 379–84.
47. González Isaza P, et al. Long-term effect of thermo-ablative fractional CO_2 laser treatment as a novel approach to urinary incontinence management in women with genitourinary syndrome of menopause. Int Urogynecol J. 2017; 29(2): 211–15.
48. Mitsuyuki M, Štok U, Hreljac I, et al. Treating vaginal laxity using nonablative Er:YAG laser: a retrospective case series of patients from 2.5 years of clinical practice. Sex Med. 2020; 8(2): 265–73.
49. 510(K) Notification, DEKA SmartXide2 Laser, available at: https://www.accessdata.fda.gov/CDRH510K/K133895.pdf.
50. 510(K) Notification, Apex Er:YAG/IPL, available at: https://www.accessdata.fda.gov/cdrh_docs/pdf13/ k133254.pdf.
51. 510(K) Notification, RevLite 0-Switched Nd:YAG Laser, available at: https://www.accessdata.fda.gov/ cdrh_docs/pdf13/k133254.pdf.
52. D'Arsonval MA. Action physiologique des courants alternatifs. C R Soc Biol. 1891; 43: 283–6.
53. Lee BB, Yu SP. Radiofrequency ablation of uterine fibroids: a review. Curr Obstet Gynecol Rep. 2016; 5(4): 318–24.
54. Dmochowski RR, Avon M, Ross J, et al. Transvaginal radio frequency treatment of the endopelvic fascia: a prospective evaluation for the treatment of genuine stress urinary incontinence. J Urol. 2003; 169(3): 1028–32.
55. Fulmer BR, Sakamoto K, Turk TM, et al. Acute and long-term outcomes of radio frequency bladder neck suspension. J Urol. 2002; 167(1): 141–5.
56. Dillon B, Dmochowski R. Radiofrequency for the treatment of stress urinary incontinence in women. Current Urol Reports. 2009; 10: 369–74.
57. Millheiser L, Pauls R, Herbst S, et al. Radiofrequency treatment of vaginal laxity after vaginal delivery: non-surgical vaginal tightening. J Sexual Med. 2010: 3088–95.
58. Zielins ER, Brett EA, Longaker MT, Wan DC. Autologous fat grafting: the science behind the surgery. Aesthet Surg J. 2016; 36(4): 488–96.
59. Aguilar P, Hersant B, SidAhmed-Mezi M, et al. Novel technique of vulvo-vaginal rejuvenation by lipofilling and injection of combined platelet-rich-plasma and hyaluronic acid: a case-report. Springerplus. 2016; 26. 5(1):1184.
60. Jabbari B. History of botulinum toxin treatment in movement disorders. Tremor Other Hyperkinet Mov. 2016; 6: 394.
61. Moga MA, Dimienescu OG, Bălan A, et al. Therapeutic approaches of botulinum toxin in gynecology. Toxins. 2018; 10(4): 169.
62. Pacik PT, Geletta S. Vaginismus treatment: clinical trials follow up 241 patients. Sex Med. 2017; 5(2): e114–e123.
63. Gunter J, Brewer A, Tawfik O. Botulinum toxin A for vulvodynia: a case report. J Pain. 2004; 5(4): 238–40.
64. Yoon H, Chung WS, Shim BS. Botulinum toxin A for the management of vulvodynia. Int J Impot Res. 2007; 18, 19(1): 84–7.
65. Bertolasi L, Frasson E, Cappelletti JY, et al. Botulinum neurotoxin type A injections for vaginismus secondary to vulvar vestibulitis syndrome. Obstet Gynecol. 2009; 114(5): 1008–16.
66. Pelletier F, Parratte B, Penz S, et al. Efficacy of high doses of botulinum toxin A for treating provoked vestibulodynia. Br J Dermatol. 2011; 164(3): 617–22.
67. Adelowo A, Hacker MR, Shapiro A, et al. Botulinum toxin type A (BOTOX) for refractory myofascial pelvic pain. Female Pelvic Med Reconstr Surg. 2013; 19(5): 288–92.
68. Eldred-Evans D, Dasgupta P. Use of botulinum toxin for voiding dysfunction. Transl Androl Urol. 2017; 6(2): 234–51.
69. Linsenmeyer TA. Use of botulinum toxin in individuals with neurogenic detrusor overactivity: state of the art review. J Spinal Cord Med. 2013; 36(5): 402–19.
70. Dykstra DD, Sidi AA. Treatment of detrusor-sphincter dyssynergia with botulinum A toxin: a double-blind study. Arch Phys Med Rehabil. 1990; 71(1): 24–6.
71. Schurch B, Hauri D, Largo M, et al. Effets de la Toxine Botulinique A sur le sphincter strié périurétral des vessies neurogènes. Etude préliminaire [Effects of botulinum A toxin on the periurethral striated sphincter of the neurogenic bladder. Preliminary study]. J Urol. 1990; 96: 375–80.
72. Chapple C, Sievert KD, MacDiarmid S, et al. OnabotulinumtoxinA 100 U significantly improves all idiopathic overactive bladder symptoms and quality of life in patients with overactive bladder and urinary incontinence: a randomised, double-blind, placebo-controlled trial. Eur Urol. 2013; 64(2): 249–56.
73. Nitti VW, Dmochowski R, Herschorn S, et al. EMBARK study group. OnabotulinumtoxinA for the treatment of patients with overactive bladder and urinary incontinence: results of a phase 3, randomized, placebo controlled trial. J Urol. 2013; 189(6): 2186–93.
74. Sievert KD, Chapple C, Herschorn S, et al. OnabotulinumtoxinA 100 U provides significant improvements in overactive bladder symptoms in patients with urinary incontinence regardless of the number of anticholinergic therapies used or reason for inadequate management of overactive bladder. Int J Clin Pract. 2014; 68(10): 1246–56.
75. Duc NM, Keserci B. Emerging clinical applications of high-intensity focused ultrasound. Diagn Interv Radiol. 2019; 25(5): 398–409.
76. Zhang X, Duan H. One-time high-intensity focused ultrasound ablation of abdominal wall endometriosis with concurrent uterine fibroids or adenomyosis: two cases and literature review. Quant Imaging Med Surg. 2020; 10(2): 511–17.
77. Philip CA, Warembourg S, Dairien M, et al. Transrectal high-intensity focused ultrasound (HIFU) for management of rectosigmoid deep infiltrating endometriosis: results of phase-I clinical trial. Ultrasound Obstet Gynecol. 2020; 56(3): 431–42.
78. Sekiguchi Y, Nakamura R, Ninomiya N, et al. Safety and efficacy of high intensity focused ultrasound (HIFU) treatment for vagina ultra vera – preliminary results, J Sexual Medicine. 2017; 14(6): Suppl 5, e353.
79. de la Torre S. Effectiveness of a novel technology on women's urogenital health and sexual function. J Sexual Medicine. 2017; 14(6), Suppl 5, e353.
80. Jorge Alberto E. Management of vaginal atrophy, vaginal hyperlaxity and stress urinary incontinence with intravaginal high-intensity focused ultrasound (HIFU). Int J Obstetrics and Gynaecology Res. IJOGR. 2019; 6(2): 735–65.
81. Kolczewski P, Kozłowski M, Cymbaluk-Płoska A. Micro-focused ultrasound therapy in patients with urogenital atrophy and vaginal laxity. J Clin Med. 2022; 11(23): 6980.
82. Elena S, Dragana Z, Ramina S, et al. Electromyographic evaluation of the pelvic muscles activity after high-intensity focused electromagnetic procedure and electrical stimulation in women with pelvic floor dysfunction. Sex Med. 2020; 282–9.
83. Samuels JB, Pezzella A, Berenholz J, et al. Safety and efficacy of a non-invasive high-intensity focused electromagnetic field (HIFEM) device for treatment of urinary incontinence and enhancement of quality of life. Lasers Surg Med. 2019; 51(9): 760–6.
84. Weissman ILH. The road ended up at stem cells. Immunol Rev. 2002; 185: 159–74.
85. Martin G. Isolation of a pluripotent cell line from early mouse embryos cultured in medium conditioned by teratocarcinoma stem cells. Proc Natl Acad USA. 1981; 78: 7634–8.
86. Thomson J, Itskovitz-Eldor J, Shapiro S, et al. Embryonic stem cell lines derived from human blastocysts. Science. 1998; 282: 1145–7.

87. Vaegler M, Lenis, Daum L, et al. Stem cell therapy for voiding and erectile dysfunction. Nat Rev Urol. 2012; 9: 435–47.
88. Kim J, Lee S, Song Y, Lee H. Stem cell therapy in bladder dysfunction: where are we? And where do we have to go? Biomed Res Int. 2013: 930713.
89. Tran C, Damaser MS. The potential role of stem cells in the treatment of urinary incontinence. Ther Adv Urol. 2015; 7(1): 22–40.
90. Gräs S, Tolstrup CK, Lose G. Regenerative medicine provides alternative strategies for the treatment of anal incontinence. Int Urogynecol. 2017; 28(3): 341–50.
91. Lin G, Wang G, Banie L, et al. Treatment of stress urinary incontinence with adipose tissue-derived stem cells. Cytotherapy. 2010; 12(1): 88–95.
92. Casarotti GA, Chiodera P, Tremolada C. Menopause: new frontiers in the treatment of urogenital atrophy. Eur Rev Med Pharmacol Sci. 2018; 22(2): 567–74.
93. Stangel-Wojcikiewicz K, Jarocha D, Piwowar M, et al. Autologous muscle-derived cells for the treatment of female stress urinary incontinence: a 2-year follow-up of a Polish investigation. Neurourol Urodyn. 2014; 33(3): 324–30.
94. T Anker P, Scherjon S, Kleijburg-Van Der Keur C, et al. Amniotic fluid as a novel source of mesenchymal stem cells for therapeutic transplantation. Blood. 2003; 102: 1548–9.
95. Perin L, Sedrakyan S, Giuliani S, et al. Protective effect of human amniotic fluid stem cells in an immuno-deficient mouse model of acute tubular necrosis. PLoS One. 2010; 5: e9357.
96. Askari A, Unzek S, Popovic Z, Goldman C, Forudi F, Kiedrowski M, et al. Effect of stromal-cell-derived factor 1 on stem-cell homing and tissue regeneration in ischaemic cardiomyopathy. Lancet. 2003; 362: 697–703.
97. Moorefield E, Mckee E, Solchaga L, et al. Cloned, CD117 selected human amniotic fluid stem cells are capable of modulating the immune response. PLoS One. 2011; 6: e26535.
98. Weber B, Emmert M, Behr L, et al. Prenatally engineered autologous amniotic fluid stem cell-based heart valves in the fetal circulation. Biomaterials. 2012; 33: 4031–43.
99. Liang CC, Shaw SWS, Ko YS. Effect of amniotic fluid stem cell transplantation on the recovery of bladder dysfunction in spinal cord-injured rats. Sci Rep. 2020; 10: 10030.
100. Kim D, Kyung J, Park D, et al. Health span-extending activity of human amniotic membrane- and adipose tissue-derived stem cells in F344 rats. Stem Cells Transl Med. 2015; 4(10): 1144–54.
101. Qiu C, Ge Z, Cui W, et al. Human amniotic epithelial stem cells: a promising seed cell for clinical applications. Int J Mol Sci. 2020; 21(20): 7730.
102. Rennie K, Gruslin A, Hengstschläger M, Pei D, Cai J, Nikaido T, Bani-Yaghoub M. Applications of amniotic membrane and fluid in stem cell biology and regenerative medicine. Stem Cells Int. 2012; 2012: 721538.
103. Murri MS, Moshirfar M, Birdsong OC, et al. Amniotic membrane extract and eye drops: a review of literature and clinical application. Clin Ophthalmol. 2018; 12: 1105–12.

2 Aspectos Anatômicos

Dawid Serafin

O objetivo deste capítulo é uma descrição detalhada da anatomia prática do sistema reprodutivo feminino no contexto da terapia e reconstrução da ginecologia estética. Esse conhecimento é fundamental para a escolha do tratamento adequado, levando em consideração a segurança da paciente.

Os órgãos reprodutivos femininos podem ser divididos em órgãos internos e externos. Os órgãos internos consistem no útero, nos ovários, nas trompas de falópio e na vagina. Os órgãos externos, que compreendem a vulva (do latim *pudendum femininum*), consistem em:

- Monte púbico
- Lábios maiores
- Clitóris
- Lábios menores
- Abertura vaginal

VAGINA

Parte do canal de parto feminino, a vagina é um canal miomembranoso, extremamente elástico e flexível, de 5 a 14 cm de comprimento (geralmente de 6 a 8 cm), que conecta o útero ao vestíbulo da vagina, que faz parte da vulva. A parte inferior mais estreita se alarga gradualmente. Sua parte central tem de 2 a 3 cm de largura. A bexiga está localizada anteriormente à vagina, e ambos os ureteres correm entre a bexiga e a vagina. A uretra conectada à parede vaginal anterior com o septo uretrovaginal, que preenche o espaço uretrovaginal (*spatium urethrovaginale*), está localizada inferiormente à vagina. Essa área é frequentemente tratada com métodos de transmissão de energia, como *laser*, ultrassom focalizado de alta intensidade (HIFU) ou radiofrequência, devido à incontinência urinária de esforço [1-3].

Posteriormente, a parte superior da vagina (1 a 2 cm) é coberta pelo peritônio, que se estende até a ampola retal, formando o fundo da bolsa retrouterina, que geralmente é um espaço crevicular, (onde se acumula fluídos). Essa área é tratada em casos de secura vaginal, também usando os métodos mencionados anteriormente. As indicações para esse tratamento são a atrofia vaginal ou a necessidade de estreitar o lúmen da vagina devido ao afrouxamento do introito vaginal e a retocele [4].

A parte superior da vagina inclui a parte vaginal do colo do útero. Nas virgens, essa extremidade inferior é fechada pelo hímen, que é rompido durante a primeira relação sexual ou espontaneamente devido ao uso de tampões, o que resulta na presença de carúnculas himenais (*carunculae hymenales*). Essa área é frequentemente submetida à cirurgia plástica pós-parto [5].

A parede vaginal tem três camadas, que consistem em uma membrana externa composta de tecido contínuo; uma camada muscular composta de músculo liso e tecido contínuo; e uma membrana mucosa, que se transforma suavemente da muscular e inclui duas camadas (a lâmina própria e o epitélio).

Em algumas mulheres, a parede anterior contém uma área sensorial sensível com inervação mais rica. Essa área foi descrita, em 1950, por Grafenberg, que a chamou de ponto G [6], e, em 2012, recebeu uma descrição histopatológica por Ostrzeński [7]. Essa área é frequentemente tratada com plasma rico em plaquetas ou ácido hialurônico para aumentar a sensibilidade ou a acessibilidade do parceiro durante a relação sexual [8].

Vascularização

- Artéria vaginal – o ramo descendente da artéria uterina (ou o ramo direto da artéria ilíaca interna que atinge a margem lateral da vagina)
- Ramos da artéria vesical inferior
- Ramos da artéria retal média
- Ramos da artéria pudenda interna

Uma artéria ázigo da vagina pode-se formar em sua parede posterior (*arteria azygos vaginae*).

Inervação

As fibras que transmitem sensações e as fibras anatômicas emergem do plexo pélvico. A partir daí, os nervos vão para a musculatura e a membrana mucosa. A porção anterior da vagina, onde está localizado o ponto G, é inervada por ramos do nervo pudendo.

MONTE PÚBICO

O monte púbico é um monte cutâneo coberto de pelos pubianos, cujo formato depende da presença de tecido adiposo localizado acima da sínfise púbica. Inferiormente, ele faz fronteira com a crista superior dos grandes lábios. No caso de excesso de tecido adiposo, podem ser realizados procedimentos de redução, como lipólise por injeção ou lipoaspiração. No caso de deficiências, um procedimento comum é a transferência de gordura autóloga ou injeções de ácido hialurônico [9].

GRANDES LÁBIOS

Os grandes lábios são um órgão emparelhado. Essas estruturas fazem fronteira superiormente com o monte púbico. A parte superior de ambos os lábios desce centralmente para a comissura anterior dos grandes lábios. A hipertrofia do capuz do clitóris (prepúcio) é frequentemente acompanhada pela separação dessa comissura, que também deve ser corrigida no caso da redução do capuz do clitóris. A parte inferior dos lábios forma a comissura posterior dos grandes lábios. Ambos os lábios são separados medialmente das estruturas centrais pela fenda pudenda, e a margem lateral do lábio também é a margem da vulva. A pele dos lábios pode ser dividida em uma parte externa pilosa e uma parte interna sem pelos, que adere aos pequenos lábios e ao prepúcio do clitóris. O lábio maior assemelha-se à parede abdominal anterior.

O volume, a forma e o tamanho dos lábios são definidos pela presença do saco adiposo com conteúdo variável de tecido adiposo. O tecido adiposo tem um rico plexo venoso. Durante a gravidez, essas veias geralmente se distendem, causando varizes nos grandes lábios devido ao aumento da pressão venosa gerada pela expansão do útero. A camada subdérmica do *mons pubis* e dos grandes lábios consiste em uma camada adiposa superficial descrita por Ostrański [7], que é semelhante à fáscia de Camper e está conectada a ela, e, em uma camada membranosa mais profunda, chamada fáscia de Colles, que corresponde à fáscia de Scarpa na parede abdominal. A fáscia de Colles está ligada ao ramo isquiotibial inferiormente e ao diafragma urogenital posteriormente; ela não tem uma inserção anterior. Isso pode ser de importância clínica, pois os hematomas e as infecções não podem se expandir para a área da coxa, mas podem atingir a parede abdominal anterior. O saco adiposo é usado em um procedimento chamado enxerto de almofada de gordura labial de Martius. No caso de atrofia de gordura ou falta de tecido adiposo em pacientes magros, os procedimentos com tecido adiposo autólogo ou ácido hialurônico são frequentemente realizados [10]. Em casos de aumento do volume dos grandes lábios, um procedimento comumente realizado é a redução dos grandes lábios usando uma incisão simples ou a Técnica do Bastão de Hóquei Duplo (Figs. 2.1 e 2.2) [11].

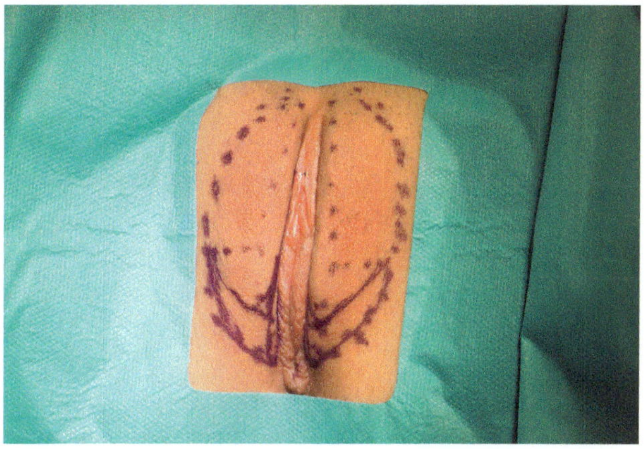

FIGURA 2.1 Plastia dos grandes lábios (técnica do duplo taco de hóquei) – linhas de marcação.

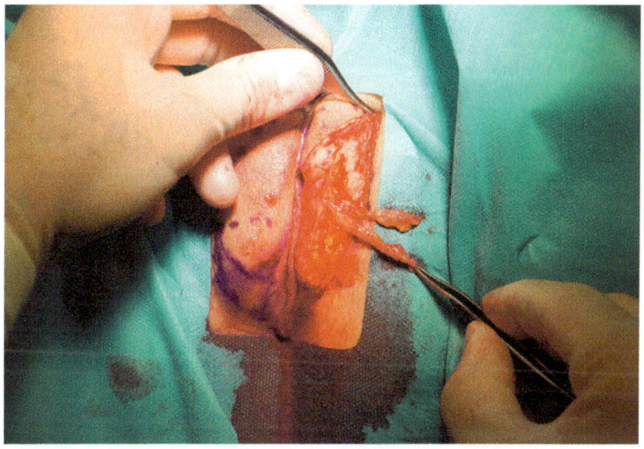

FIGURA 2.2 Plastia dos grandes lábios (técnica do duplo taco de hóquei) – redução do tecido.

CLITÓRIS

O clitóris é homólogo ao pênis masculino; da mesma forma que o pênis, ele consiste na glande e no corpo cavernoso. Os corpos cavernosos emparelhados (*corpora cavernosa clitoridis*), que começam como crura do clitóris (*crura clitoridis*), estão ligados aos ramos inferiores dos ossos púbicos. Eles se fundem formando o corpo do clitóris (*corpus clitoridis*) no centro, que consiste na parte ascendente e descendente, esta última terminando com a glande, que é coberta pelo prepúcio clitoriano. Superiormente, o prepúcio é separado do monte púbico pela comissura labial anterior e lateralmente pelos grandes lábios. A glande do clitóris transforma-se no frênulo do clitóris, que então se ramifica formando a parte inicial dos lábios direito e esquerdo.

O prepúcio está frequentemente envolvido na hipertrofia dos pequenos lábios, o que exige uma abordagem complexa para os procedimentos de redução dos pequenos lábios (Fig. 2.3). Um problema comum é o alongamento significativo do prepúcio, que geralmente é acompanhado de hipertrofia.

Como resultado, o prepúcio cobre toda a glande, o que, por sua vez, pode levar a uma estimulação sexual mais fraca durante a excitação do clitóris. Nesse caso, a redução é realizada diminuindo a largura e o comprimento e alterando a forma do prepúcio do clitóris, lembrando-se de corrigir a comissura labial anterior, caso esteja separada. Um resultado comum da labiominorrafia mal planejada com omissão da redução da hipertrofia do prepúcio clitoriano é o efeito peniano (Fig. 2.4).

No caso de hipertrofia grave do prepúcio do clitóris, as dobras laterais podem resultar em uma avaliação

(a) (b)

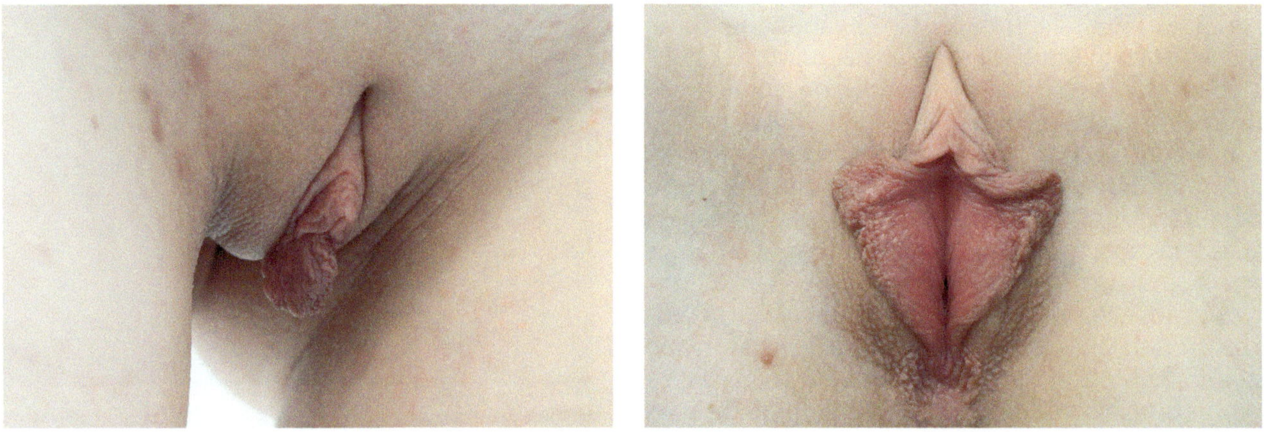

FIGURA 2.3 Hipertrofia do prepúcio do clitóris: (a) Vulva na posição em pé – vista lateral. (b) Vulva na posição deitada – vista frontal.

(a) (b)

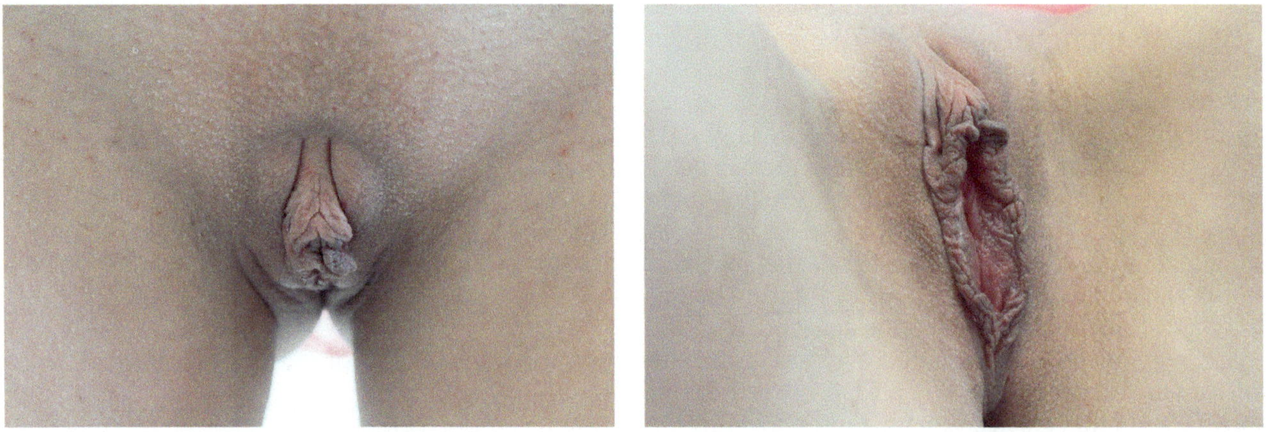

FIGURA 2.4 Efeito peniano após labioplastia (técnica Trim): (a) Vulva na posição em pé – vista frontal. (b) Vulva na posição deitada – vista lateral.

incorreta da anatomia, particularmente a identificação das margens adequadas dos pequenos lábios.

PEQUENOS LÁBIOS

Os pequenos lábios são um órgão emparelhado, localizado bilateralmente entre os grandes lábios. No centro, eles fecham a área chamada vestíbulo da vagina. Superiormente, as cristas de ambos os lábios descem pela linha média, formando o frênulo do clitóris. A parte inferior dos pequenos lábios estende-se para baixo, formando o frênulo dos pequenos lábios. Os pequenos lábios são cobertos por pele sem pelos, tanto externa quanto internamente, dividida por tecido homólogo à estrutura do corpo esponjoso. Os pequenos lábios são frequentemente afetados por deformações congênitas de forma, tamanho e espessura. A hipertrofia dos pequenos lábios pode causar alterações na estrutura da pele, o que geralmente está associado ao escurecimento dos lábios (Fig. 2.5). Esse tipo de hipertrofia é frequentemente uma indicação para a redução dos lábios. Esse procedimento é

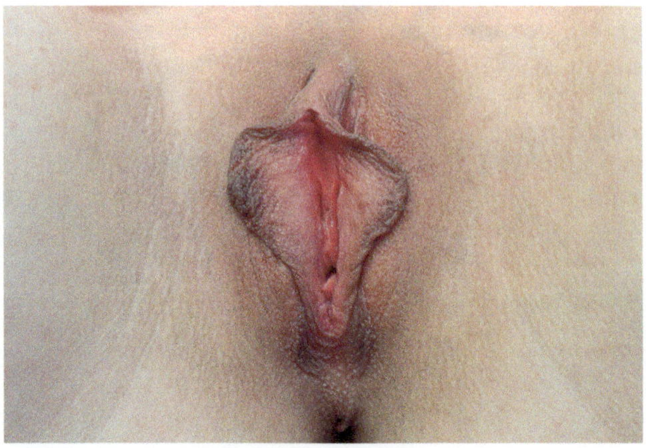

FIGURA 2.5 Hipertrofia dos pequenos lábios.

realizado há muitos anos e há muitas técnicas, dependendo da forma, do tamanho e do tipo de hipertrofia. Os tipos de hipertrofia labial não foram classificados de forma a exigir a escolha de uma técnica cirúrgica específica. A classificação atual leva em consideração o tamanho e as características da hipertrofia, mas a escolha da técnica cirúrgica depende das habilidades e da experiência do cirurgião.

Abertura Vaginal (*Introitus, Vestibule*)

Essa origem central é parcialmente fechada pelo hímen. Anatomicamente, essa área é limitada superiormente pelo frênulo do clitóris, lateralmente pelos grandes lábios e inferiormente pelo frênulo dos pequenos lábios. Na parte superior, consiste na uretra e no introito vaginal, abaixo, localizado na linha média. O vestíbulo da vagina também é uma área essencial para procedimentos minimamente invasivos, uma vez que pode exigir, por exemplo, injeções de plasma rico em plaquetas usadas no tratamento de disfunções que consistem em uma capacidade enfraquecida de sentir satisfação sexual durante a relação sexual ou a masturbação [12].

Vascularização

O sangue para a genitália externa é fornecido por artérias que formam muitas anastomoses. A artéria pudenda interna, que é o principal ramo que fornece sangue para a genitália externa, é um ramo da artéria ilíaca interna e ramifica-se em:

- A artéria retal inferior que desce para o canal retal
- A artéria perineal que supre os músculos transversais superficiais do períneo
- Os ramos arteriais posteriores que suprem os lábios
- A artéria que supre o bulbo do vestíbulo vaginal
- A artéria dorsal do clitóris
- A artéria profunda do clitóris que fornece os corpos cavernosos do clitóris

A artéria ilíaca externa que se estende até a artéria pudenda externa se ramifica em:

- A artéria labial anterior

A artéria femoral é uma extensão da artéria ilíaca externa, que se ramifica em:

- A artéria pudenda externa que também supre os grandes lábios

Inervação

A inervação do vestíbulo vaginal provém principalmente do nervo pudendo. É um nervo misto, que se estende dos ramos abdominais dos nervos espinhais S2, S3, S4 e do núcleo intermédio medial.

Os ramos musculares inervam os músculos da pelve, os nervos cutâneos inervam a pele da vulva, exceto o monte púbico e a parte anterior dos grandes lábios, que são inervados adicionalmente pelos nervos labiais anteriores que se estendem do nervo ilioinguinal, os ramos perineais do nervo femoral cutâneo posterior e o ramo genital do nervo genitofemoral (*ramus genitalis nervi genitofemoralis*) que se estende do plexo lombar.

Classificação dos Pequenos Lábios

Até agora, a única classificação das anormalidades da genitália feminina externa incluía apenas a hipertrofia dos pequenos lábios. A primeira tentativa de criar um sistema de classificação foi feita por Felício em 1992 [13]. Essa classificação incluiu quatro variações de tamanho, em que a largura dos lábios foi avaliada de 2 a 6 cm:

1. Até 2 cm
2. 2-4 cm
3. 4-6 cm
4. Mais de 6 cm

Isso não esgotou todas as possibilidades no caso da redução dos lábios.

Em 2011, Cunha apresentou uma classificação que avaliava as características da hipertrofia em vez de seu tamanho [14], que consistia em três graus de excesso de pele:

1. Na região posterior/inferior adjacente ao introito vaginal
2. Estendendo-se laterossuperiormente ao clitóris
3. Em toda a região, incluindo o prepúcio do clitóris

Essa foi a primeira classificação a incluir o prepúcio do clitóris.

A classificação mais ampla, apresentada por Gonzalez, em 2015, descreve o comprimento do lábio a partir da base, a presença de hipertrofia do prepúcio do clitóris e a simetria [15]. Essa classificação permite que o clínico organize a documentação médica de forma sistêmica e é útil no estágio inicial dos procedimentos de redução, pois ajuda a selecionar qual técnica deve ser usada para o tipo específico de hipertrofia com base em sua classificação.

Grau de hipertrofia		Por localização	Por simetria
1	Até 2 cm	A: Anterior	Simétrico
2	2-4 cm	B: Central	Assimétrico
3	4-6 cm	C: Generalizado	
4	Mais de 6 cm		

A classificação da hipertrofia com base no tipo é certamente uma ferramenta útil no planejamento de procedimentos cirúrgicos e na preparação da documentação adequada, tanto no pré-operatório quanto no pós-operatório. Ao mesmo tempo, na opinião deste autor, a extensão do procedimento e a técnica cirúrgica selecionada não devem se basear apenas em um sistema de classificação. A decisão deve ser tomada após consultar o paciente e receber um conjunto completo de informações sobre as expectativas pós-operatórias, e deve-se basear no exame pré-operatório para atender às expectativas estéticas e funcionais, mantendo a máxima segurança do paciente.

REFERÊNCIAS

1. Alsulihem A, Corcos J. The use of vaginal lasers in the treatment of urinary incontinence and overactive bladder, systematic review. Int Urogynecol J. 2021 Mar;32(3):553–72.
2. Ogrinc UB. Senčar S. Lenasi H. Novel minimally invasive laser treatment of urinary incontinence in women. Lasers Surg Med. 2015 Nov;47(9):689–97.
3. Liu D. Transurethral high-intensity ultrasound for treatment of stress urinary incontinence (SUI): Simulation studies with patient-specific models. Int J Hyperthermia. 2018 Dec;34(8):1236–47.
4. Samuels JB, Garcia MA. Treatment to external labia and vaginal canal with CO2 laser for symptoms of vulvovaginal atrophy in postmenopausal women. Aesthet Surg J. 2019 Jan 1;39(1):83–93.
5. Meekins AR, Siddiqui NY. Diagnosis and management of postpartum pelvic floor disorders. Obstet Gynecol Clin North Am. 2020 Sep;47(3):477–86.
6. Grafenberg E. The role of urethra in female orgasm. Int J Sexol. 1950;3:145–8.
7. Ostrzenski A. G-spot anatomy: A new discovery. J Sex Med. 2012;9:1355–9.
8. Wilkie G, Bartz D. Vaginal rejuvenation: A review of female genital cosmetic surgery. Obstet Gynecol Surv. 2018 May;73(5):287–92.
9. Hexsel D, dal'Forno T, Caspary P, et al. Soft-tissue augmentation with hyaluronic acid filler for labia majora and mons pubis. Dermatologic Surg. 2016;42(7):911–14.
10. Zerbinati N, Haddad RG, Bader A, et al. A new hyaluronic acid polymer in the augmentation and restoration of labia majora. J Biol Regul Homeost Agents. 2017;31(2 Suppl. 2):153–61.
11. Serafin W. Master individual course 'perfect labiaplasty', at www.papag.pl.
12. Sukgen G, Kaya AE, Karagun E, et al. Platelet-rich plasma administration to the lower anterior vaginal wall to improve female sexuality satisfaction. Turk J Obstet Gynecol. 2019;16(4):228–34.
13. Felicio Y. Chirurgie intime. Rev Chir Esth Lang Franc. 1992;27(67):37–43.
14. Cunha FI, Silva LM, Costa LA, et al. Ninfoplastia: Classificação e refinamentos técnicos. Rev Bras Cir Plást. 2011;26(3):507–11.
15. González PI. Classification of hypertrophy of labia minora: Consideration of a multiple component approach. Surg Technol Int. 2015;27:191–4.

3 Labioplastia

Técnica da Cunha

Dawid Serafin

A hipertrofia dos pequenos lábios é o defeito mais comum da genitália externa relatado por pacientes que buscam tratamento cirúrgico. Já em 1976, Radman apresentou uma técnica simples de amputação dos pequenos lábios [1]. Infelizmente, se usarmos essa técnica e omitirmos a hipertrofia do prepúcio do clitóris, podemos acabar com um capuz clitoriano protuberante, também chamado de micropênis ou efeito peniano (Fig. 3.1). Além disso, amputar as margens dos lábios e substituí-las por cicatrizes recém-formadas aumenta o risco de hipersensibilidade e dor durante a relação sexual.

O artigo de Laufer de 1995 propôs uma nova visão sobre as técnicas de redução [2]. Apenas três anos depois, em 1998, Alter apresentou sua nova técnica: uma ressecção central em cunha de um fragmento do lábio menor [3]. A diferença mais importante entre essa técnica e a amputação foi a preservação da margem natural dos pequenos lábios, o que resultou em uma aparência pós-cirúrgica mais natural. Ela também minimizou o risco de deficiências funcionais, que resultariam da cicatriz longitudinal substituindo a margem natural dos lábios.

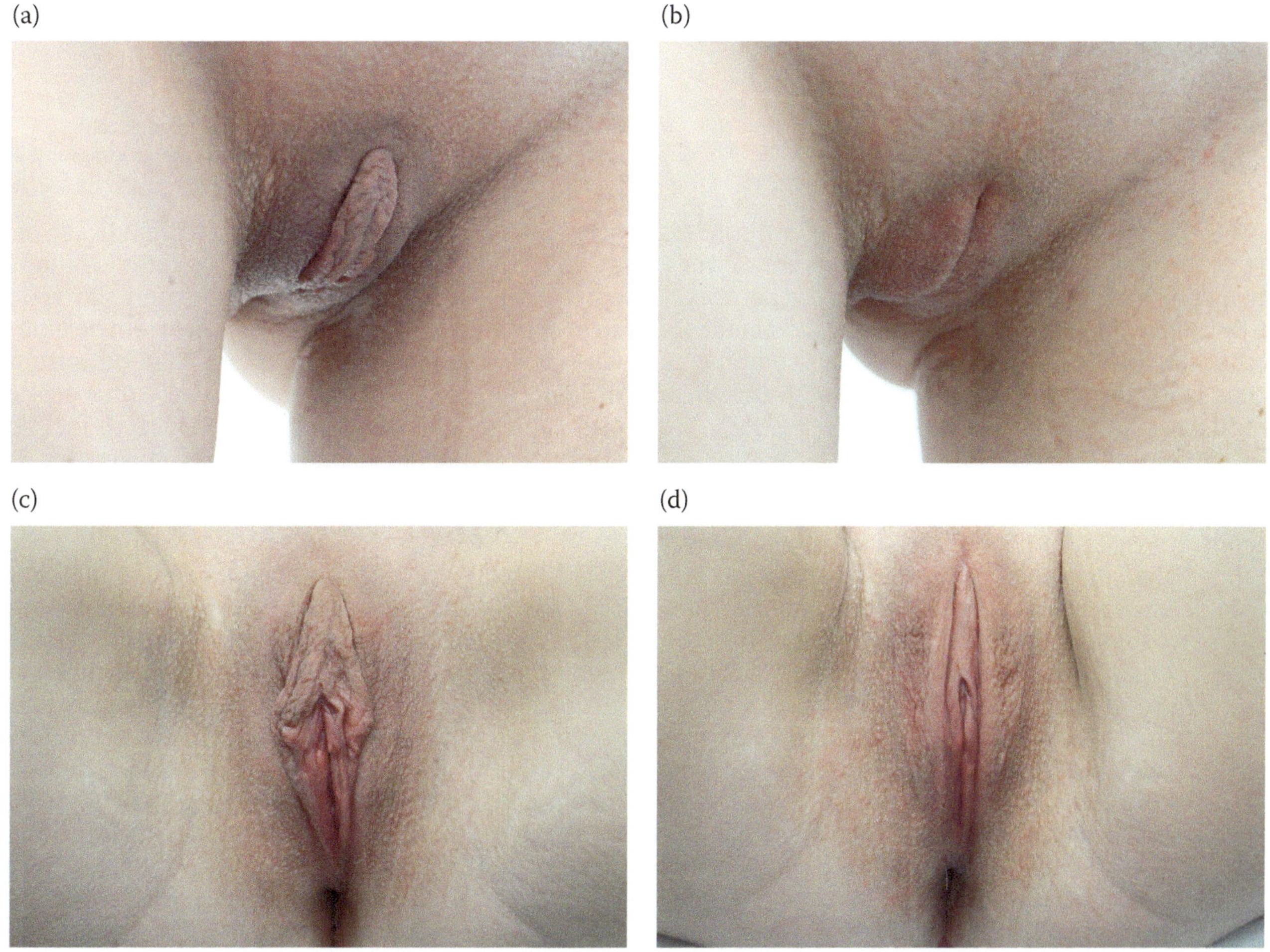

FIGURA 3.1 Efeito do micropênis após a labioplastia. (a) Vista em pé antes da reconstrução. (b) Vista em pé após a reconstrução. (c) Vista em cadeira ginecológica antes da reconstrução. (d) Vista na cadeira ginecológica após a reconstrução.

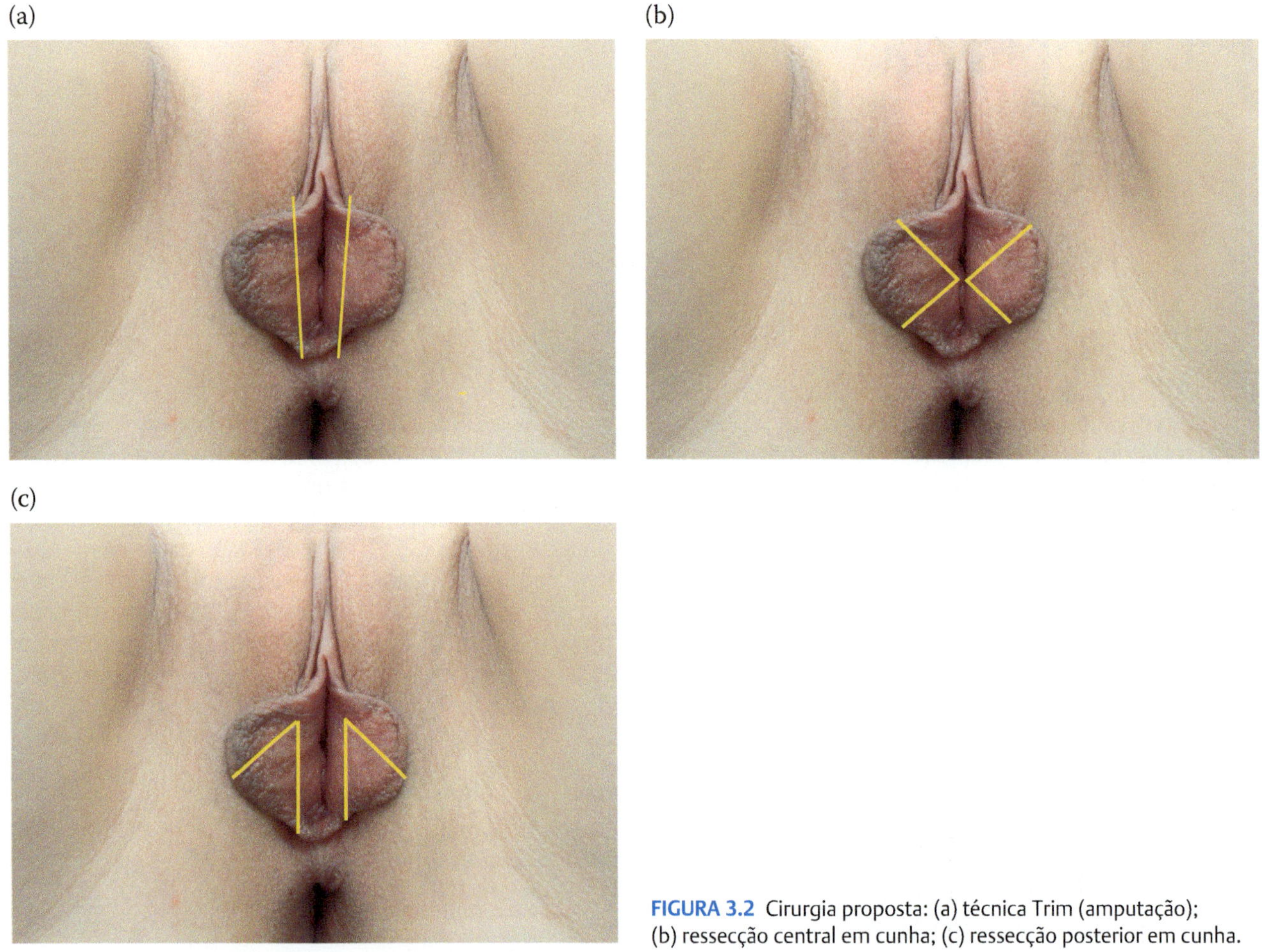

FIGURA 3.2 Cirurgia proposta: (a) técnica Trim (amputação); (b) ressecção central em cunha; (c) ressecção posterior em cunha.

A técnica de cunha central tornou-se um modelo para outras modificações, que consistiam em mover a cunha para a frente ou para trás, chamadas de ressecção de cunha anterior e posterior, respectivamente. De acordo com os cirurgiões, as técnicas mais comumente usadas são a amputação simples, a ressecção em cunha central e a ressecção em cunha posterior (Fig. 3.2).

RESSECÇÃO EM CUNHA CENTRAL

Essa técnica cirúrgica pode ser realizada sob anestesia geral, bloqueio de campo ou local. Ela consiste na ressecção de um pedaço de tecido em forma de triângulo, com a parte superior apontada para a base dos lábios. A incisão é perpendicular e feita por todas as camadas dos lábios. Em seguida, o cirurgião coloca suturas simples. Nesse caso, uma sutura contínua aumentaria o risco de puxar o tecido e deformar permanentemente o lábio no local da sutura. Essa técnica é um procedimento relativamente simples, desde que algumas regras sejam seguidas. Ao escolher essa técnica cirúrgica, é importante lembrar que a superfície externa do lábio deve ter uma cor e uma estrutura homogêneas. O triângulo ressecado deve ser equilátero para evitar o risco de que o coto superior e o inferior do lábio não coincidam. O ângulo de ressecção deve ser superior a 60 graus. Uma cunha mais larga aumenta o risco de cicatrização prejudicada devido ao estresse excessivo em ambos os cotos. Os motivos mais comuns de insatisfação em pacientes submetidos ao procedimento de cunha central decorrem de uma diferença visível entre o coto superior e o inferior suturado do lábio, uma cicatriz transversal visível e uma deiscência relativamente comum do lábio no local da incisão, o que poderia exigir uma intervenção secundária (Fig. 3.3).

RESSECÇÃO EM CUNHA POSTERIOR

Essa é a técnica cirúrgica mais comumente escolhida para reduções dos pequenos lábios, devido ao seu efeito estético benéfico e à função bem preservada dos lábios. A técnica de ressecção em cunha posterior permite que o cirurgião realize simultaneamente uma correção do prepúcio clitoriano. Durante a cirurgia, o pedaço de tecido ressecado em forma de cunha é colocado na base, conforme mostrado na figura. A margem superior e livre do lábio deve ter o mesmo comprimento que a incisão na base. Uma incisão reta também é realizada transversalmente ao lábio, passando por todas as suas camadas. No caso da redução do prepúcio do clitóris, uma incisão lateral é realizada no sulco interlabial, acima da glande do clitóris, em direção à comissura anterior dos grandes lábios. Após a preparação do tecido, é realizada a sutura em camadas.

(a) (b) (c)

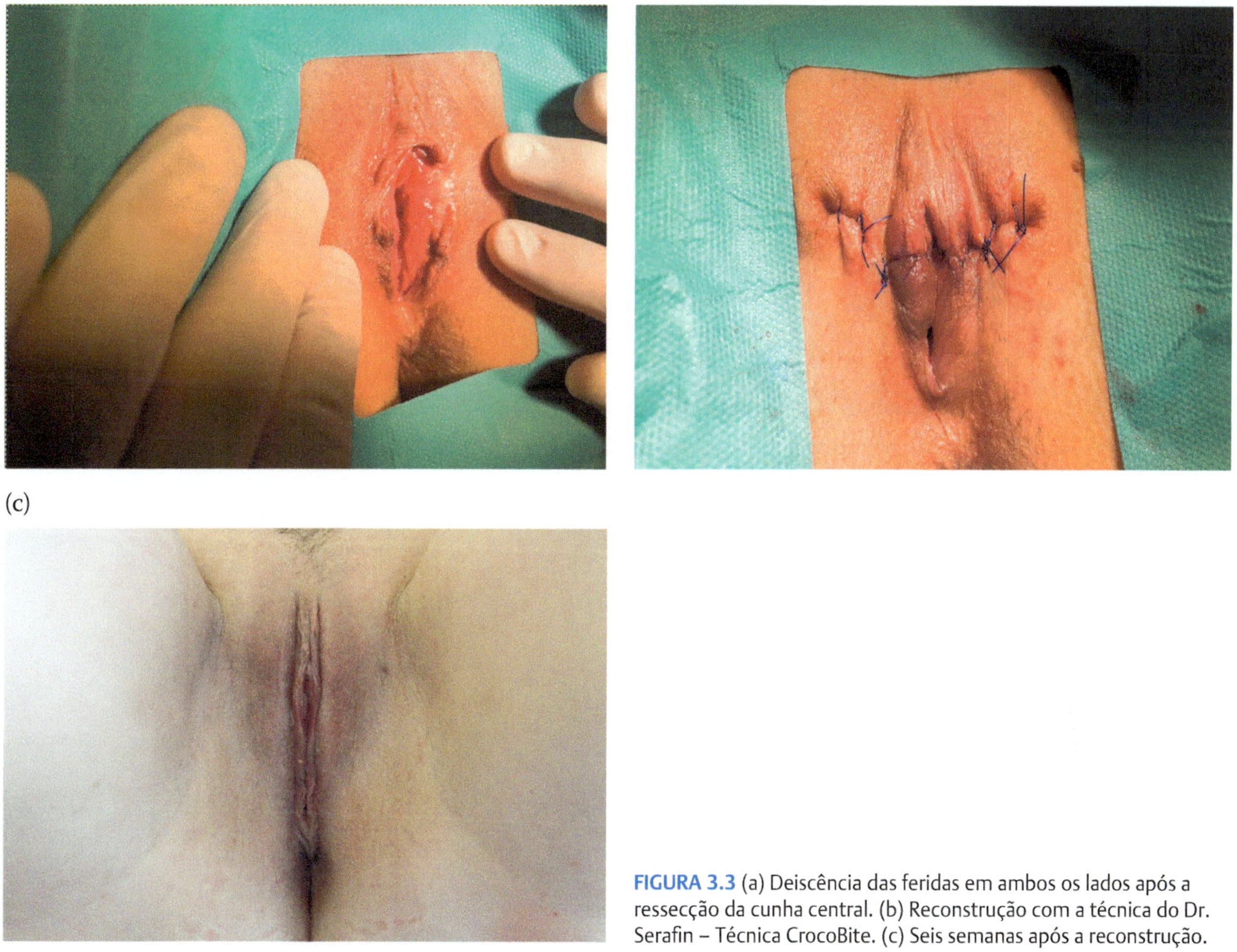

FIGURA 3.3 (a) Deiscência das feridas em ambos os lados após a ressecção da cunha central. (b) Reconstrução com a técnica do Dr. Serafin – Técnica CrocoBite. (c) Seis semanas após a reconstrução.

Uma sutura bem-feita deve resultar em uma cicatriz oculta no sulco interlabial. Deve-se observar que essa técnica cirúrgica vem com a maior destruição da vascularização natural, uma vez que a artéria central do lábio menor e as duas artérias posteriores menores estão sendo cortadas, o que resulta em sangramento intraoperatório intenso. A coagulação excessiva de grandes vasos pode levar a vastas áreas necróticas, o que impede a cicatrização correta e pode interromper a fusão adequada do tecido, formando orifícios visíveis no lábio (Fig. 3.4). Devido à sua natureza agressiva, essa técnica apresenta a maior taxa de complicações (23%) entre as técnicas apresentadas. Isso é resultado do rompimento da vascularização da dobra média remanescente do lábio no caso de redução excessiva, o que leva à necrose do coto labial distal. A causa mais comum de intervenções secundárias após a redução labial é a deiscência de feridas pós-operatórias (Fig. 3.5). Isso ocorre devido ao estresse excessivo na dobra suturada na base da parte amputada do lábio para que os lados suturados fiquem simetricamente iguais.

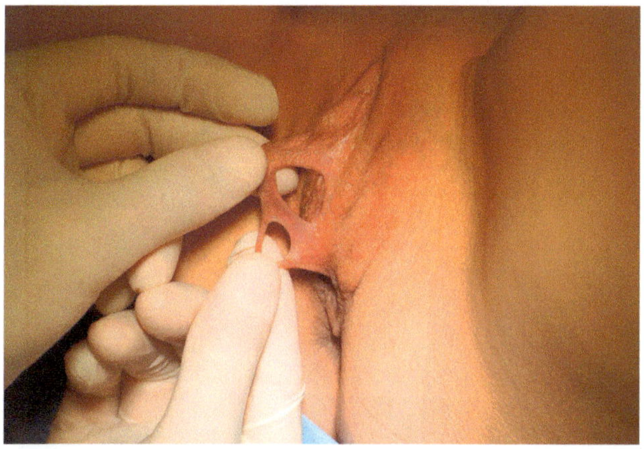

FIGURA 3.4 Lábio menor após cirurgia plástica: Complicações devido à coagulação excessiva.

O rápido desenvolvimento da ginecologia estética permitiu que os cirurgiões aperfeiçoassem os métodos cirúrgicos atuais e criassem modificações das técnicas existentes. Como resultado, Gress apresentou sua técnica em 2013 [4], que é uma ressecção híbrida de cunha posterior com uma amputação parcial da porção inferior dos pequenos lábios e uma correção simultânea do prepúcio clitoriano. Em 2014, Ostrzeński apresentou a técnica de fenestração, que permitiu a correção estética dos pequenos lábios e a hipertrofia do prepúcio clitoriano [5]. Em 2017, durante a 2ª Sociedade Europeia de Ginecologia Estética,

(a) (b)

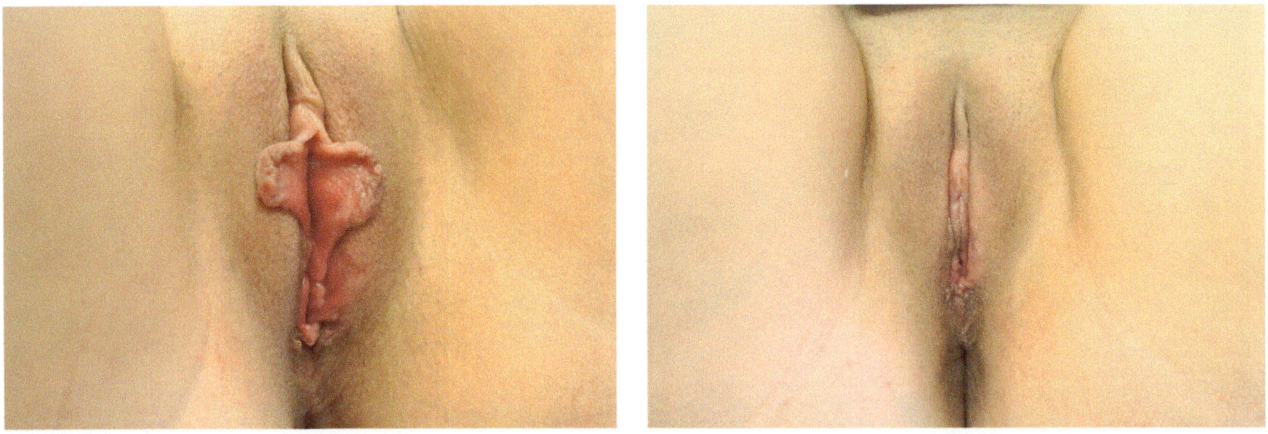

FIGURA 3.5 (a) Deiscência da ferida após labioplastia (ressecção em cunha posterior) antes da reconstrução; (b) após a reconstrução.

(a) (b)

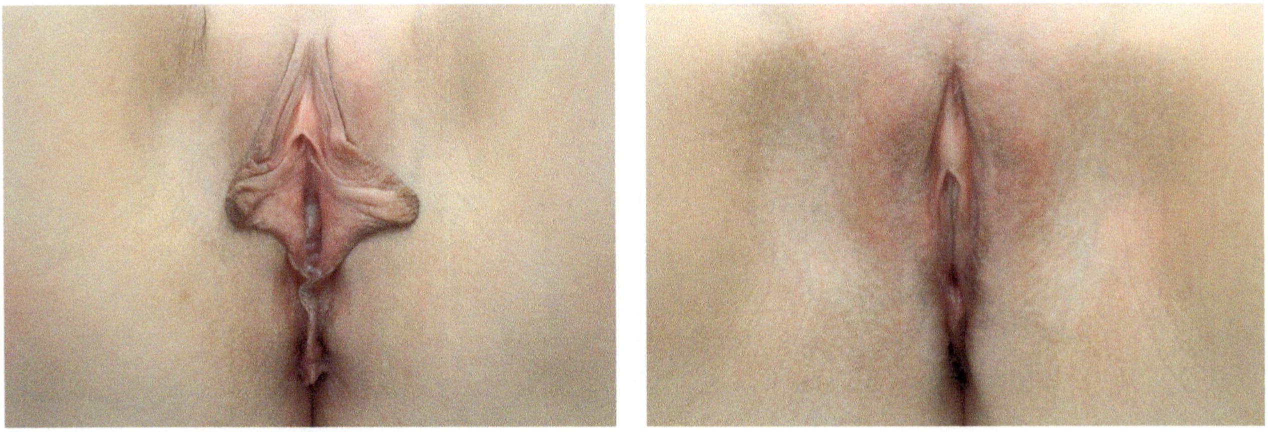

FIGURA 3.6 (a) Antes da labioplastia (técnica de de-wedge); (b) 6 semanas após a cirurgia.

o presente autor apresentou a nova técnica cirúrgica de de-wedge [6] (Fig. 3.6). Ela introduziu uma delaminação adicional da dobra labial marginal usando uma incisão em forma de gancho de peixe. Essa técnica de redução, que preserva uma quantidade maior do corpo esponjoso, permite a eliminação quase completa de complicações, como necrose na parte superior dos lábios e deiscência da ferida.

REFERÊNCIAS

1. Radman HM. Hypertrophy of the labia minora. Obstet Gynecol. 1976 Jul; 48(1 Suppl):78S–79S.
2. Laufer MR, Galvin WJ. Labia hypertrophy: A new surgical approach. Adolesc Pediatr Gynecol. 1995; 8:39–41.
3. Alter GJ. A new technique for aesthetic labia minora reduction. Ann Plast Surg. 1998; 40(3):287–90.
4. Gress S. Composite reduction labiaplasty. Aesthet Plast Surg. 2013; 37(4):674–83.
5. Ostrzenski A. Fenestration labioreduction of the labium minus: A new surgical intervention concept. ISRN Obstetr Gynecol. 2014; 10.1155/2014/671068.
6. Serafin D. The de-wedge laser-based labiaplasty technique: Extended posterior wedge resection with de-epithelialization. Gynecol Obstet. 2018; 8. 10.4172/2161-0932-C3-029.

4 Técnica Curvilínea

Alexander Bader

INTRODUÇÃO

Para realizar essa técnica, o cirurgião precisará reconhecer que ela é a técnica indicada para a forma específica. Além disso, o cirurgião deve ter habilidades sobre o que e de onde a excisão será feita, mas também deve ser capaz de usar uma ferramenta de corte precisa. Geralmente, a excisão linear curva proporciona aos pacientes qualquer grau de aparência cosmética que eles desejem, mas não mantém a aparência das bordas escuras e irregulares. As reduções mais radicais não são possíveis com as técnicas de cunha [1]. Uma das ferramentas mais populares é o *laser* de corte. Os cirurgiões podem usar agulha fina de radiofrequência (RF), ponta afiada de eletrocautério comum, corte a plasma, microplasma ou simplesmente usar o bisturi ou a tesoura. O fato absoluto é que os cirurgiões devem ser capazes de usar a ferramenta com a qual estão familiarizados e saber como usá-la da melhor maneira. A precisão do corte difere entre os dispositivos. Alguns cirurgiões preferem usar mais de um dispositivo de corte na mesma cirurgia, mas para finalidades diferentes. A técnica curvilínea parece apresentar resultados melhores com uma combinação de RF e eletrocautério comum de ponta afiada/*laser* – RF para realizar a incisão e eletrocautério de ponta afiada/*laser* para realizar a excisão e obter uma excelente coagulação. Evidências emergentes apoiam a maior segurança, precisão, funcionalidade e estética da labioplastia dos pequenos lábios com RF, em comparação com outros procedimentos de redução dos pequenos lábios, realizados por um profissional devidamente treinado e experiente [2].

A arte de usar a eletrocirurgia vai além disso. Cirurgiões habilidosos são capazes de usar o calor térmico liberado pela ponta do eletrocautério ou pela cabeça do *laser* para esculpir as bordas e modificar a forma final dos lábios. Há diferentes técnicas de sutura para o fechamento da incisão cirúrgica, cada uma com suas nuanças e características próprias. O desafio é como realizar o fechamento dos tecidos obtendo uma aproximação grande e simétrica, mas mantendo uma tensão mínima, permitindo um melhor fluxo sanguíneo e, portanto, menos cicatrizes.

CONSULTA E AVALIAÇÃO

Essa é uma das etapas mais importantes durante a jornada da paciente para a realização da labioplastia. A paciente precisa entender e assumir um papel ativo ao tomar a decisão de se submeter a qualquer tipo de labioplastia e ao escolher a técnica curvilínea. A consulta deve ser realizada face a face com a candidata em potencial. Durante a consulta, o cirurgião precisa ser capaz de demonstrar a maneira como o procedimento será realizado. Depois de obter todos os registros da paciente, a próxima etapa é o exame físico. Esse é um ponto crucial durante o processo, pois a paciente geralmente está sob estresse e pode não ser capaz de cooperar como o cirurgião precisa. Um ambiente descontraído é muito importante; a equipe que atua como acompanhante deve ser bem treinada e estar familiarizada com o processo. A paciente deve ser solicitada a se trocar em privacidade e deitar-se de costas em uma posição de litotomia. O examinador deve assegurar à candidata que o processo é rápido e tem o objetivo de entender o que ela deseja alcançar e o que o cirurgião pode oferecer. A paciente deve ser aconselhada a segurar um espelho para que o cirurgião e ela possam discutir mais detalhadamente. Será solicitado que a paciente mostre e aponte o que não está gostando. Inicialmente, o examinador deve desdobrar os lábios e discutir os detalhes com a paciente enquanto ela estiver segurando e olhando para o espelho (Fig. 4.1). O examinador pode desdobrar novamente os lábios e juntá-los, mostrando à paciente o

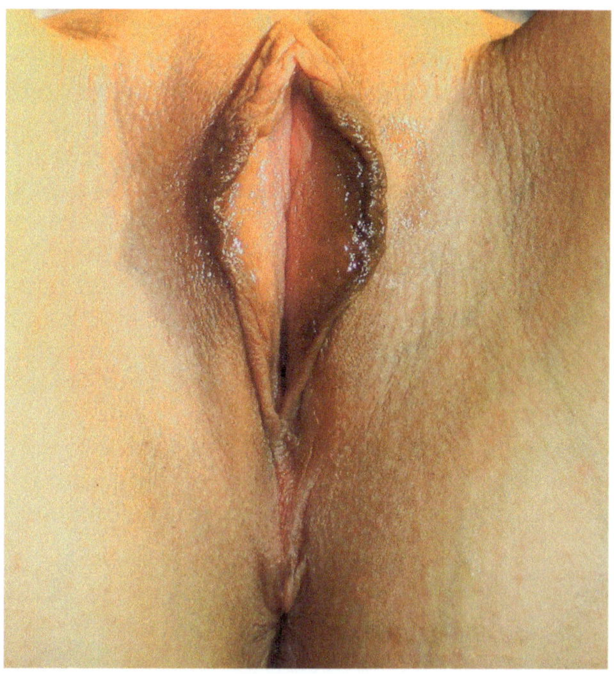

FIGURA 4.1 Exame dos pequenos lábios em litotomia com os lábios desdobrados.

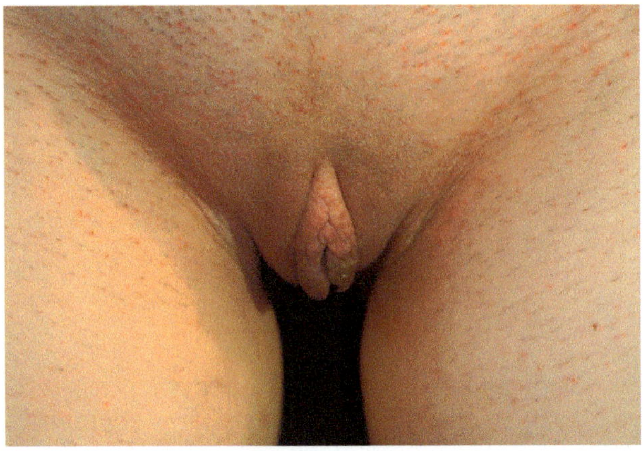

FIGURA 4.2 Exame na posição em pé.

comprimento diferente de ambos os lados e, por fim, ele tem a opção de perguntar ou sugerir se a paciente deseja ser examinada em uma posição ereta (Fig. 4.2). A etapa seguinte é o cirurgião mostrar a quantidade de tecido que será removida. A maneira mais eficaz é marcar a área com um marcador médico de pele descartável. O cirurgião deve desenhar todo o tecido labial de forma linear, mas seguindo as curvas dos lábios. A próxima etapa é executar uma técnica de "beijo", estampando e fixando os lábios marcados sobre os não marcados (Fig. 4.3). Dessa forma, a paciente poderá observar uma das etapas mais importantes do cirurgião que será realizada durante a cirurgia propriamente dita. Essa ação mostrará à própria paciente onde o corte será feito, mostrará quanto tecido labial será preservado, mas também confirmará as habilidades do cirurgião sobre como os resultados simétricos serão alcançados. Como mencionado, é sempre recomendável que o exame seja concluído em uma posição de pé. Isso também permite que ambos os lados entendam até onde a redução pode ir. Após o exame físico, a candidata deverá participar de uma discussão abrangente com o cirurgião para analisar todos os pontos e concordar com o que deve ser feito em seu caso. Fotos de antes e depois precisam ser mostradas pelo cirurgião, explicando o método e a técnica usados para alcançar os resultados. A sessão será encerrada com a resposta às perguntas e a orientação sobre os passos a seguir. Um período de reflexão deve ser respeitado para que a paciente tenha tempo de pensar e tomar uma decisão. Não é recomendável fazer uma consulta e uma cirurgia no mesmo dia. Às vezes, o cirurgião pode dar uma sugestão para obter melhores resultados. Isso pode combinar a labioplastia com a redução do capuz do clitóris ou a plastia dos pequenos lábios com a plastia dos grandes lábios, conforme prescrito por Miklos e Moore [3].

PREPARAÇÃO PRÉ-CIRÚRGICA

O processo de admissão deve incluir um exame de saúde geral e um teste de gravidez. A paciente é aconselhada a vir com a área bem depilada. Ela também é aconselhada a trazer consigo uma roupa folgada para que se sinta confortável ao voltar para casa após a cirurgia. A paciente deve assinar um formulário de consentimento de procedimento de riscos informados e um formulário de consentimento de fotografia e preparar-se para tirar fotos e marcar a área. A fotografia deve ser tirada antes da preparação da área, idealmente tanto na posição de litotomia quanto na posição de captura em pé. Prepare a área com uma solução antisséptica enquanto a paciente estiver confortável em uma posição de litotomia.

MATERIAL CIRÚRGICO

Para realizar o procedimento de labioplastia, o cirurgião deve ter preparado a mesa de cirurgia. O conjunto padrão para cirurgias menores inclui porta-agulhas, pinças e tesouras. A mesa deve incluir:

- Monocryl 5/0
- Vicryl Rapid 5/0
- Diatermia acoplada ao lápis cirúrgico e à ponta da agulha de dissecção de Colorado (Fig. 4.4)
- Cauterização por radiofrequência acoplada ao lápis cirúrgico e à ponta RF Colorado (Fig. 4.5)
- Marcador de pele estéril

DESEMPENHO CIRÚRGICO (PASSO A PASSO)

Anestesia

- Anestesia local

Trinta minutos antes da cirurgia, a paciente coloca um creme anestésico (anestésicos tópicos compostos de benzocaína, lidocaína e tetracaína) diretamente nos lábios e no corpo do clitóris. A anestesia local deve ser administrada diretamente nos lábios; marcaína 0,25% deve ser injetada sem mistura. As injeções devem ser feitas sob as linhas de marcação usando uma agulha 30 G. A área parecerá ligeiramente inchada, mas ainda será possível intervir. Às vezes, é necessário reforçar a marcação, pois ela pode desaparecer durante a injeção da anestesia local. É altamente recomendável anestesiar e operar diretamente no mesmo lado; o outro lado deve ser operado separadamente.

- Sedação intravenosa/geral

Esse é um processo normalmente realizado por um anestesista, fora do escopo do presente capítulo.

Marcação

A marcação é uma das habilidades importantes que o cirurgião plástico deve ter. Quando se trata dos pequenos lábios, a marcação é bastante exigente, dadas as várias formas dos pequenos lábios. A marcação para os pequenos lábios simples e simétricos começa medialmente e aproximadamente 0,5 a 1 cm abaixo do frênulo e estende-se até o introito. Geralmente, precisamos parar de marcar quando o tecido labial termina no introito. Depois que um lado tiver sido totalmente marcado, juntamos os dois lábios para permitir a cópia das marcações para o

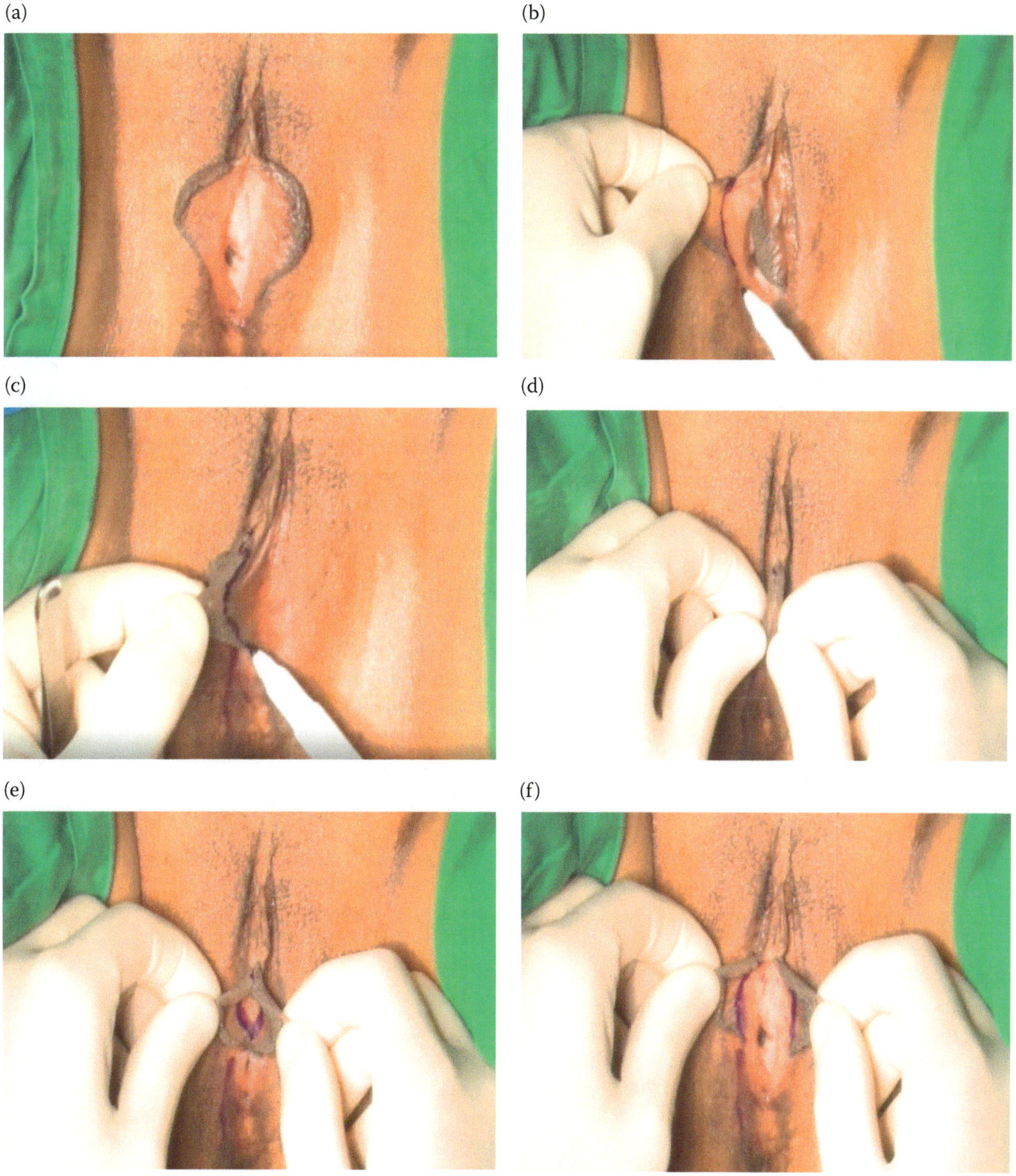

FIGURA 4.3 (a-f) Marcação dos lábios começando um pouco abaixo da bifurcação, subindo linearmente até a borda mais baixa dos lábios, a partir da parte externa, e terminando com a aproximação dos dois lábios para copiar a marcação de um lado para o outro (a técnica do "beijo").

outro lábio com uma simetria perfeita. A remoção de um pouco mais de lábio menor (*minora*) medial, deixando um lábio menor lateral ligeiramente mais largo, resultará em uma cicatriz cirúrgica oculta medialmente [2]. Quando os lábios são assimétricos, marcamos primeiro o lado mais curto e o copiamos para o lado maior. Dessa forma, garantimos a simetria após a excisão e o fechamento do tecido (Fig. 4.3).

Técnica

Preparo da área cirúrgica com campos esterelizados. Devem ser tiradas fotografias; a área deve ser marcada para a cirurgia. Se a anestesia local for usada, aproximadamente 5 mL do anestésico serão injetados diretamente sob a pele, especificamente subcutânea, sob as marcações; recomenda-se o uso de uma agulha de calibre 27-30.

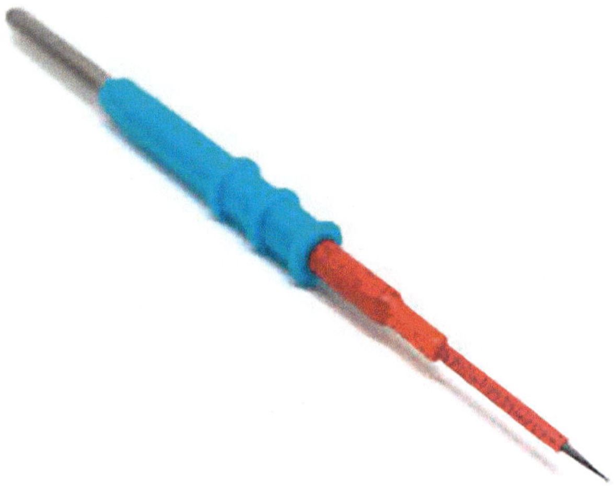

FIGURA 4.4 RF.

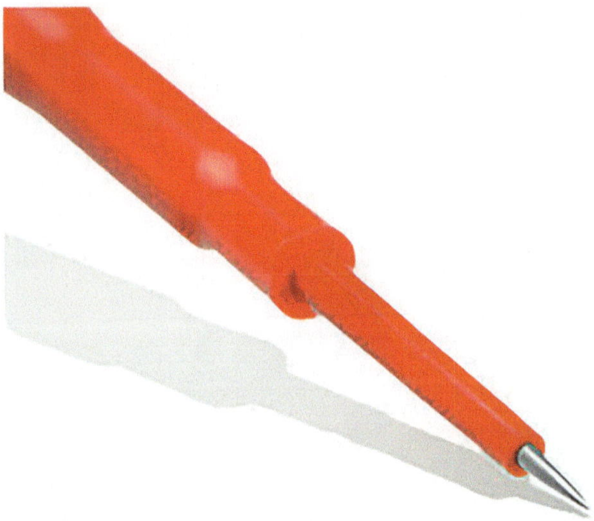

FIGURA 4.5 Cauterização.

A melhor opção é injetar o anestésico local logo abaixo da linha de marcação. Recomenda-se iniciar a infiltração pela parte inferior e ir subindo até chegar à bifurcação. É sempre recomendável injetar uma pequena quantidade de anestésico no frênulo, pois essa parte pode se tornar extremamente dolorosa e fazer com que o paciente se sinta desconfortável. O tecido pode ser substancialmente removido por meio de incisões angulares em direção ao meio dos pequenos lábios a partir dos lados medial e lateral. Essa técnica deixa um pequeno "canal" que faz com que as bordas dos pequenos lábios se unam à medida que caem medialmente em direção a ele [4]. Em seguida, será feito o corte do tecido. Os cirurgiões podem usar qualquer ferramenta com a qual estejam familiarizados. É perceptível que ocorrem menos desastres teciduais quando se usa uma ponta de fio de RF (Fig. 4.4) e a coagulação com uma ponta de cautério Colorado (Fig. 4.5). Uma vez obtida a hemostasia, é possível fazer ajustes e refinamentos usando o calor térmico do cautério para nivelar as bordas ou o calor térmico da radiofrequência para encolher levemente as partes internas. A radiofrequência não carboniza o tecido, daí a segurança de usá-la para encolher as partes internas.

O fechamento da ferida em um tecido tão macio também exige muita habilidade. O cirurgião deve ser capaz de escolher as ferramentas e os instrumentos corretos e adequados na mesa cirúrgica. A labioplastia não requer nenhum instrumento complicado, mas o uso dos instrumentos corretos desempenha um papel crucial no resultado. O uso de Monocryl 5-0 absorvível parece ser a melhor opção para fechar as camadas profundas da ferida cirúrgica ao lado das camadas medial e superficial. Alguns cirurgiões preferem suturas do tipo Vicryl 5-0 ou Vicryl Rapid. Entretanto, o Monocryl tem muito menos reação inflamatória e, portanto, reação tópica na ferida cirúrgica. Minha técnica envolve o uso de Monocryl 5/0 em duas camadas, e eu uso Vicryl Rapid 5/0 apenas para aproximar as bordas de forma superficial no final do procedimento. A técnica de sutura propriamente dita começa com a inserção dos pontos subcutaneamente e enterrando-os na extremidade inferior da ferida cirúrgica. Em seguida, execute o fechamento em uma técnica de desbloqueio nas camadas profundas para eliminar o espaço morto. Depois de atingir a parte superior da ferida cirúrgica, deve-se fazer um fechamento; em seguida, volte novamente com o fechamento subdérmico para subdérmico (que também deve ser executado e desbloqueado). Recomenda-se uma aproximação suave e solta para evitar estrangulamento e obstrução de microvasos. Sempre que possível, você deve fazer uma massagem suave e delicada nos lábios para espalhar o fio e evitar qualquer enrugamento. O fio Monocryl tem a vantagem de se espalhar facilmente quando massageado. Ao atingir a extremidade inferior, é necessário fixar com a borda inicial enterrada. Em princípio, o Monocryl precisa ser travado cinco vezes para ficar seguro. (Consulte o Vídeo 4.1: Labioplastia curvilínea.)

Frequentemente, os pequenos lábios hipertróficos são uma continuação do excesso de pele hipertrófica nas laterais do capuz do clitóris. Nesse caso, é indicado realizar um procedimento ligeiramente modificado que inclua a redução desse excesso de pele no mesmo corte dos pequenos lábios. Tecnicamente, nessa situação, o cirurgião deve iniciar a redução em um nível mais alto, basicamente no prepúcio lateral da área do clitóris. Aqui deve ser feito um corte superficial, que fica mais espesso à medida que descemos em direção à bifurcação e aos próprios lábios. É importante realizar essa variação na cirurgia quando necessário. Como alternativa, a paciente pode acabar com um excesso de pele em forma de chapéu sobreposto aos pequenos lábios reduzidos. Isso pode causar grande angústia à paciente quando ela percebe, pois mostra uma forma extremamente protuberante que as pacientes descrevem como um "mini pênis". A intervenção cirúrgica é como a técnica curvilínea típica. Em muitas ocasiões, o aumento dos grandes lábios pode ser considerado para equilibrar a protrusão mesmo após a cirurgia. O preenchimento pode

(a) (b)

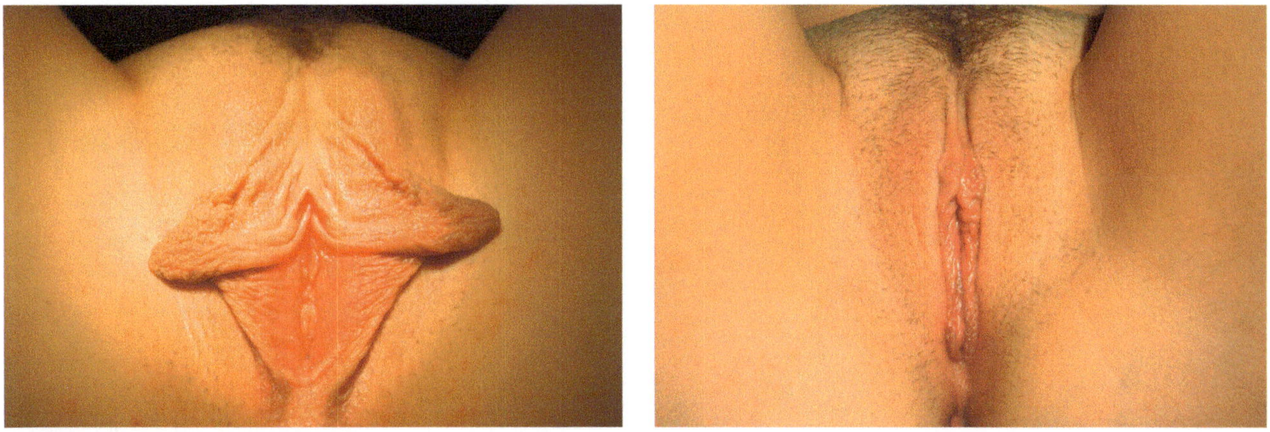

FIGURA 4.6 Caso 1: (a) antes e (b) depois.

(a) (b)

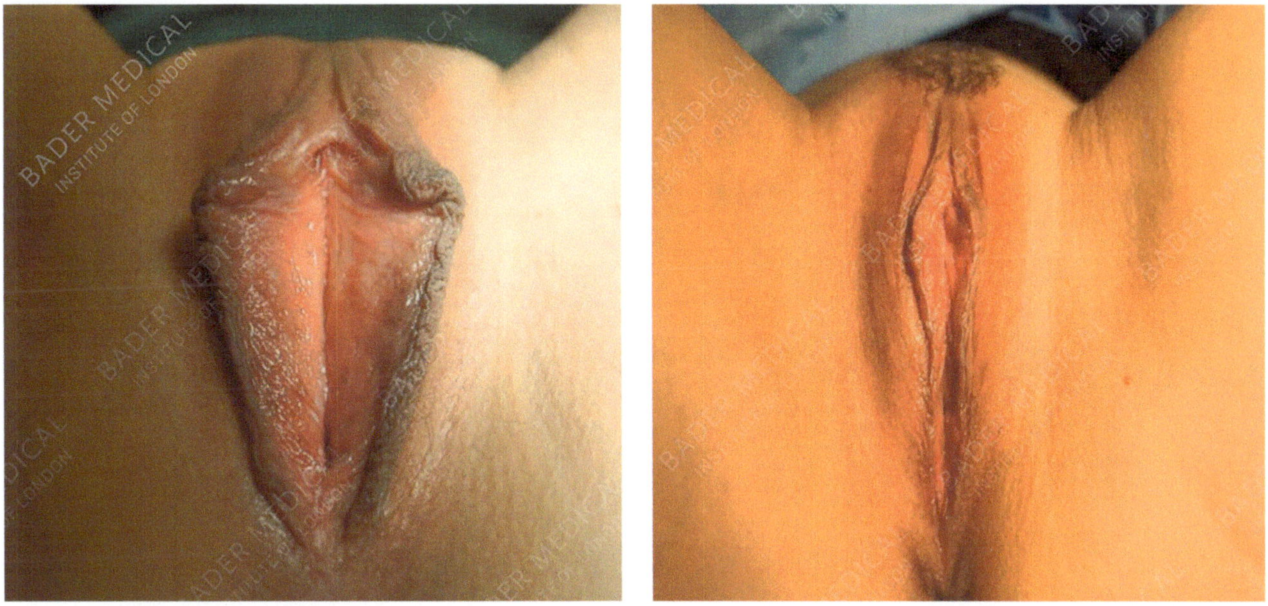

FIGURA 4.7 Caso 2: (a) antes e (b) depois.

ser feito com ácido hialurônico injetável ou com transferência de gordura autóloga. Ambas as opções podem ser realizadas ao mesmo tempo que a labioplastia. (Consulte o Vídeo 4.2: Labioplastia linear estendida.)

Cuidados Pós-Operatórios

A paciente é aconselhada a evitar exercícios físicos, natação e relações sexuais por 6 a 8 semanas. A limpeza e a secagem da área são obrigatórias, pois algumas das pacientes relutam em limpar a área. Lavar com água da torneira sem usar nenhum produto especial protege as suturas da dissolução precoce. A secagem com toques na área com uma toalha limpa, seguida do uso do secador de cabelo por alguns minutos, é muito útil. Recomenda-se uma temperatura média para obter a secagem. A paciente é aconselhada a deixar a área livre e não coberta. Evite tocar a ferida com as unhas ou com os dedos nus. Deve-se prescrever um curso de antibióticos orais, NSAIDs e pomada antibiótica tópica (Fucidin Oint). O creme de estradiol também pode ser prescrito, pois ajuda no processo de cicatrização. Em algumas ocasiões, recomendamos a aplicação de pó de zinco para acelerar a cicatrização. O plasma rico em plaquetas (PRP) também pode ser usado para melhorar a velocidade e a qualidade da cicatrização. O PRP pode ser aplicado imediatamente após a cirurgia e ser repetido quando a paciente retornar após 2 meses para a terceira consulta de acompanhamento. Aconselhe a interrupção do fumo antes da cirurgia; precisamos deixar claro para as pacientes que a qualidade da cicatrização pode ser afetada. O cronograma padrão de acompanhamento pós-operatório é uma consulta uma semana após a cirurgia, uma consulta um mês após a cirurgia e mais uma consulta dois meses após a cirurgia. Isso pode ser

(a) (b)

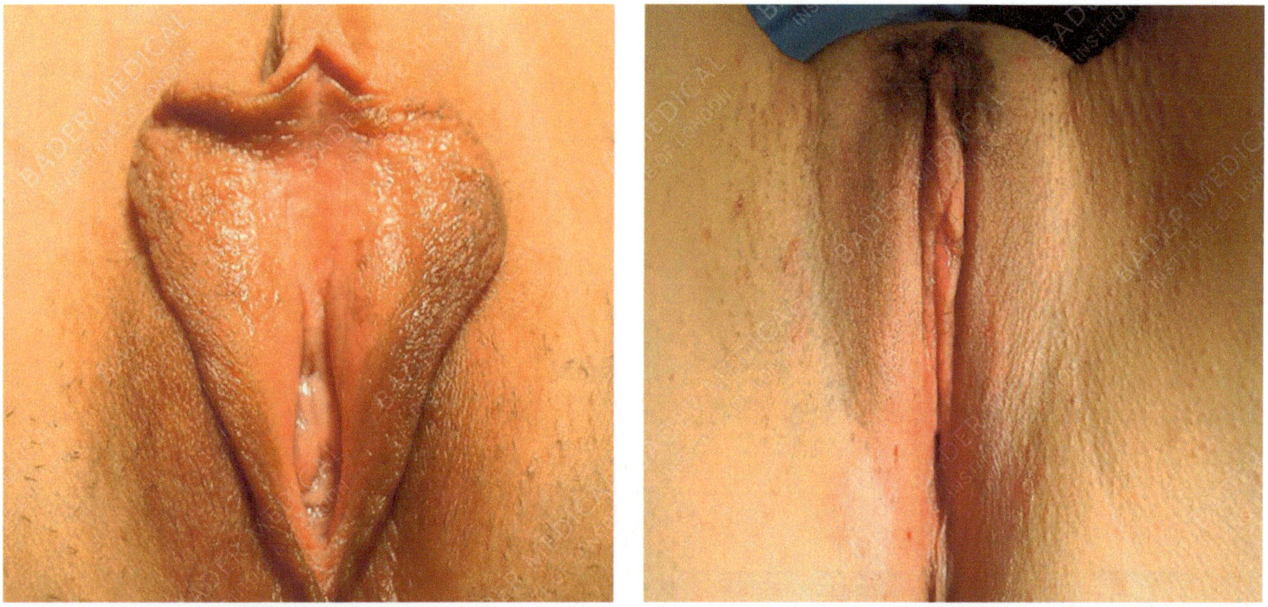

FIGURA 4.8 Caso 3: (a) antes e (b) depois.

(a) (b)

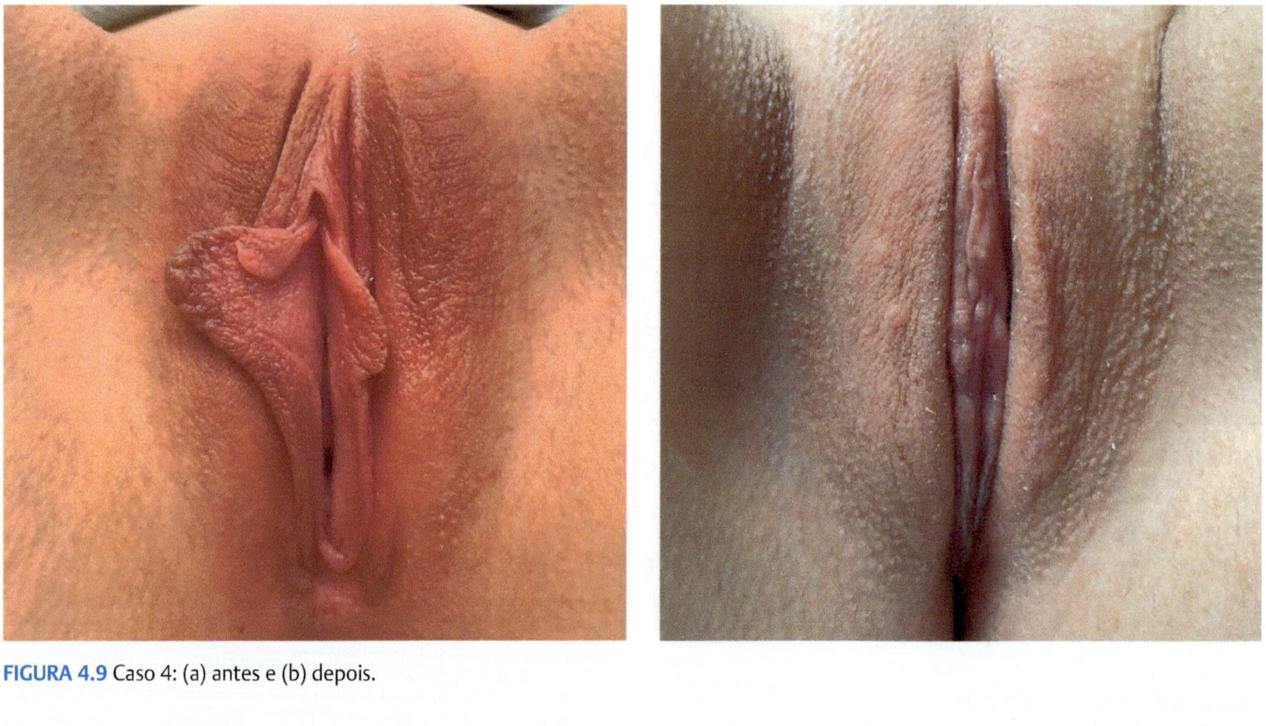

FIGURA 4.9 Caso 4: (a) antes e (b) depois.

modificado com base no progresso da cicatrização e da recuperação. É altamente recomendável informar à paciente que os resultados podem levar até 6 meses para aparecer e até 2 anos para serem finais. O processo de cicatrização difere entre as pacientes e depende de muitos fatores.

Complicações

Os efeitos adversos associados às reduções dos pequenos lábios, em geral, têm sido muito baixos, variando de 2,65% [1] a 4% [2,5] e 6% [6]. As complicações associadas às labioplastias incluem infecção pós-operatória [7], hematoma [7-9], infecção, assimetria, cicatrização deficiente da ferida, absorção ou ruptura prematura da sutura, subcorreção ou sobrecorreção [8,10], retenção urinária [8-10], retração da pele [11], dor local tardia e dispareunia transitória [4]. A dispareunia ocorreu principalmente quando a sutura labial envolveu o introito [4]. Em um relato de caso, a técnica de excisão em cunha foi associada a complicações pós-operatórias de sangramento e

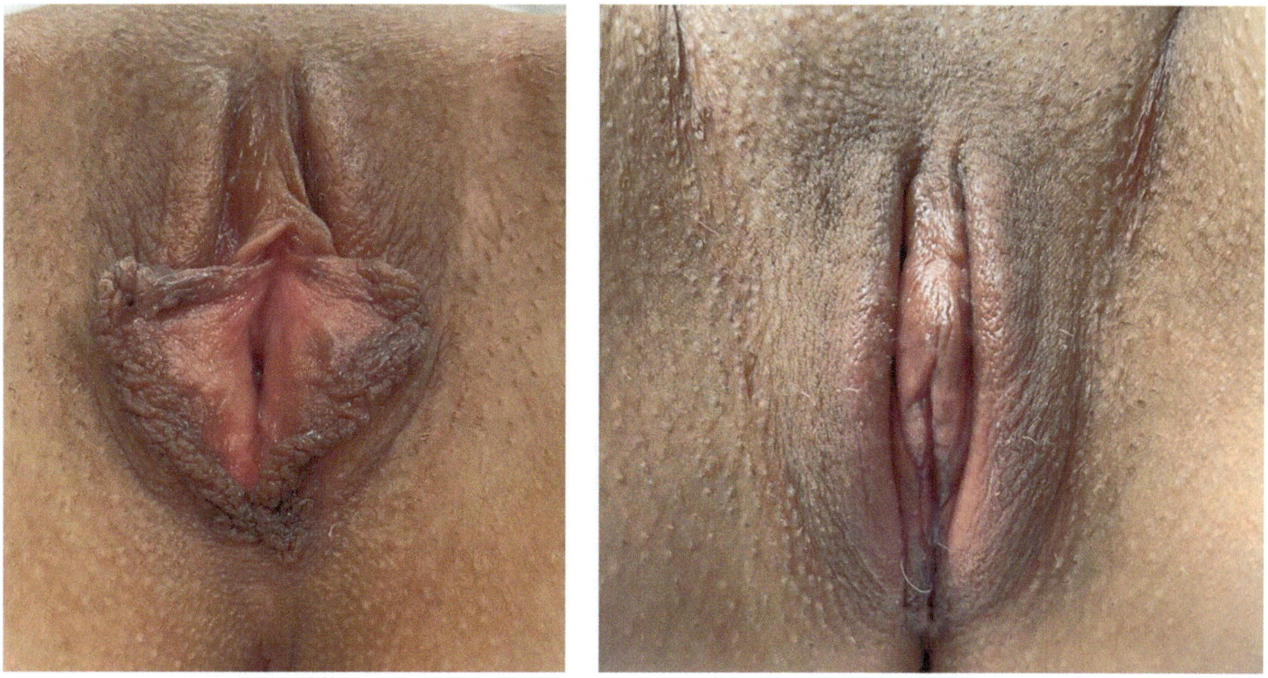

FIGURA 4.10 Caso 5: (a) antes e (b) depois.

hipersensibilidade transitória por 4 a 6 semanas após a cirurgia [5]. Uma sutura absorvível contínua, em vez de intradérmica, pode levar ao enrugamento da incisão ao longo da borda livre dos pequenos lábios [8,10]. Há poucas estatísticas sobre cirurgias de revisão de labioplastias, mas a supercorreção e a subcorreção podem potencialmente ocorrer em qualquer procedimento de redução dos pequenos lábios [11]. Estudos sobre labioplastias dos pequenos lábios revelam altos índices de satisfação geral com resultados cosméticos e funcionais e resultados psicossociais, incluindo melhora da autoestima [6,8,12,13].

As Figuras 4.6 a 4.10 ilustram casos clínicos e resultados.

REFERÊNCIAS

1. Hamori CA, Banwell P, Alinsod R, eds. Female cosmetic genital surgery: Concepts, classifications, and techniques. New York: Thieme; 2017.
2. Alter GJ. Aesthetic labia minora and clitoral hood reduction using extended central wedge resection. Plast Reconstr Surg. 2008;122:1780.
3. Miklos JR, Moore RD. Postoperative cosmetic expectations for patients considering labiaplasty surgery: Our experience with 550 patients. Surg Technol Int. 2011; 21:170.
4. Alinsod R. Awake in-office Barbie labiaplasty. Awake in-office labia minora plasty, awake in-office labia majora plasty, awake in-office vaginoplasty, awake in-office labial revision, sutureless band release, awake in-office mesh excision, labia majora pelleve. Presented at the Congress of Aesthetic Gynaecology, Tuscon, AZ, 2011.
5. Trichot C, Thubert T, Faivre E, et al. Surgical reduction of hypertrophy of the labia minora. Int J Gynaecol Obstet. 2011;115:40.
6. Goodman MP, Placik OJ, Benson RH III, et al. A large multicenter outcome study of female genital plastic surgery. J Sex Med. 2010;7(4Pt 1):1565.
7. Tepper OM, Wulkan M, Matarasso A. Labioplasty: Anatomy, etiology and new surgical approach. Aesthet Surg. 2011;31:511.
8. Davison SP, West JE, Baker CL, et al. Labiaplasty and labia minora reduction. Medscape. https://reference. staging. medscape.com/article/1372175-overview
9. Solanki NS, Tejero-Trujeque R, Stevens-King A, et al. Aesthetic and functional reduction of the labia minora using the Maas and Hage technique. J Plast Reconstructive Surg. 2010;63:1181.
10. Alinsod R. Review of vaginal rejuvenation: A new frontier in pelvic surgery. Presented at the Annual Meeting of National Society of the American Academy of Cosmetic Gynaecologists, Las Vegas, NV, Sep 2006.
11. Alter GJ. Labia minora reconstruction using clitoral hood flaps, wedge excisions and YV advancement flaps. Plast Reconstr Surg. 2011;127:2356.
12. Goodman MP. Female genital cosmetic and plastic surgery: A review. J Sex Med. 2011;8:1813.
13. Goodman MP. Female genital cosmetic and plastic surgery. Obstet Gynecol. 2009;113:154.

5 Labiaplastia Híbrida

Rafal Kuzlik

A labioplastia híbrida significa que diferentes técnicas são combinadas para reduzir os pequenos lábios e o capuz do clitóris, simultaneamente, em um único procedimento. Uma ideia semelhante de procedimento de redução simultânea dos pequenos lábios e do capuz é descrita no Capítulo 7 sobre desepitelização (*deepitheliazation* [a "técnica de um corte"]), mas, aqui, eu gostaria de apresentar um verdadeiro híbrido cirúrgico – a "técnica linear Z". É uma mistura de duas técnicas diferentes: resseçção curvilínea dos pequenos lábios (técnica clássica – "ressecção de borda") e redução simultânea do capuz do clitóris ("técnica de um corte").

Alinsod descreveu seu método de labioplastia híbrida em seu livro, mas, em sua opinião, "híbrido" significa um tipo de aparência dos lábios após o procedimento. Em sua opinião, a aparência híbrida refere-se a uma abordagem intermediária que envolve a remoção de quase todos os pequenos lábios e a preservação de uma pequena quantidade de tecido escondido ("*peekaboo*" [abaixo ou no nível dos grandes lábios]) [1]. Obviamente, a ideia de procedimentos simultâneos nos pequenos lábios e na protrusão do capuz do clitóris não é nova. Gress descreveu seu método como labioplastia redutora composta [2]. Entretanto, sua técnica consiste em duas linhas de corte e duas cicatrizes posteriores – uma longitudinal (pequenos lábios) e uma transversal (capuz do clitóris) (Fig. 5.1). Na minha opinião, mais de uma cicatriz é pior do que uma, e essa questão deve ser discutida com a paciente.

Às vezes, é necessário fazer duas incisões – uma para a excisão dos pequenos lábios e outra para a redução do capuz do clitóris. Nos casos em que as bordas escuras dos pequenos lábios são inaceitáveis para a paciente e há protrusão do clitóris e de seu capuz, a abordagem dupla é obrigatória, e o cirurgião precisa reduzir dois lados – primeiro uma redução do capuz pela lateral e depois uma redução dos lábios pelo acesso frontal (Fig. 5.2). Embora tenhamos duas linhas de corte, elas estão correndo longitudinalmente e, como a vulva é um órgão longitudinal, as cicatrizes serão quase invisíveis. Na minha opinião, nenhuma cicatriz transversal deve ser criada em um órgão longitudinal.

Outro exemplo de cicatriz transversal aparece na excisão em cunha central dos pequenos lábios, descrita por Gary Alter em 2008 [3]. Em sua técnica, os pequenos

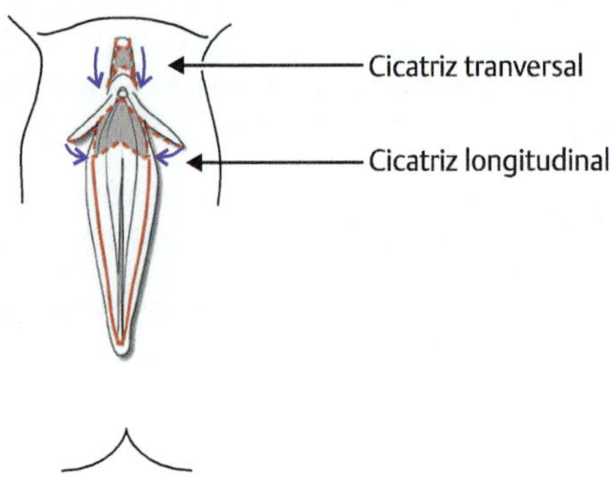

FIGURA 5.1 Técnica de Gress de *labioplastia de redução composta* (duas cicatrizes perpendiculares). (Da Ref. [2], com permissão, com anotações).

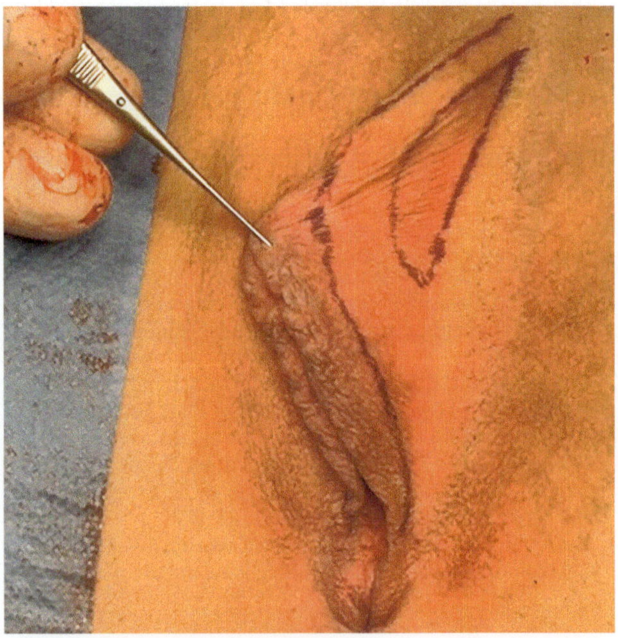

FIGURA 5.2 Redução dos pequenos lábios e do capuz do clitóris com duas linhas de corte longitudinais.

(a) (b)

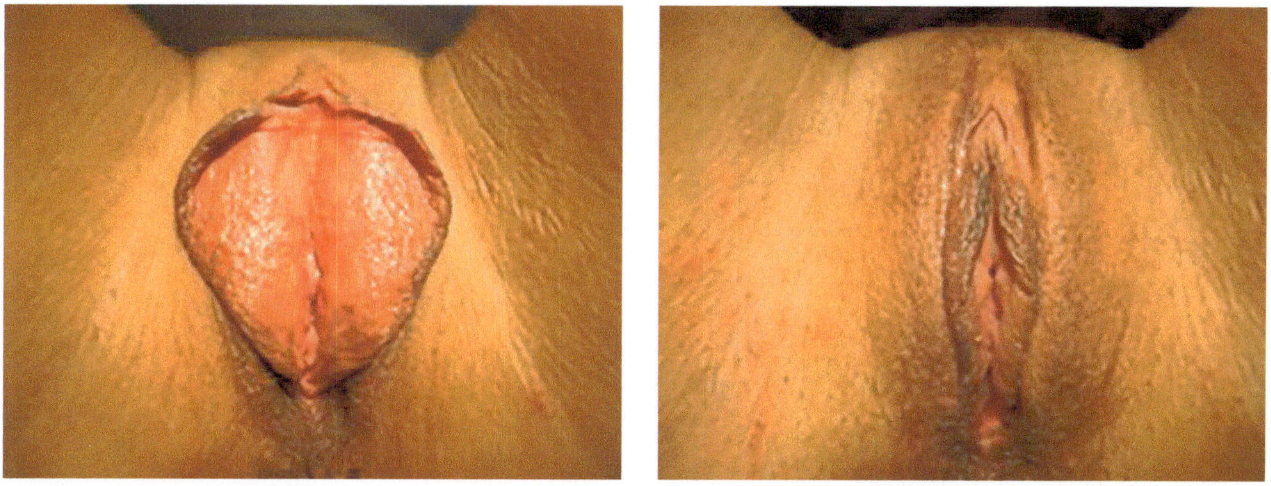

FIGURA 5.3 (a) Antes e (b) depois da ressecção posterior em cunha dos pequenos lábios com suturas longitudinais contínuas.

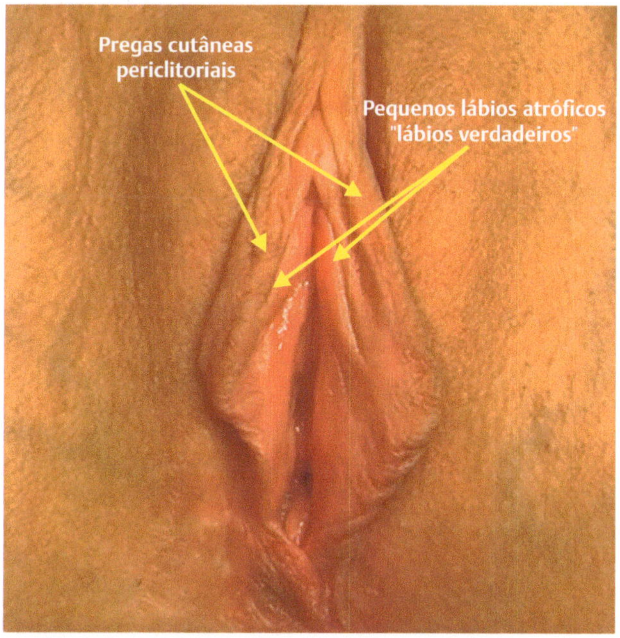

FIGURA 5.4 Os pequenos lábios crescidos demais são criados por dobras de pele periclitorianas.

lábios são reduzidos em sua parte central. O formato em V da pele e da mucosa é excisado sem os tecidos subcutâneos subjacentes. As feridas de ambos os lados são fechadas com pontos interrompidos. Na minha opinião, esse último fato também não deve ser aceito porque, depois que os pontos se dissolverem, restarão cicatrizes pequenas e múltiplas. Obviamente, é impossível fechar a ferida transversal com sutura contínua, e é por isso que, quando realizo o procedimento de ressecção em cunha, sempre faço a cunha posterior, em que as linhas de corte são longitudinais e as suturas contínuas são obrigatórias (Fig. 5.3).

Todo mundo sabe que não existe uma técnica universal para todos os pacientes. Uma pergunta surgiu em minha mente quando conheci uma paciente com os pequenos lábios e o capuz do clitóris crescidos demais. Para ser sincero, os lábios "reais" eram muito pequenos, quase atróficos, mas as dobras cutâneas periclitorianas eram tão proeminentes que criavam os lábios (Fig. 5.4). A estrutura labial baseia-se no fato de que os lábios "reais" têm suas raízes; eles crescem a partir do frênulo do clitóris. Nesse caso, a massa central e a forma real dos pequenos lábios são as dobras do capuz do clitóris (dobras periclitorianas) que correm em ambos os lados do clitóris, ampliando visual e fisicamente essa área, criando um pênis pequeno na posição de pé da paciente, o que era muito embaraçoso para ela. Esse tipo de lábio pode ser indicado pela técnica de corte único, mas esse procedimento pode ser um desafio para um cirurgião ainda não experiente. Por isso, criei um método cirúrgico, mais fácil de manejar do que a técnica de corte único e com um espectro mais amplo do que a ressecção de borda comum.

A técnica linear Z é dedicada principalmente a iniciantes que desejam fazer uma redução simultânea dos pequenos lábios e do capuz do clitóris e querem evitar duas cicatrizes, mas a técnica de um corte é muito complicada para eles. Esse novo método foi apresentado pela primeira vez em 2019. Graças a esse procedimento, os pequenos lábios são reduzidos em sua altura, forma e cor das bordas, e o capuz do clitóris é reduzido em sua altura e forma, simultaneamente.

INDICAÇÕES E CONTRAINDICAÇÕES

A paciente indicada para esse método híbrido precisa ter protrusão dos pequenos lábios e do capuz do clitóris. Obviamente, o cirurgião sempre precisa considerar qual método é o melhor a ser usado; entretanto, se os "lábios

(a) (b)

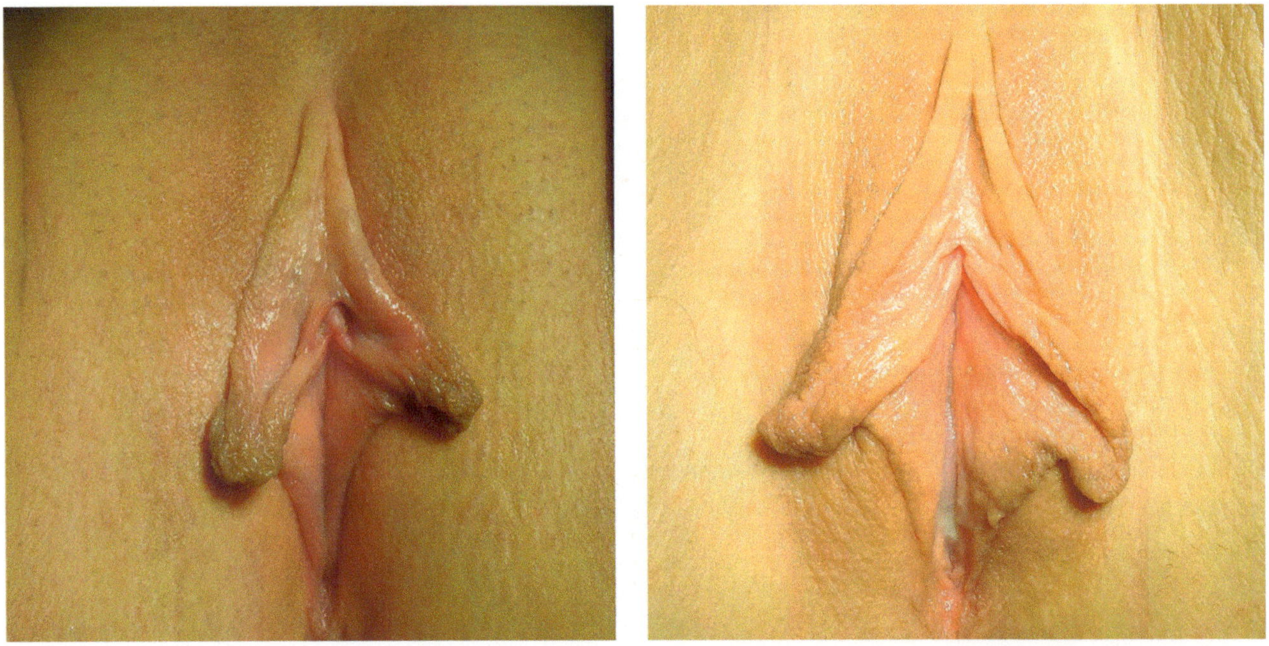

FIGURA 5.5 (a, b) Paciente adequadamente qualificada para a técnica linear Z, com os pequenos lábios e o capuz do clitóris protruídos.

(a) (b)

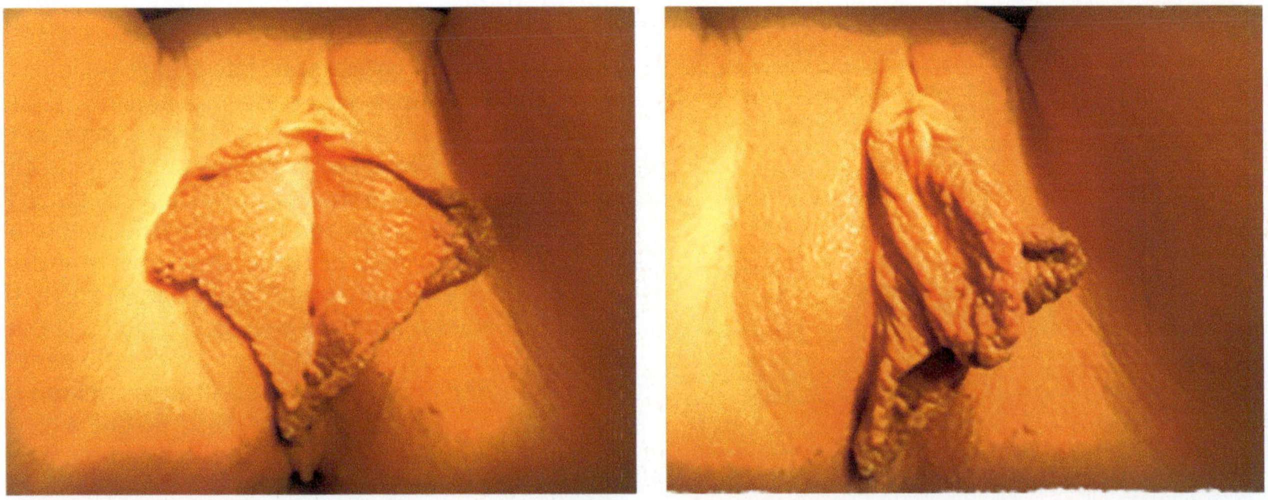

FIGURA 5.6 (a, b) Paciente que *não* se qualificaria para a técnica linear em Z com lábios menores protruídos sem protrusão do capuz do clitóris.

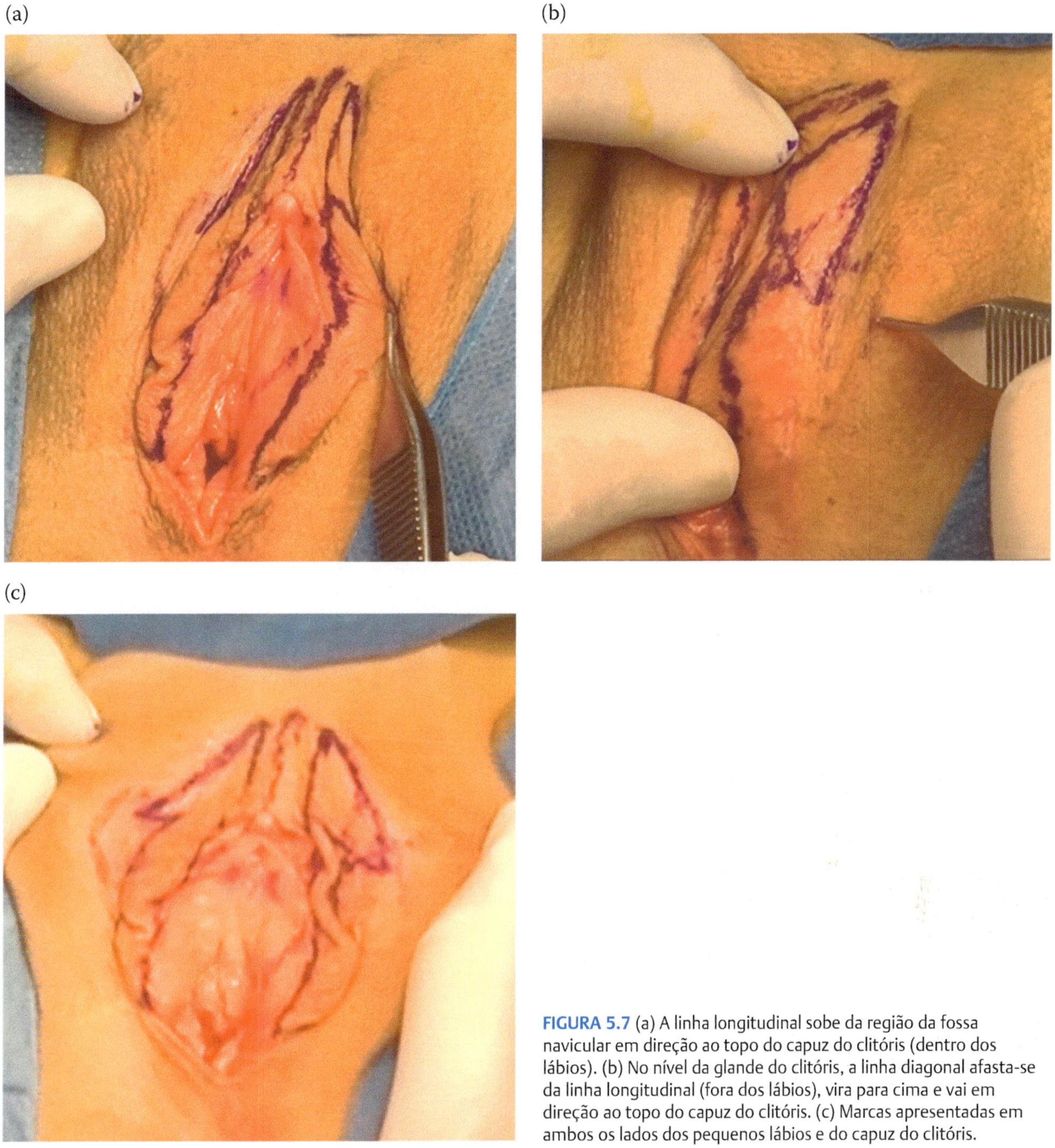

FIGURA 5.7 (a) A linha longitudinal sobe da região da fossa navicular em direção ao topo do capuz do clitóris (dentro dos lábios). (b) No nível da glande do clitóris, a linha diagonal afasta-se da linha longitudinal (fora dos lábios), vira para cima e vai em direção ao topo do capuz do clitóris. (c) Marcas apresentadas em ambos os lados dos pequenos lábios e do capuz do clitóris.

verdadeiros" forem atróficos e a ressecção curvilínea parecer ser a melhor maneira, mas um capuz clitoriano protruso causar um problema, a técnica linear Z deve ser levada em consideração (Fig. 5.5).

Uma paciente com pequenos lábios protuberantes sem protrusão do capuz do clitóris não deve ser qualificada para esse método cirúrgico; tampouco uma paciente com "pequenos lábios duplos" quando os "lábios verdadeiros" não são atróficos (Fig. 5.6). Essas pacientes devem prosseguir com a técnica de corte único.

A avaliação do paciente e todos os procedimentos pré-operatórios são os mesmos descritos no Capítulo 7 sobre a técnica de desepitelização.

TÉCNICA DO PROCEDIMENTO CIRÚRGICO

Como descrito anteriormente, a primeira etapa importante é determinar o tamanho dos pequenos lábios e do capuz

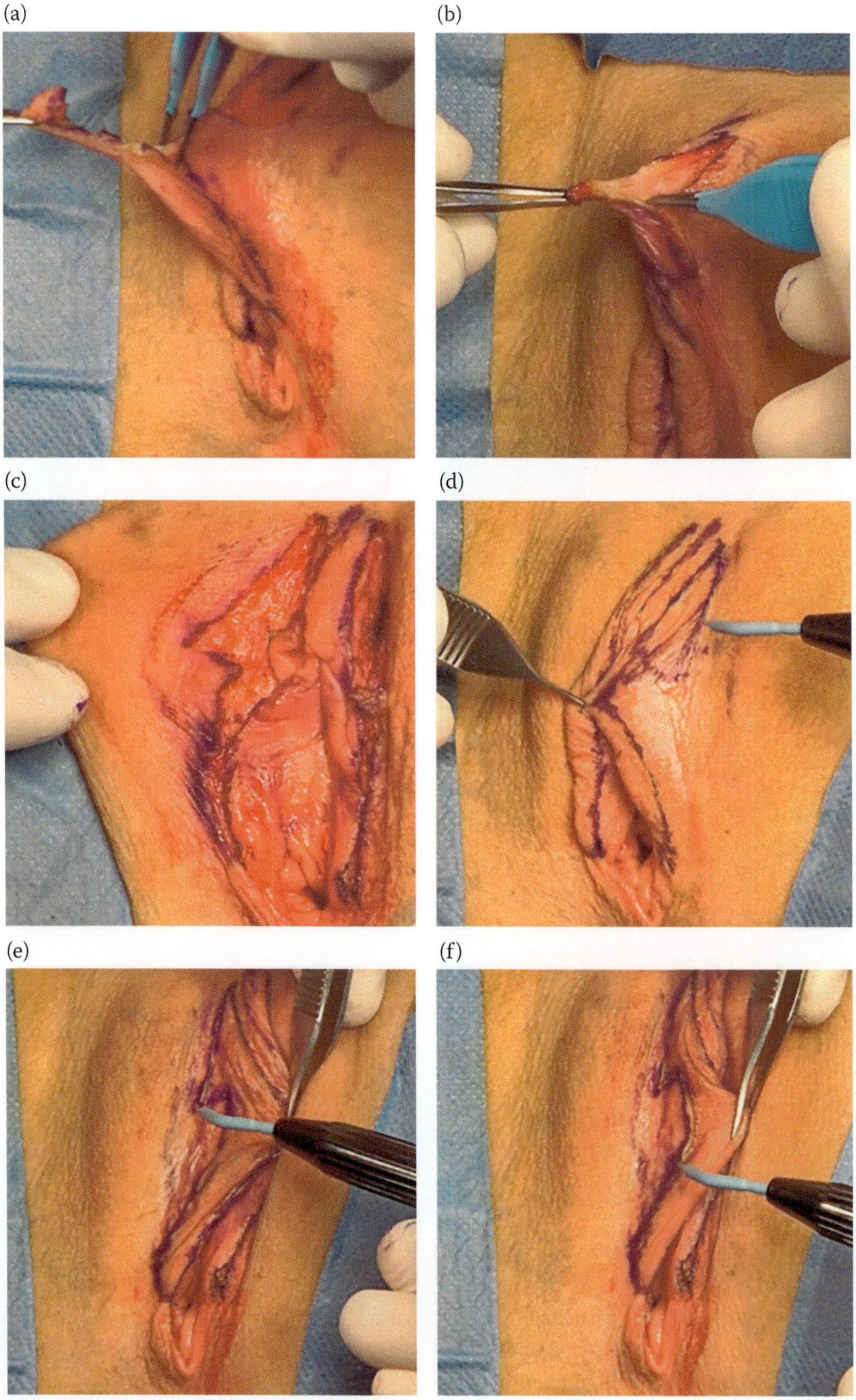

FIGURA 5.8 A pele dos lábios está sendo cortada por dentro (a, b) e por fora (c) com uma linha de corte bem reta; (d, e) a pele do capuz do clitóris também é cortada e (f) a letra “Z” foi criada.

(a)

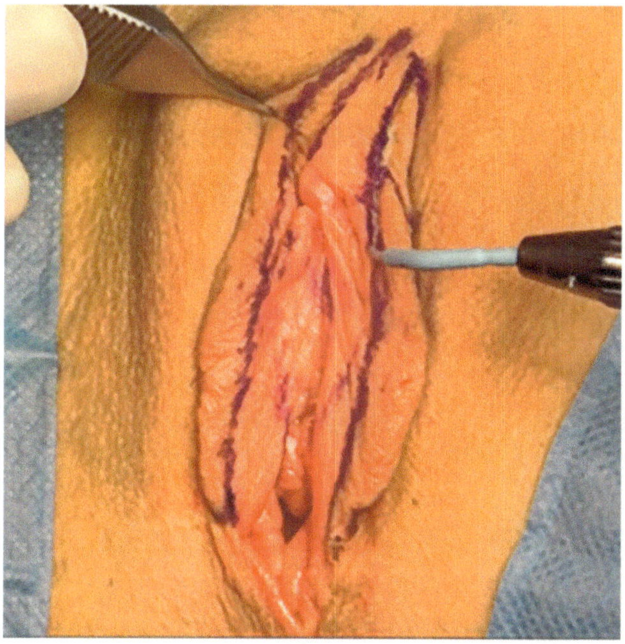

(b)

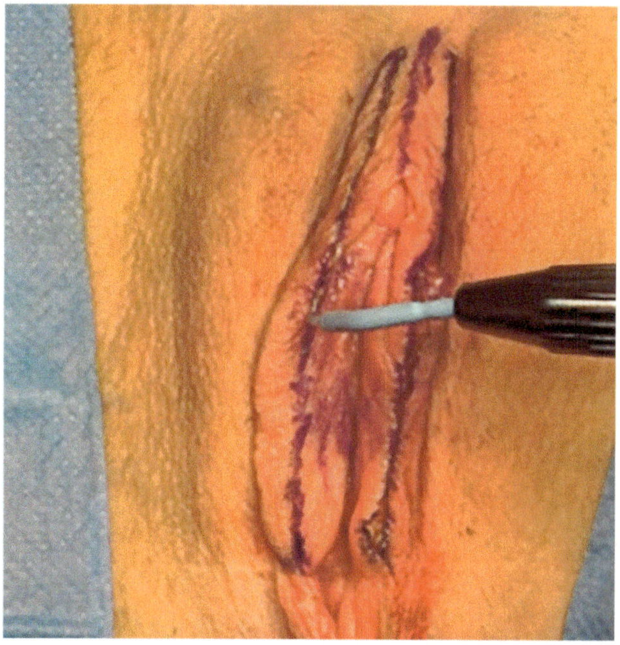

(c)

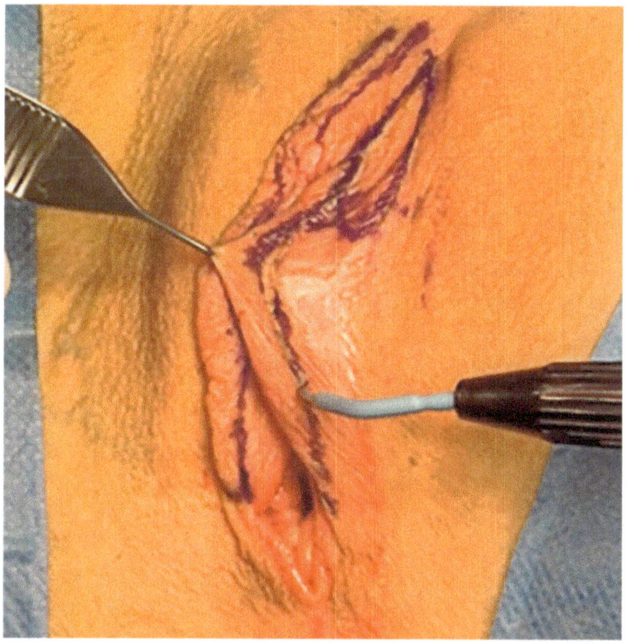

FIGURA 5.9 As bordas labiais estão sendo cortadas com pinças bipolares. Os vasos sanguíneos são fechados durante o corte. (a) A pele do capuz do clitóris é removida com um dispositivo bipolar usando a *técnica de deslizamento* (b) e o formato em "Z" das feridas é revelado (c).

do clitóris a serem reduzidos. Todas as margens das futuras incisões precisam ser determinadas e marcadas. A linha longitudinal corre ao longo da borda dos lábios a partir da região da fossa navicular em direção à parte superior do capuz do clitóris por dentro e até o nível da glande do clitóris por fora dos lábios, onde a linha diagonal se afasta da linha longitudinal descrita e cruza o capuz do clitóris em forma de Z até sua base. Nesse ponto, a linha vira para cima e vai até o topo do capuz do clitóris, unindo-se à linha longitudinal desenhada anteriormente, formando um triângulo (Fig. 5.7). A etapa de planejamento é uma das mais importantes e determina o efeito estético final do tratamento.

(a) (b)

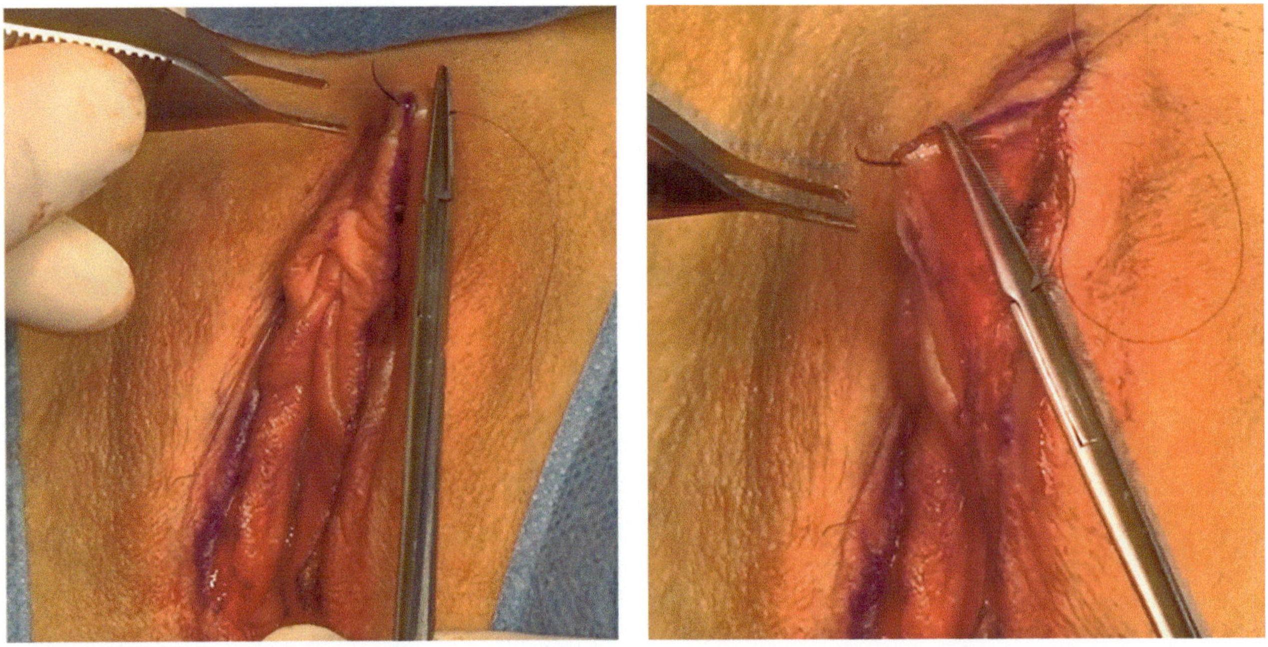

FIGURA 5.10 (a) A extremidade afiada da letra "Z" (a) é costurada à (b) base da incisão da prega periclitoriana.

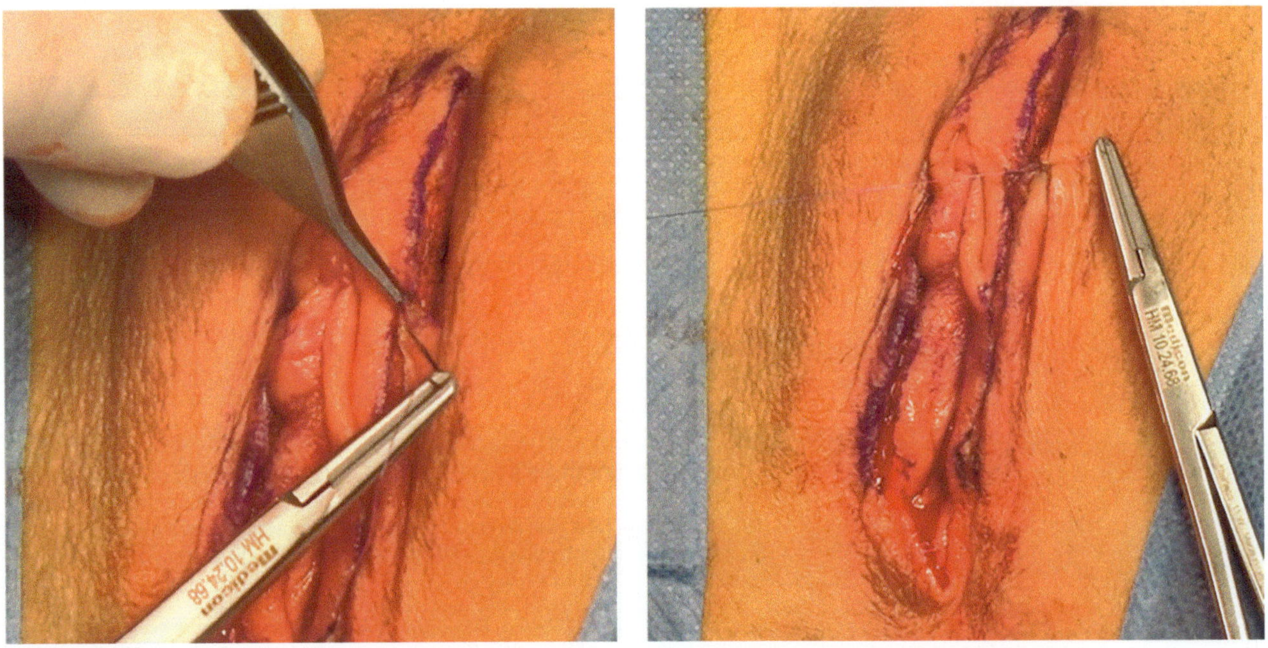

FIGURA 5.11 As bordas da ferida são costuradas com sutura contínua, que começa na parte superior do capuz do clitóris.

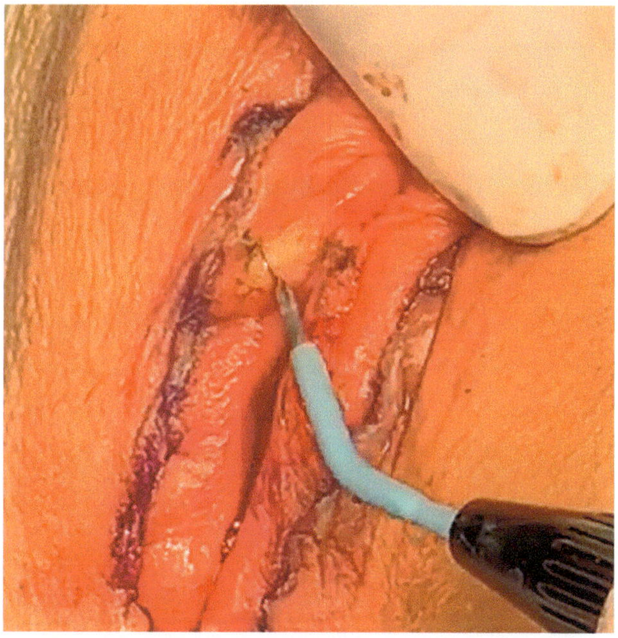

FIGURA 5.12 A técnica de plissagem é o melhor método para mover novamente os restos dos pequenos lábios atróficos.

O procedimento é realizado sob anestesia local. A solução anestésica é a mesma utilizada quando a técnica de corte único está sendo realizada. Como essa técnica é muito semelhante à ressecção de borda curvilínea, o cirurgião não precisa fazer o bloqueio dos nervos pudendo e inguinal. É suficiente que a injeção seja realizada ao longo da linha de corte dos lábios previamente marcada, logo abaixo das marcações. O capuz do clitóris é infiltrado como na técnica de corte único.

Em termos técnicos, o cirurgião corta a pele dos lábios de dentro para fora ao longo das linhas previamente traçadas do monte púbico em direção ao períneo (também é possível cortar no sentido oposto – de baixo para cima). Uma direção de corte semelhante é realizada no lado externo dos lábios, mas, no nível da glande do clitóris, a incisão é feita diagonalmente para trás, formando a letra "Z". Em seguida, a partir do topo da primeira incisão, o corte é feito para baixo em direção à base dessa letra "Z", fechando o triângulo de pele do capuz clitoriano, que é cortado com uma pinça bipolar usando a técnica de deslizamento. Da mesma forma, com essa ferramenta, as bordas dos lábios são cortadas. Graças ao dispositivo bipolar, todos os vasos sanguíneos estão sendo fechados durante o corte (Figs. 5.8 e 5.9). O corte é realizado com bisturi de radiofrequência. Graças a esse dispositivo, a linha de incisão é muito reta, independentemente das dobras nos tecidos; a profundidade da incisão é fácil de avaliar; e as lesões térmicas das bordas da ferida são mínimas, o que é crucial para a cicatrização adequada sem deixar cicatrizes visíveis.

No movimento seguinte, a "ponta afiada" da letra "Z" é costurada na base da incisão da prega periclitoriana, o que se tornou o início dos novos pequenos lábios (Fig. 5.10). As bordas da ferida são costuradas com uma sutura contínua (Monocryl 5.0) de modo que a pele do capuz do clitóris seja costurada à sua base, criando um capuz com uma superfície lisa e "escondida" entre os grandes lábios e os novos pequenos lábios, ganhando uma borda nova e regular (Fig. 5.11). A costura vai do topo do capuz do clitóris (área do monte púbico) até a fossa navicular.

Quando a costura termina, o cirurgião precisa remover os restos dos pequenos lábios atróficos. A técnica de plumagem de Alinsod parece ser a mais adequada para obter esse efeito [1] (Fig. 5.12). Isso deve ser feito para deixar lisa a parte interna dos novos pequenos lábios.

O material de sutura usado para o procedimento é totalmente absorvível, e o uso de suturas intradérmicas e contínuas exclui a necessidade de remoção de suturas no período pós-operatório. Graças a essa técnica, atingimos dois objetivos simultaneamente: reduzir os pequenos lábios e reduzir o volume do capuz do clitóris. O uso de uma única linha de corte ao longo da borda dos pequenos lábios e na base do capuz do clitóris permite a aparência natural do complexo labioclitoriano. Essa técnica, assim como a técnica de corte único, trata os pequenos lábios e o capuz do clitóris como um único compartimento, e não como dois compartimentos separados, como acontece no caso da técnica clássica usada até agora, em que cortes diferentes reduzem o tamanho dos pequenos lábios e do capuz do clitóris. Usando a técnica linear Z, o resultado parece natural (Fig. 5.13).

CUIDADOS E COMPLICAÇÕES PÓS-OPERATÓRIAS

Os procedimentos pós-operatórios são semelhantes aos descritos no Capítulo 7, que descreve a mesma situação com complicações pós-operatórias. (Consulte o Vídeo 5.1: Labioplastia híbrida – Linear Z.)

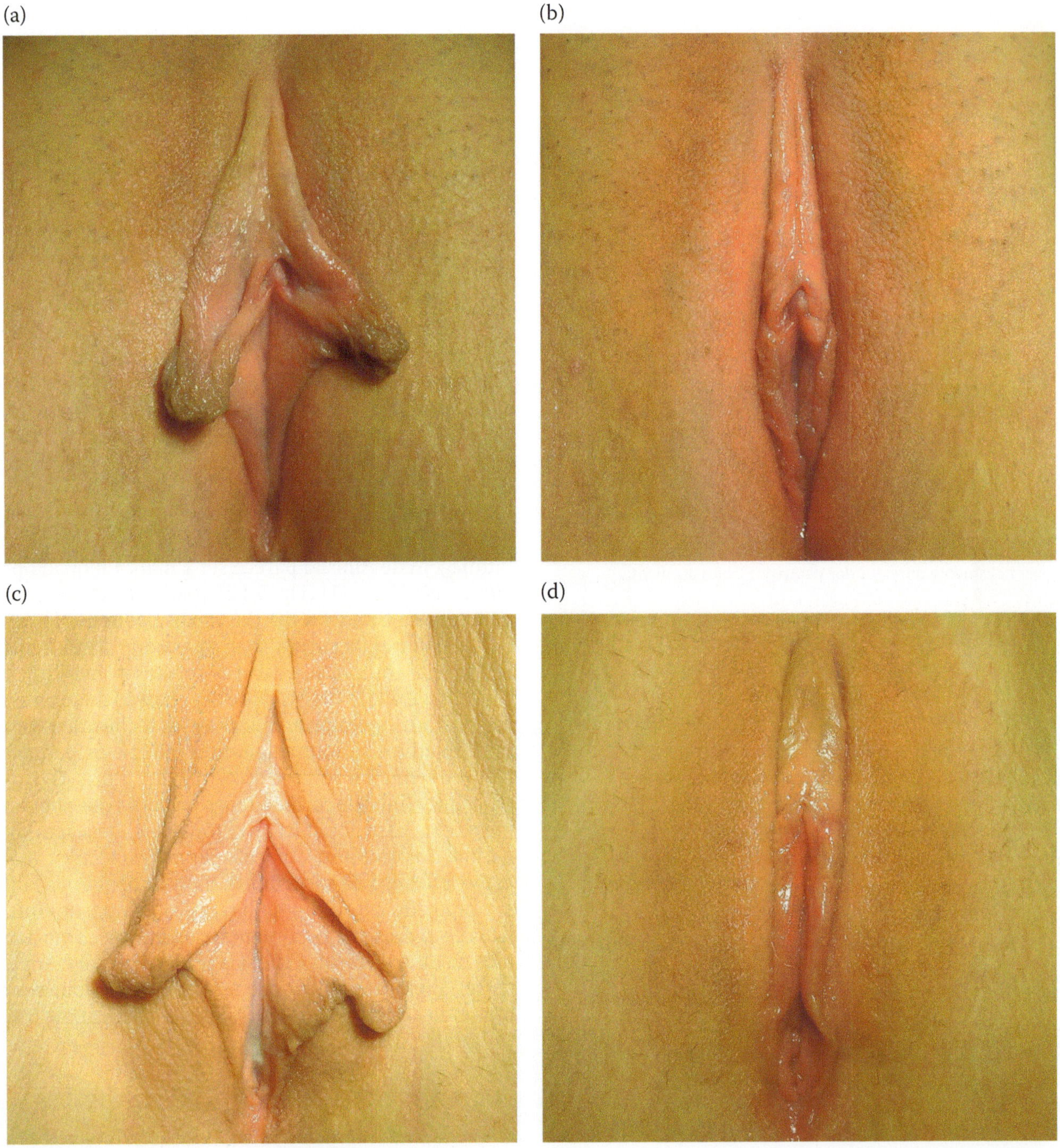

FIGURA 5.13 (a, c) Antes e (b, d) depois; o efeito parece natural.

REFERÊNCIAS

1. Hammori CA, Banwell PE, Alinsod R. Female cosmetic genital surgery. New York: Thieme; 2017. p. 161–80.
2. Gress S. Composite reduction labiaplasty. Aesthetic Past Surg. 2013;37:674.
3. Alter GJ. Aesthetic labia minora and clitoral hood reduction using extended central wedge resection. Past Reconstr Surg. 2008;122:1780.

6 Técnica de Redução dos Pequenos Lábios: Desepitelização

Rafal Kuzlik

Os pequenos lábios hipertróficos são um problema muito comum hoje em dia, especialmente em mulheres que praticam esportes e sexualmente ativas. Os sintomas mais comuns que as pacientes apresentam são irritação persistente com desconforto durante as atividades físicas ou associada à fricção ao usar roupas íntimas justas, andar de bicicleta ou a cavalo; dificuldades para manter a higiene; dispareunia durante a relação sexual; e – criticamente – condição psicológica ruim causada pela imagem corporal negativa que leva à diminuição da autoconfiança, ansiedade e fobia social, não apenas durante as relações entre homens e mulheres, mas também em outras situações. O grupo mais jovem de pacientes geralmente afirma ter vergonha de suas partes íntimas e tem certeza de que isso é (ou pode ser no futuro) um motivo para evitar relações sexuais. Elas também relatam vergonha ao tomar banho na escola com outras meninas – sentem-se diferentes (como se "tivessem um pênis").

Muitos cirurgiões realizaram técnicas de redução dos pequenos lábios no passado. No entanto, as mais populares são a ressecção da borda (excisão direta) e a ressecção em cunha (com todas as modificações – Z-plastia, ressecção inferior e reconstrução do retalho pedicular superior) [1]. Esses dois métodos têm um defeito – todos os nervos e vasos sanguíneos são cortados, de modo que a sensibilidade da nova borda dos lábios pode ser pior do que antes do procedimento. Pensando dessa forma, Choi e Kim descreveram um novo método – a desepitelização, que preserva o suprimento neurovascular da borda dos lábios [2] (Fig. 6.1).

O próximo passo na evolução da redução dos lábios foi dado por Ostrzenski, que descreveu, em 2014, uma técnica de labioplastia de fenestração com transposição de aba inferior [3]. Graças a essa técnica, reduzimos duas dimensões dos pequenos lábios – altura e comprimento. Exceto pela simetria, a cor e o contorno naturais dos lábios são preservados, e a borda posterior da fossa navicular (frênulo labial) é restaurada. Alternativamente, ele pode ser criado "de novo".

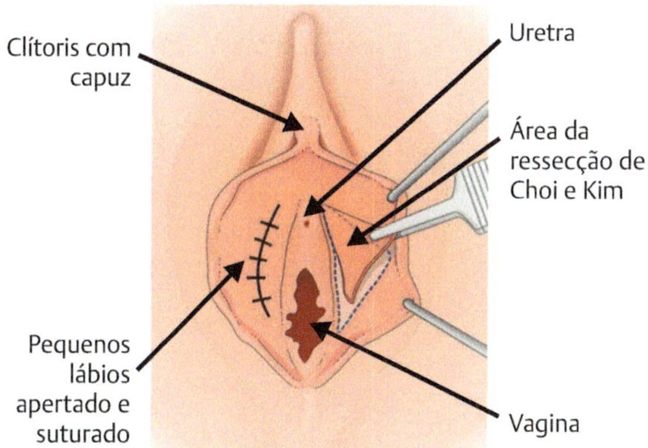

FIGURA 6.1 Técnica de desepitelização de Choi e Kim.

Todos os métodos descritos aplicam-se somente à parte média ou posterior dos pequenos lábios. A maioria dos cirurgiões trata os pequenos lábios e o capuz do clitóris como dois compartimentos diferentes. Uma nova hipótese é que devemos ver os pequenos lábios e o capuz do clitóris como uma única estrutura anatômica, que começa na parte superior da vulva (área periclitoriana) e termina no frênulo. Por outro lado, não devemos falar sobre a restauração do tamanho e da forma dos pequenos lábios sem tocar no capuz do clitóris (é claro, se ele for uma protuberância – se não for, não devemos tocá-lo de forma alguma).

Considerando tudo o que foi dito acima, projetei um novo método de redução simultânea dos pequenos lábios e do capuz do clitóris – a técnica de corte único de desepitelização. Ela foi apresentada pela primeira vez em 2015. Esse método também poderia ser considerado uma técnica híbrida de redução dos pequenos lábios. A descrição dessa técnica está no Capítulo 6 deste livro; a técnica de corte único é uma parte dela.

A desepitelização profunda é uma das partes mais importantes da técnica de corte único. Seu principal objetivo é preservar vasos e nervos. A restauração da região vulvar permite aparência natural sendo mais um benefício obtido com esta técnica cirúrgica.

INDICAÇÕES E CONTRAINDICAÇÕES

Uma mulher com hipertrofia dos pequenos lábios associada à protrusão do capuz do clitóris é o melhor exemplo de uma paciente que deve ser submetida à técnica de corte único. Por poupar as bordas naturais dos lábios, devemos considerá-las antes da seleção da técnica cirúrgica. Os casos com bordas lisas e claras são claramente candidatos a esse método (Fig. 6.2). Nos casos em que as bordas são escuras, a paciente precisa decidir se quer mantê-las ou não. As bordas escuras não são uma contraindicação para essa cirurgia, mas a falta de protrusão do capuz clitoriano é uma contraindicação (Fig. 6.3).

(a) (b)

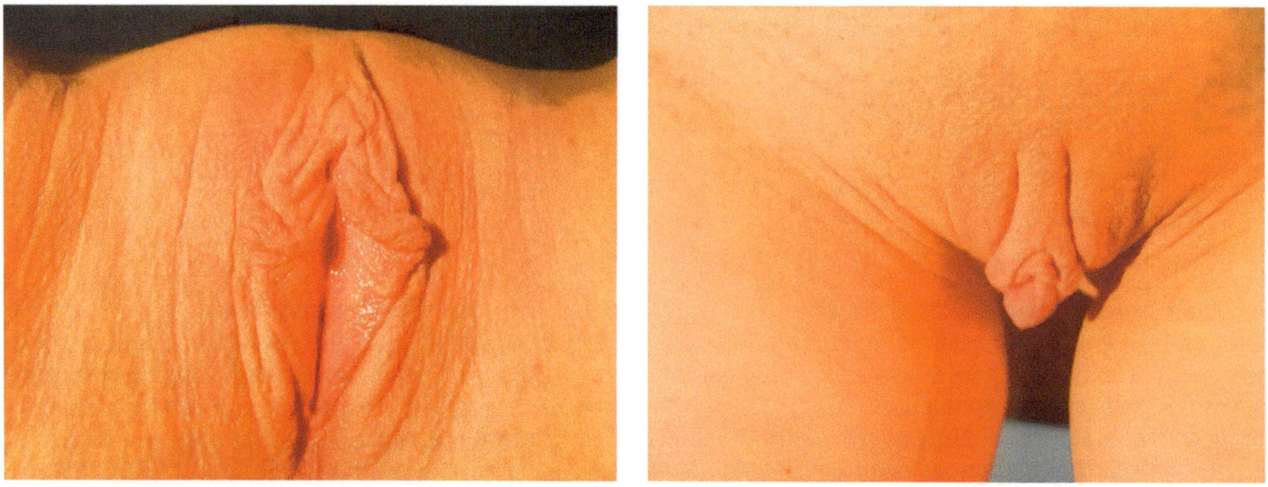

FIGURA 6.2 Paciente devidamente qualificada: (a) lábios menores crescidos demais com bordas pálidas e lisas e (b) capuz do clitóris saliente.

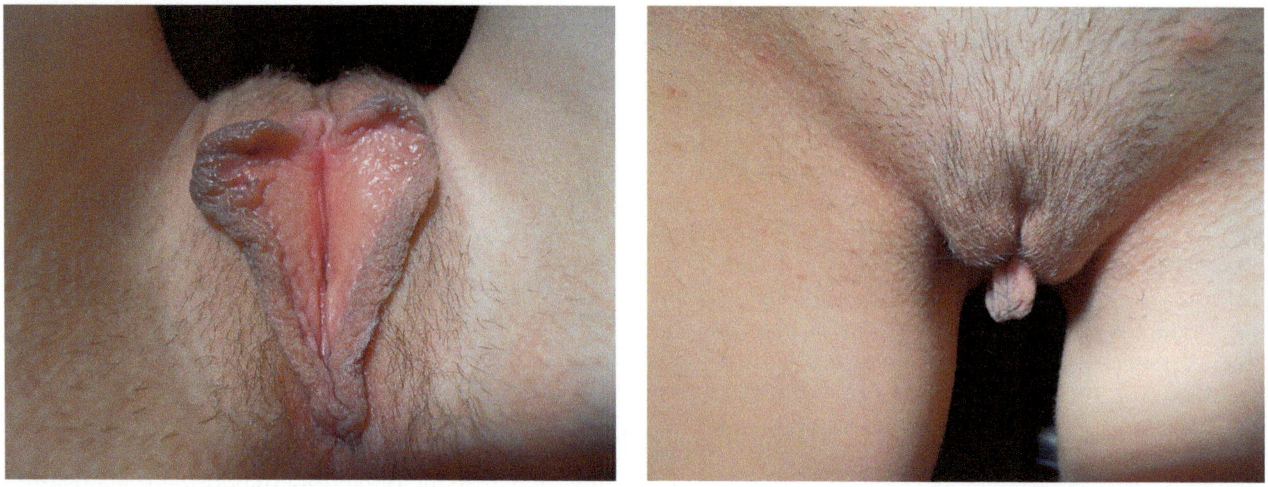

FIGURA 6.3 Sem qualificação adequada: lábios menores com bordas escuras e nenhuma protrusão do capuz do clitóris detectada.

Antes da cirurgia, é preciso deixar claro que a paciente está em boas condições de saúde, com exame de Papanicolaou adequado e sem patologia da região vulvovaginal. Obviamente, ela não deve estar grávida.

AVALIAÇÃO DA PACIENTE

Pacientes cosméticos que buscam benefícios pessoais ou sociais, como confiança e aceitação, devem estar completamente saudáveis. A Sociedade Americana de Anestesiologistas desenvolveu um Sistema de Classificação do Estado Físico (ASA) para pacientes cirúrgicos, que descreve seis categorias: ASA I a ASA VI. As pacientes identificadas como ASA I e ASA II são bem escolhidas para a cirurgia [4]. A conversa inicial sobre a solicitação cosmética é uma parte essencial do processo de avaliação da paciente. As expectativas e motivações precisam ser profundamente exploradas. Além das questões estéticas, os aspectos psicológicos precisam ser discutidos para evitar que as pacientes esperem que a cirurgia estética resolva conflitos interpessoais. Indivíduos com transtorno dismórfico corporal (BDD) ou com expectativas irreais nunca atenderão às suas necessidades, mesmo que o procedimento cirúrgico seja realizado com perfeição, de acordo com qualquer padrão médico e estético. Esses são exemplos de tipos de personalidade equivocados que devem ser examinados na consulta inicial. Essa consulta pré-operatória também é muito importante para revelar

(a) (b)

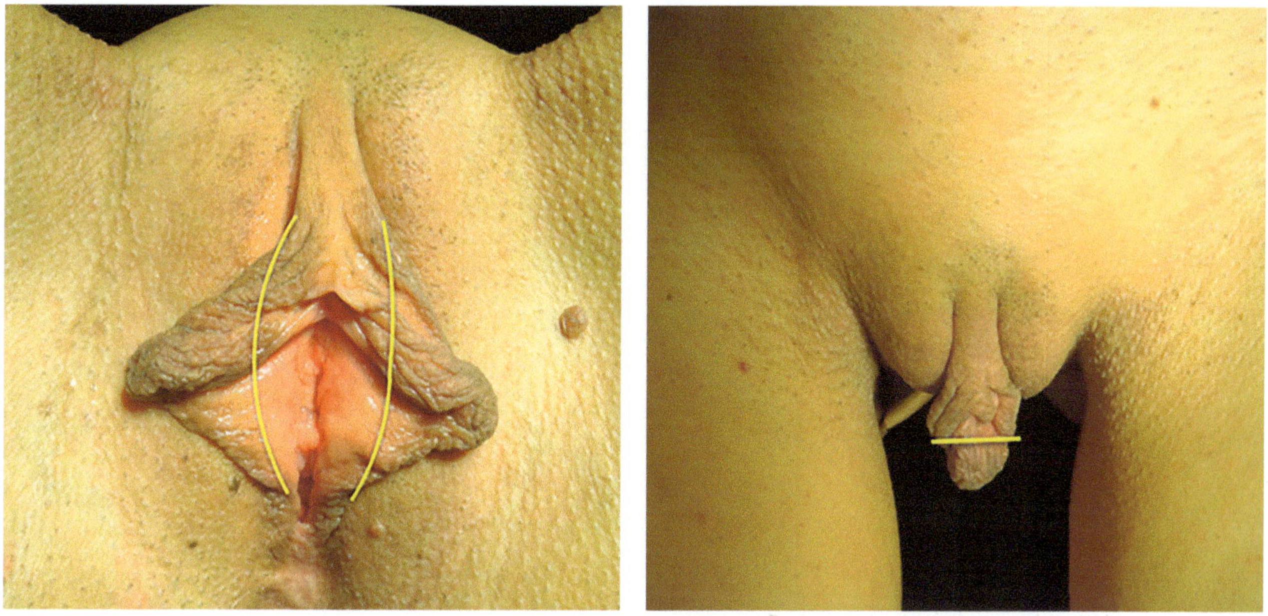

FIGURA 6.4 Planejamento em posição ginecológica (a) e possível efeito – uma "forma semelhante a um pênis" (b).

não apenas problemas ginecológicos, mas também problemas no histórico médico anterior. O cirurgião deve realizar um exame físico em ambas as posições – litotomia dorsal ginecológica e em pé – e deve realizar um exame de espéculo para identificar qualquer infecção ou outros problemas que possam interferir no procedimento cirúrgico. A paciente pode usar um espelho durante todo o exame, quando o cirurgião é obrigado a explicar os limites da redução vulvar, palpando as estruturas-alvo e mostrando a anatomia. O cirurgião também deve mostrar à paciente o efeito esperado durante o exame, usando os dedos para ajudar a paciente a visualizar o grau de ressecção e reconstrução planejado, e após o exame, usando fotografias "antes e depois". Essas explicações sobre o grau das alterações da área vulvar esperadas após a cirurgia são essenciais.

Durante o exame físico, é necessário obter fotografias adequadas, que devem ser tiradas em ambas as posições: ginecológica e em pé. Caso contrário, um aspecto crucial pode passar despercebido: a protrusão do capuz do clitóris. Se o cirurgião planejar o procedimento e escolher a técnica somente na posição ginecológica, pode ocorrer um "formato de pênis" após a cirurgia (Fig. 6.4).

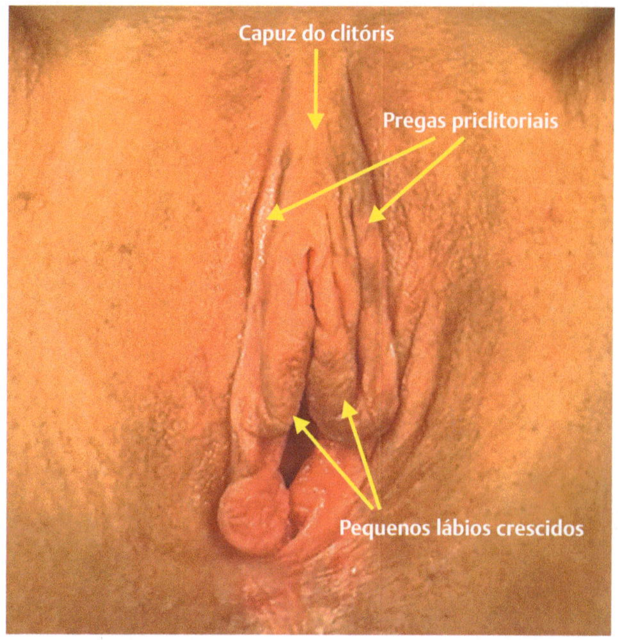

FIGURA 6.5 Lábios menores e capuz do clitóris crescidos demais.

Procedimentos Pré-Operatórios

A preparação pré-operatória do paciente depende do tipo de anestesia que planejamos realizar. A maioria dos casos de redução dos pequenos lábios e do capuz do clitóris pode ser realizada sob anestesia local. Nessa situação, 2 a 3 semanas antes do procedimento, a paciente precisa fazer exames de sangue, como morfologia e coagulação (APTT e INR). Por outro lado, se a cirurgia for

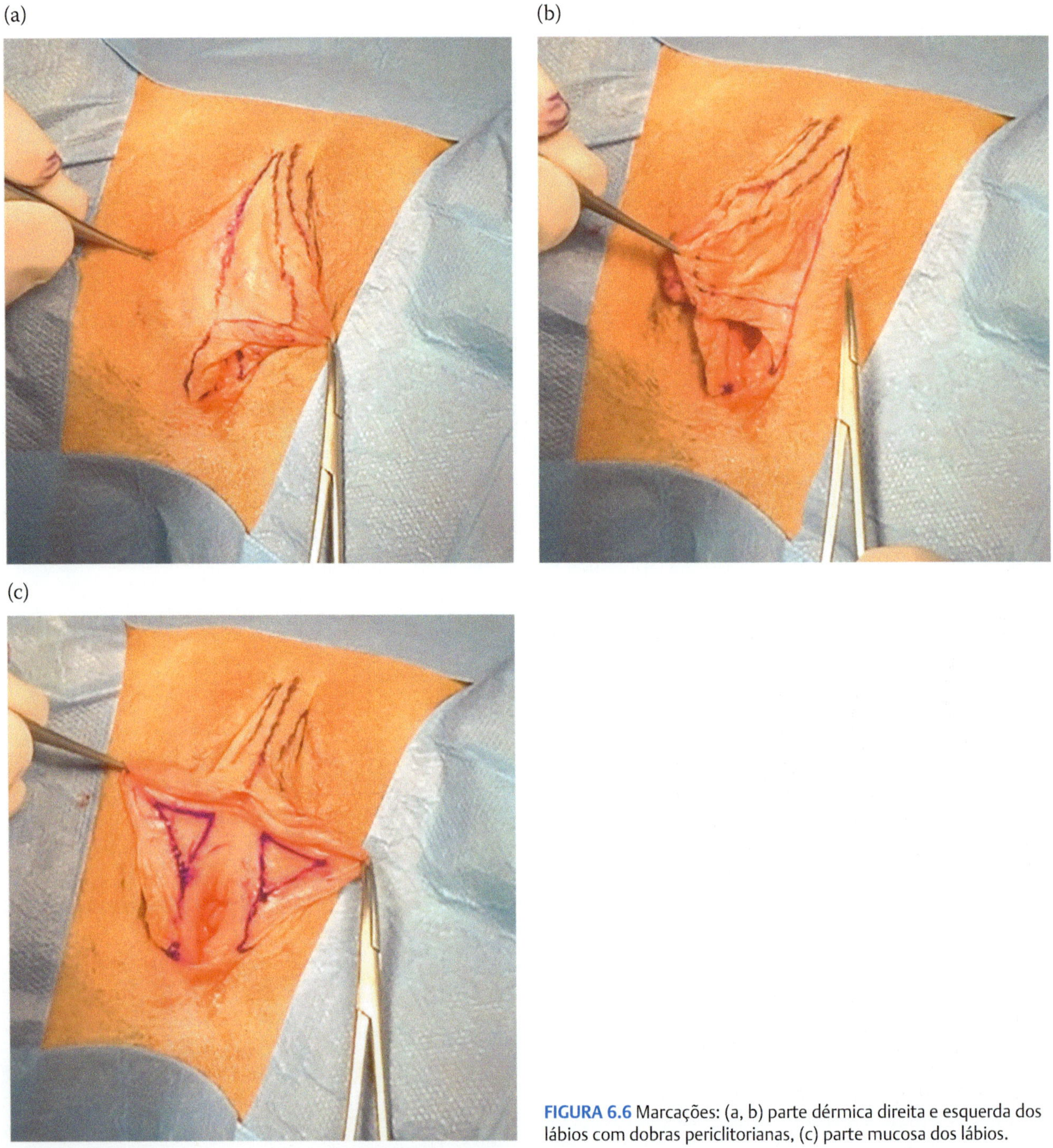

FIGURA 6.6 Marcações: (a, b) parte dérmica direita e esquerda dos lábios com dobras periclitorianas, (c) parte mucosa dos lábios.

planejada para ocorrer sob sedação, o paciente também precisa fazer exames de sangue, mas mais parâmetros devem ser verificados. Além dos descritos anteriormente, devemos saber o nível de creatinina, Na^+, K^+, glicose e TSH (em caso de problema na glândula tireoide). Independentemente da técnica de anestesia, a paciente deve estar na primeira parte do ciclo menstrual ou receber medicamentos (por exemplo, contraceptivos orais) para bloquear a menstruação. Os medicamentos que podem prejudicar a coagulação, como ibuprofeno, ácido acetilsalicílico ou estatinas, devem ser interrompidos duas semanas antes da cirurgia. O cigarro pode prejudicar o

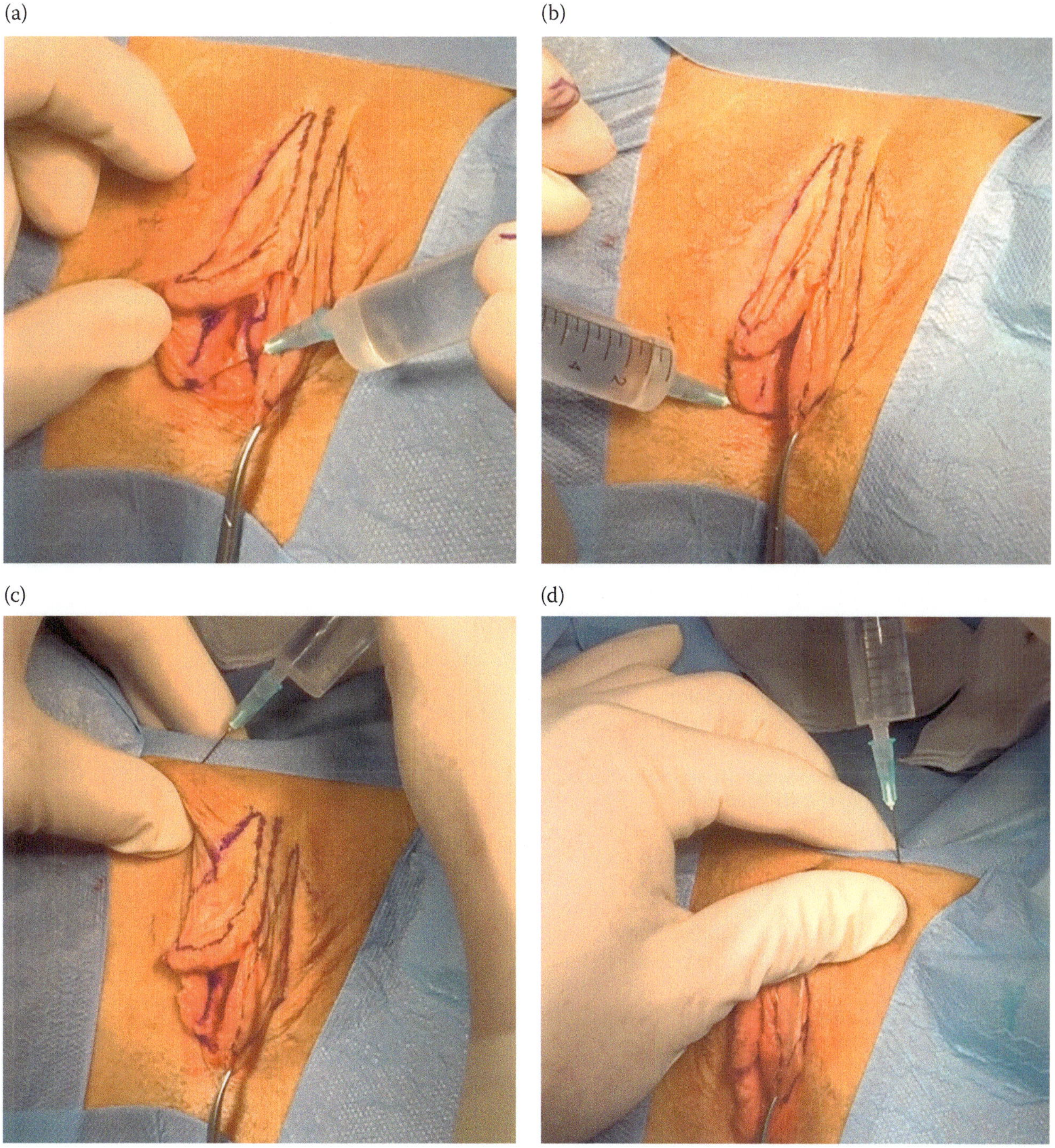

FIGURA 6.7 Bloqueio do nervo pudendo (a, b) e bloqueio do nervo inguinal (c, d).

processo de cicatrização, portanto, deve ser suspenso duas semanas antes da cirurgia. Se não for possível interrompê-lo ou substituí-lo, a paciente precisa assinar um consentimento informado, o que é necessário porque o risco de distúrbios no processo de cicatrização é muito maior entre os fumantes do que entre os não fumantes. Com a anestesia geral, o paciente não deve comer por 6 horas ou beber por 3 horas antes da cirurgia. Se for planejada a realização de anestesia local, não serão necessárias restrições.

(a)

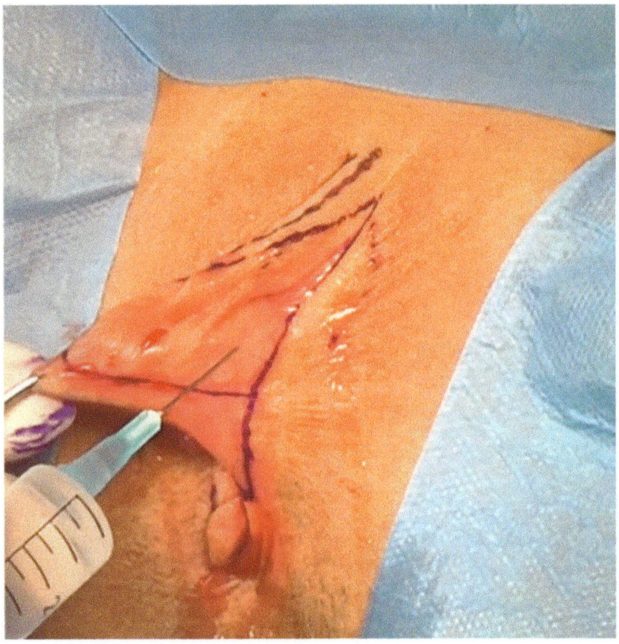

(b)

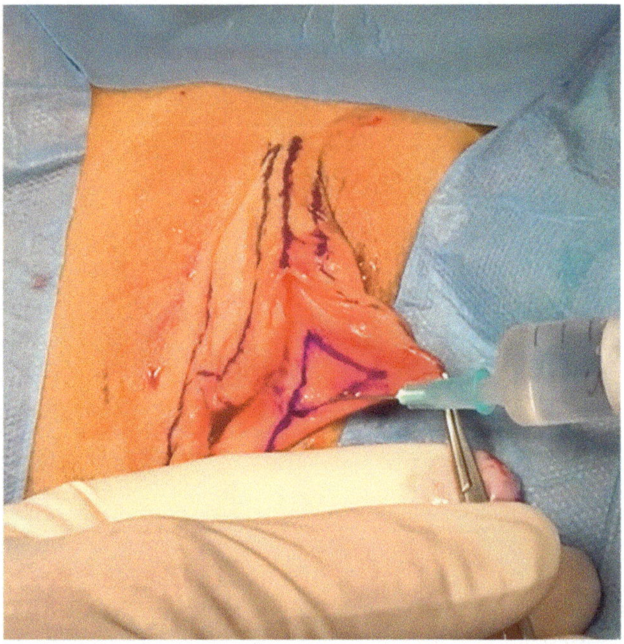

FIGURA 6.8 Dissecção da pele (a) e da mucosa (b).

Preparação para a Cirurgia

Antes da realização de qualquer procedimento cirúrgico, é necessário obter o consentimento informado, que deve ser assinado imediatamente antes da cirurgia.

É imperativo saber o que preparar antes da cirurgia.

O **primeiro** é um dispositivo cirúrgico usado para corte e coagulação. A redução dos pequenos lábios e do capuz do clitóris pode ser realizada com todos os aparelhos disponíveis no mercado, como o *laser* CO_2, o bisturi de radiofrequência (RF) ou o bisturi comum, embora o último não seja muito preciso. Um dos dispositivos mais comuns usados para o procedimento é o bisturi de radiofrequência com ponta bipolar. Graças a esse conjunto, a perda de sangue é mínima e proporciona a mais alta precisão de corte.

A **segunda** coisa importante é preparar o material cirúrgico adequado (incluindo suturas cirúrgicas) e colocá-las na mesa cirúrgica. A mesa deve ser colocada em uma altura adequada, proporcional à altura do cirurgião, de forma que o cirurgião se sinta confortável ao apoiar o cotovelo da mão operacional sobre ela. É essencial estabilizar a mão cirúrgica com a qual o cirurgião segura o bisturi.

Terceiro, é essencial preparar uma anestesia adequada antes da cirurgia, se o procedimento for realizado sob anestesia local. Geralmente, os pacientes recebem um anestésico local. A anestesia local tumescente (TLA) consiste em cloridrato de lidocaína (800 mg/L), bicarbonato de sódio (10 mEq/L) e epinefrina (1 mg/L) diluídos em solução salina a 0,9% [3]. É um excelente anestésico para todas as cirurgias vaginais e vulvares e possui propriedades hemostáticas [5]. Outra solução anestésica que está sendo amplamente utilizada é a bupivacaína (50 mg/10 mL diluídos em 10 mL de solução salina a 0,9%) ou ropivacaína 100 mg/10 mL diluídos em 10 mL de solução salina.

É claro que, na maioria dos casos de redução dos pequenos lábios e do capuz do clitóris, não há necessidade de usar TLA, e apenas a combinação de medicamentos descrita acima parece ser uma solução suficiente.

O **quarto** item que deve ser preparado são os medicamentos perioperatórios. Antibióticos profiláticos de amplo espectro são administrados imediatamente antes da cirurgia, o que é crucial para a proteção contra infecções (cefalosporina de segunda geração, 1-2 g i.v.). A dexametasona (8 mg i.v.) é usada como prevenção contra o inchaço intraoperatório da área cirúrgica. Ela é injetada no início da cirurgia. Após a injeção, a paciente deve ser informada de que sentirá uma sensação estranha na área vulvar ou na face (como uma queimação).

Também é útil ter os seguintes itens na mesa cirúrgica (todos devem estar esterilizados):

1. Marcador
2. Gaze 10 × 10 × 10 cm

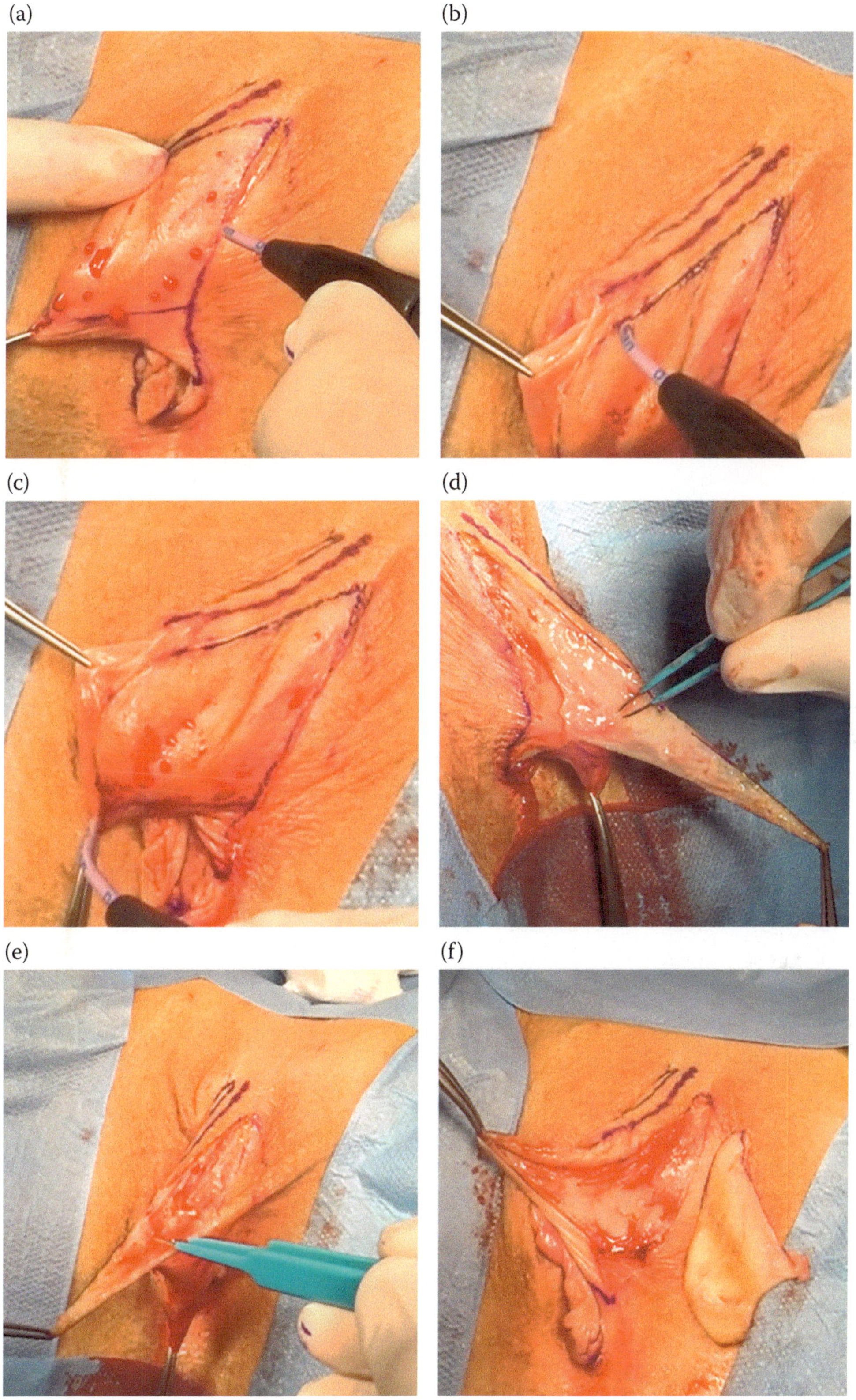

FIGURA 6.9 (a) O cirurgião corta a pele labial ao longo do sulco entre os pequenos e grandes lábios a partir da parte superior do capuz do clitóris em direção ao frênulo; (b) a segunda linha de corte vai novamente da parte superior do capuz ao longo do clitóris em direção à parte superior dos pequenos lábios; e (c) desce até o frênulo. (d, e, f) Em seguida, a pele é separada dos tecidos subjacentes usando a *técnica de deslizamento* com pinça bipolar.

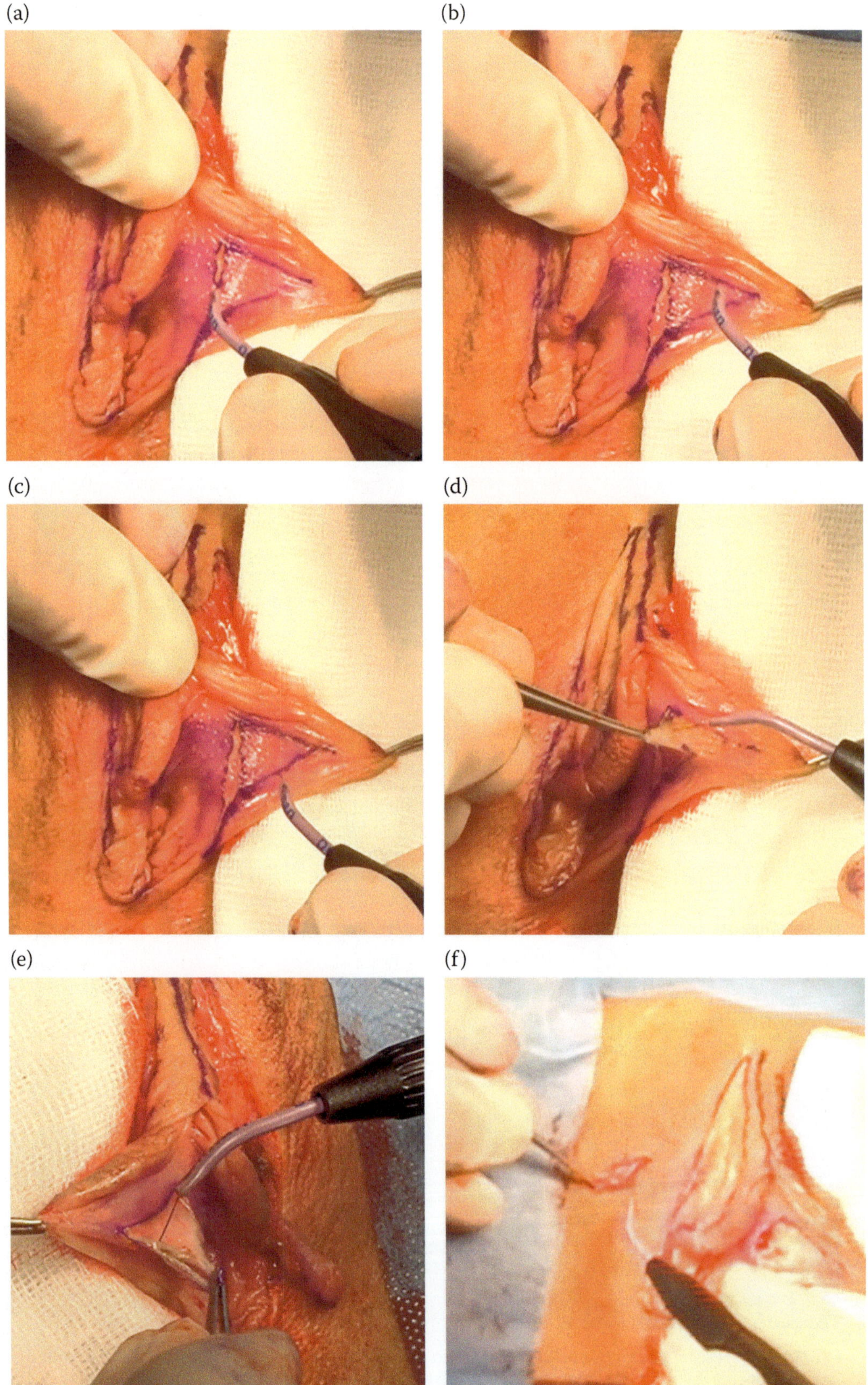

FIGURA 6.10 (a, b, c) Um triângulo semelhante é feito no lado interno dos pequenos lábios e (d, e, f) o muco é separado do tecido submucoso.

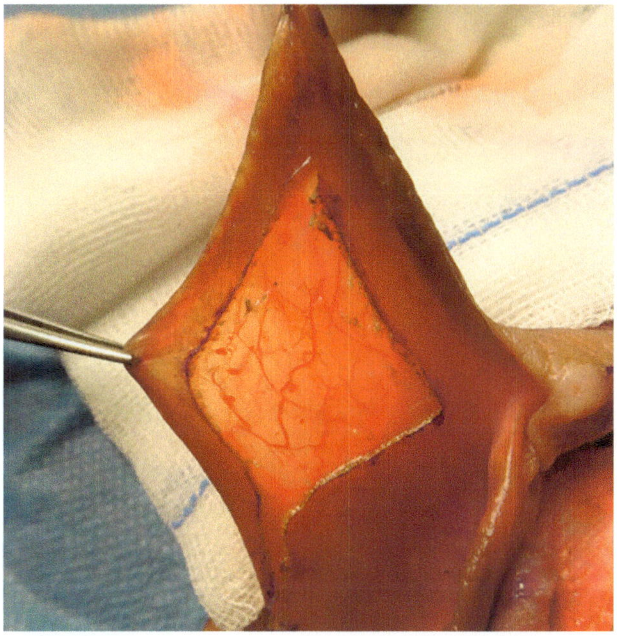

FIGURA 6.11 Desepitelização profunda com preservação do sistema neurovascular.

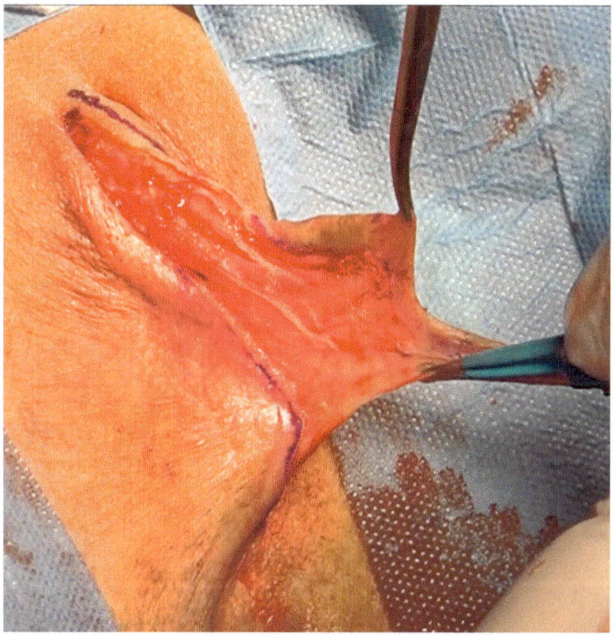

FIGURA 6.12 O *Labium minus* é dividido em duas partes.

3. Bisturi (RF, *laser* CO_2, bisturi)
4. Pinça bipolar
5. Pinça de Kocher (pequeno)
6. Ponta cirúrgica (pequena)
7. Tesouras
8. Porta agulhas
9. Fios de sutura: Vicryl revestido 4,0 e Monocryl 5,0
10. Campos cirúrgicos (quatro peças ou um com um furo no meio e coberturas para as pernas)

Técnica do Procedimento Cirúrgico

A primeira etapa crítica é determinar o tamanho dos pequenos lábios e do capuz do clitóris a serem reduzidos. Todas as margens das futuras incisões precisam ser determinadas e marcadas na forma de um triângulo em ambos os lados dos lábios (pele e mucosa). Nessa redução simultânea dos pequenos lábios e do capuz do clitóris, as dobras periclitorianas também são marcadas junto com a parte dérmica dos lábios (Figs. 6.5 e 6.6). As marcações devem ser feitas antes da injeção da anestesia.

O procedimento é realizado com anestesia local. O cirurgião deve fazer o bloqueio dos nervos pudendo e inguinal (Fig. 6.7). Em geral, esses bloqueios são feitos com uma solução salina a 0,9%, lidocaína a 1% e adrenalina a 0,01% usando uma agulha 22-24 G. Para um bloqueio nervoso melhor e mais duradouro, junto com a lidocaína, sempre uso uma solução de bupivacaína 0,5%-10 mL ou ropivacaína 1%-10 mL com 10 mL de solução salina (proporção 1:1).

Em seguida, a dissecção da pele e da mucosa é realizada com uma solução de NaCl a 0,9%, lidocaína a 1% e adrenalina a 0,01%. Graças a essa ação, o risco de sangramento é pequeno. São usadas uma agulha 28-30 G × 1/2 polegada e uma seringa de 10 mL (Fig. 6.8).

A "técnica de corte único" envolve a excisão simultânea da mucosa e da pele dos pequenos lábios, deixando a inervação e a vascularização intactas (fenestração e desepitelização). As dobras de pele periclitorianas localizadas em ambos os lados ao longo do capuz do clitóris são cortadas simultaneamente.

A incisão é feita com um dispositivo de radiofrequência. A linha de corte desse dispositivo cirúrgico é muito reta, não muito profunda – apenas a parte dérmica e mucosa dos lábios é cortada. Os danos às margens são mínimos porque a zona de queimadura não aparece graças à vaporização do tecido.

Tecnicamente, o cirurgião corta a pele dos pequenos lábios na parte inferior (ao longo do sulco entre os pequenos e grandes lábios) a partir da parte superior do clitóris em direção ao frênulo.

A segunda linha de corte vai da parte superior do capuz clitoriano ao longo do clitóris (cerca de 1 cm à direita e à esquerda abaixo da linha média da margem do pico) em direção à parte superior dos pequenos lábios e desce até o frênulo. Esse triângulo de pele será desepitelizado com a ponta bipolar usando uma técnica de deslizamento. Com essa técnica exclusiva, o cirurgião separa a pele do tecido subdérmico sem danificar os vasos sanguíneos e os nervos subjacentes (Fig. 6.9). Um triângulo semelhante é feito no lado interno dos pequenos lábios, e a mucosa é separada do tecido submucoso (Fig. 6.10). Ao fazer isso, o sistema neurovascular dos

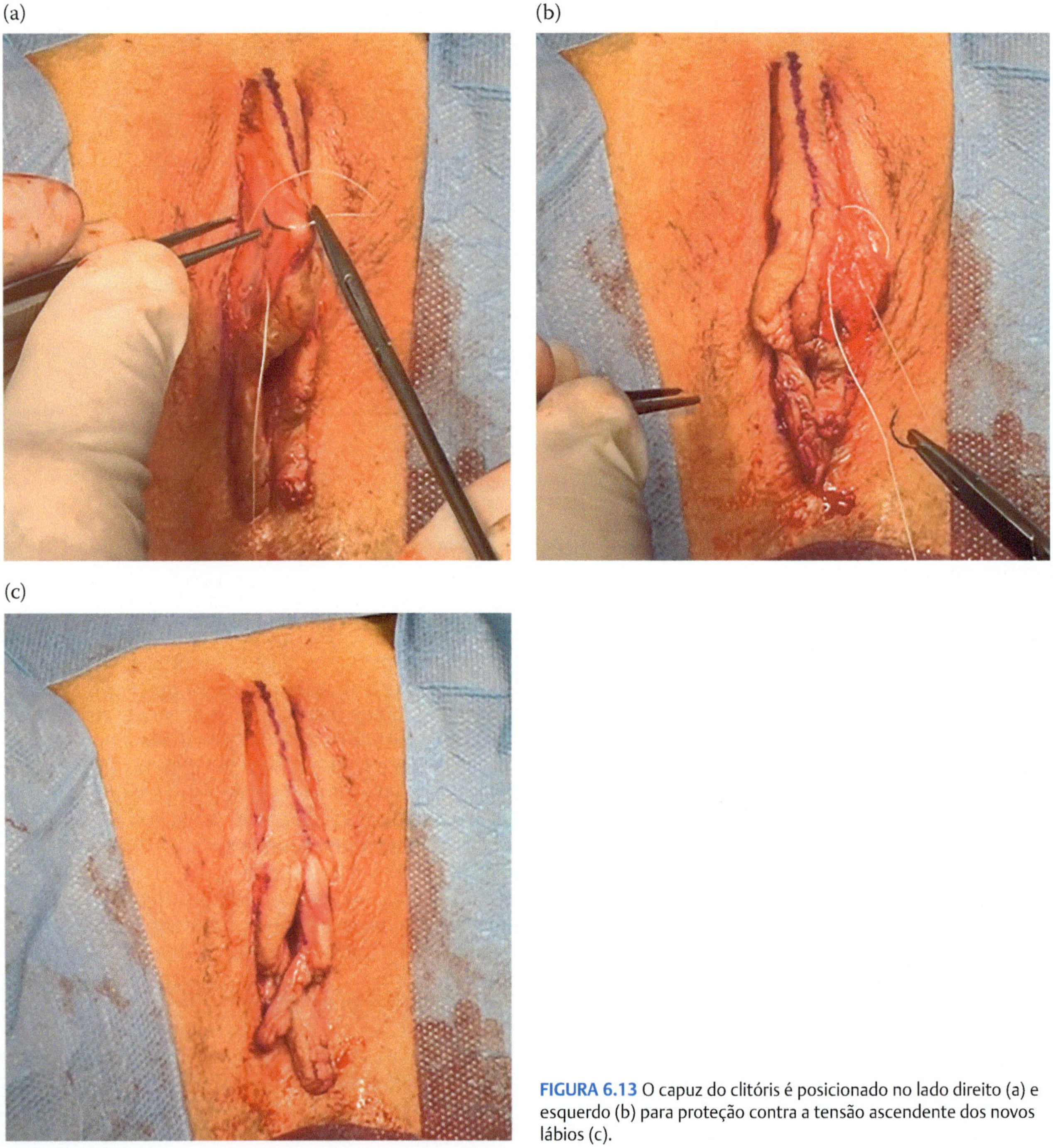

FIGURA 6.13 O capuz do clitóris é posicionado no lado direito (a) e esquerdo (b) para proteção contra a tensão ascendente dos novos lábios (c).

pequenos lábios é poupado porque apenas a pele e a mucosa são excisados do corpo labial (Fig. 6.11).

Em seguida, os lábios são divididos em superior, como um novo topo com vascularização e inervação preservadas, e inferior, na base dos lábios que serão excisados (Fig. 6.11). Antes da excisão dessa parte dos lábios, a parte superior do capuz do clitóris com a glândula clitoriana dentro é colocada em uma nova posição com um ponto em ambos os lados (Monocryl 4.0 revestido) (Figs. 6.12, 6.13). Graças a essa ação, não haverá tensão para cima nos novos lábios. Essa é uma parte essencial do procedimento. Se qualquer tensão persistir, o processo de cicatrização será prejudicado e poderá ocorrer deiscência da ferida.

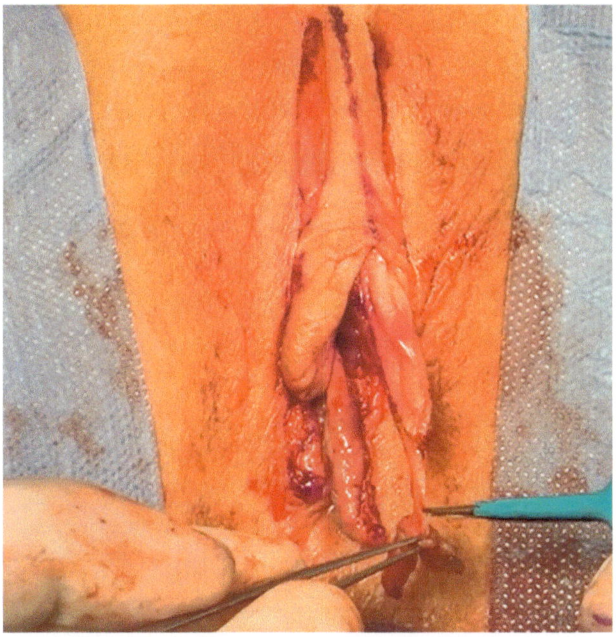

FIGURA 6.14 Deixar um pequeno pedaço de tecido na extremidade dos novos lábios como proteção contra necrose.

É fundamental deixar um pequeno pedaço de tecido na extremidade dos novos lábios, a partir do qual serão criadas fossas naviculares (Fig. 6.14). Isso reduz significativamente o risco de necrose das extremidades dos novos pequenos lábios.

Após criar um diâmetro dos pequenos lábios, as pontas são colocadas na área perineal. Essas partes dos lábios são suturadas com dois a três pontos interrompidos, e a fossa navicular é criada de novo (Fig. 6.15).

Em seguida, as lâminas labiais externa e interna são suturadas em ambos os locais separadamente. Primeiro, a lâmina interna é suturada com alguns pontos interrompidos (Vicryl 4.0 revestido). Em segundo lugar, a lâmina externa é suturada com um ponto contínuo intracutâneo (Monocryl 5.0). O desafio fundamental é unir as bordas dos lábios e do capuz do clitóris sem nenhuma tensão (Fig. 6.16).

Em contraste com os pontos internos (mucosos), que são interrompidos, a sutura externa da pele é contínua. Isso significa que o início é evidente, mas o fim não é. Geralmente, começamos a suturar a partir da parte superior do capuz do clitóris em direção à fossa navicular. O final da sutura é feito dentro do vestíbulo vaginal (Fig. 6.17), o que reduz o risco de infecção.

Graças a essa técnica, obtemos dois objetivos: primeiro, a redução dos pequenos lábios em duas dimensões e, segundo, a redução do capuz do clitóris em sua altura e largura (redução das dobras cutâneas periclitorianas). Esse método trata os pequenos lábios e o capuz do clitóris como um compartimento, de modo que a redução dessa parte da vulva é realizada com um corte simultâneo, e não separadamente (lábios e capuz do clitóris), como é feito em técnicas diferentes. Ao fazer isso, o formato da nova vulva parece natural (Fig. 6.18). (Consulte o Vídeo 6.1: Técnica de desepitelização da redução dos pequenos lábios – A técnica de corte único).

Cuidados Pós-Operatórios

A dor pós-operatória ou outros desconfortos podem ser controlados com comprimidos ou supositórios orais ou transretais para alívio da dor (por exemplo, diclofenaco 100 mg). Vários dias após o procedimento, a paciente é orientada a usar bolsas de gelo (por exemplo, garrafa de 0,5 L de água mineral congelada) com duas a três compressas de gaze estéril como proteção contra congelamento. Essa ação é vital para o processo de cicatrização e para minimizar o edema da vulva, que está sempre presente após a cirurgia. Para o edema, recomenda-se também 1 mg de dexametasona em comprimidos orais com 20 mg de omeprazol (proteção estomacal). Pede-se à paciente que tome esses medicamentos nos primeiros 5 dias após o procedimento. Durante os primeiros 7 a 10 dias, as pacientes não podem usar roupas íntimas e recomenda-se que usem solução antisséptica depois de usar o banheiro. Tomar banho e ter relações sexuais são proibidos por 6 semanas. Dez dias após a cirurgia, as pacientes podem usar gel de ácido hialurônico micronizado externamente para um melhor processo de cicatrização (Fig. 6.19).

Complicações Pós-Operatórias

Estatisticamente, a taxa de complicações entre os pacientes após todas as cirurgias plásticas é de 21% entre os pacientes que se submeteram a procedimentos coordenados, em comparação com 5% entre os pacientes que se submeteram a procedimentos sequenciais [5]. Os fumantes têm um aumento significativo de infecções incisionais profundas do sítio cirúrgico, deiscência incisional e reoperação, mas as taxas de infecção do sítio cirúrgico superficial não são significativamente diferentes entre fumantes e não fumantes [6]. Em geral, a taxa de complicações é observada em menos de 0,5%. Hematoma e infecção bacteriana foram as complicações mais comuns. Apenas bolsas de gelo usadas nos primeiros dias e compressão foram suficientes no primeiro dia. Obviamente, se o hematoma parecer grande e estiver crescendo, recomendo a estratégia regular empregada para todos os tipos de hematoma. O cirurgião deve abrir a ferida e fechar o vaso sangrante. Se isso for impossível, deve-se proceder à compressão, fechar a ferida com suturas interrompidas e realizar a drenagem. Se não for observado nenhum vazamento, a drenagem pode ser removida. É por isso que todo sangramento precisa ser interrompido antes do fechamento da ferida, e somente a ferida seca pode ser suturada. Eu sempre respeito essa regra de "cirurgia seca" e, graças a ela, não tive hematomas significativos nos últimos anos.

(a) (b) (c)

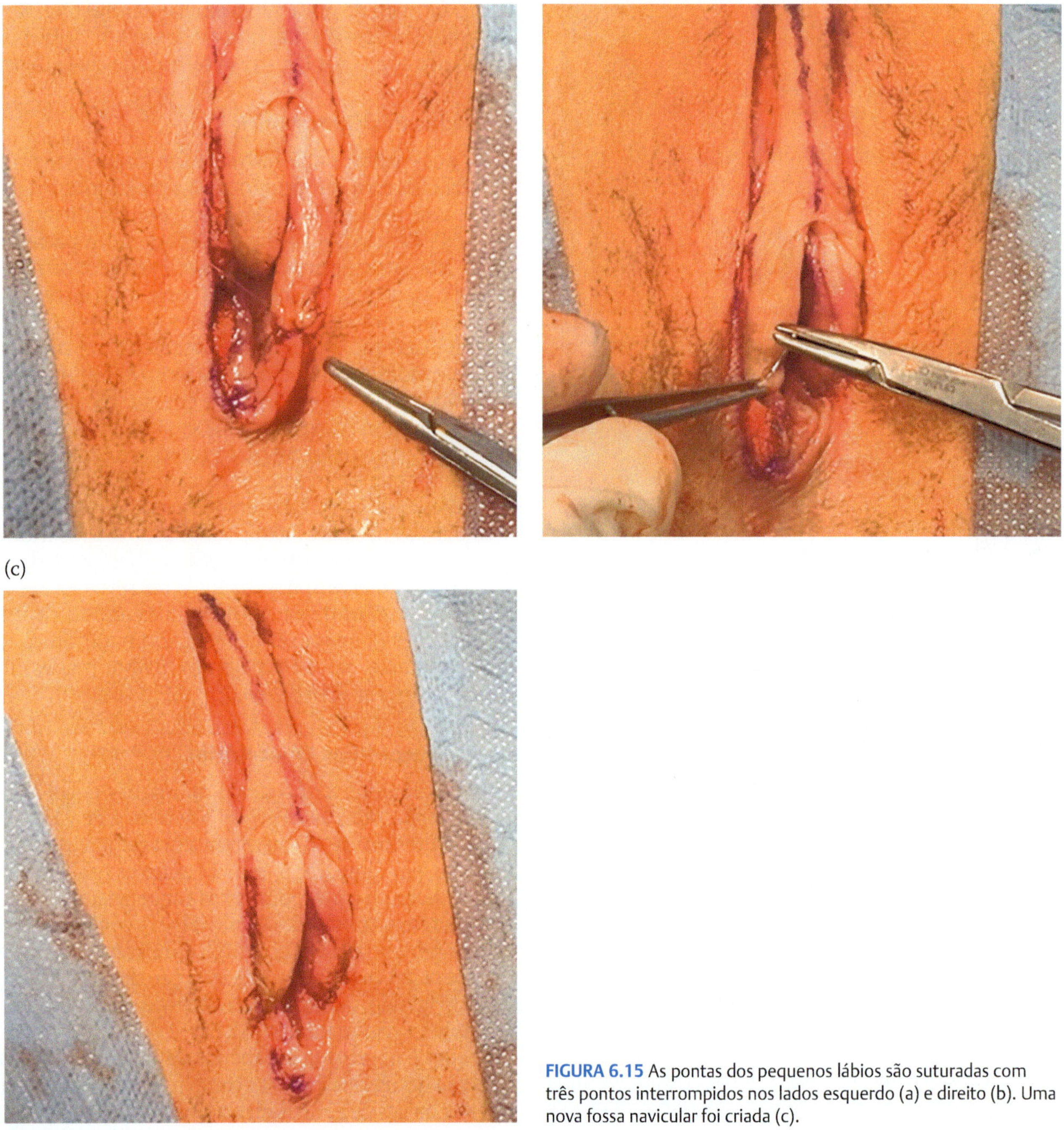

FIGURA 6.15 As pontas dos pequenos lábios são suturadas com três pontos interrompidos nos lados esquerdo (a) e direito (b). Uma nova fossa navicular foi criada (c).

(a) (b) (c)

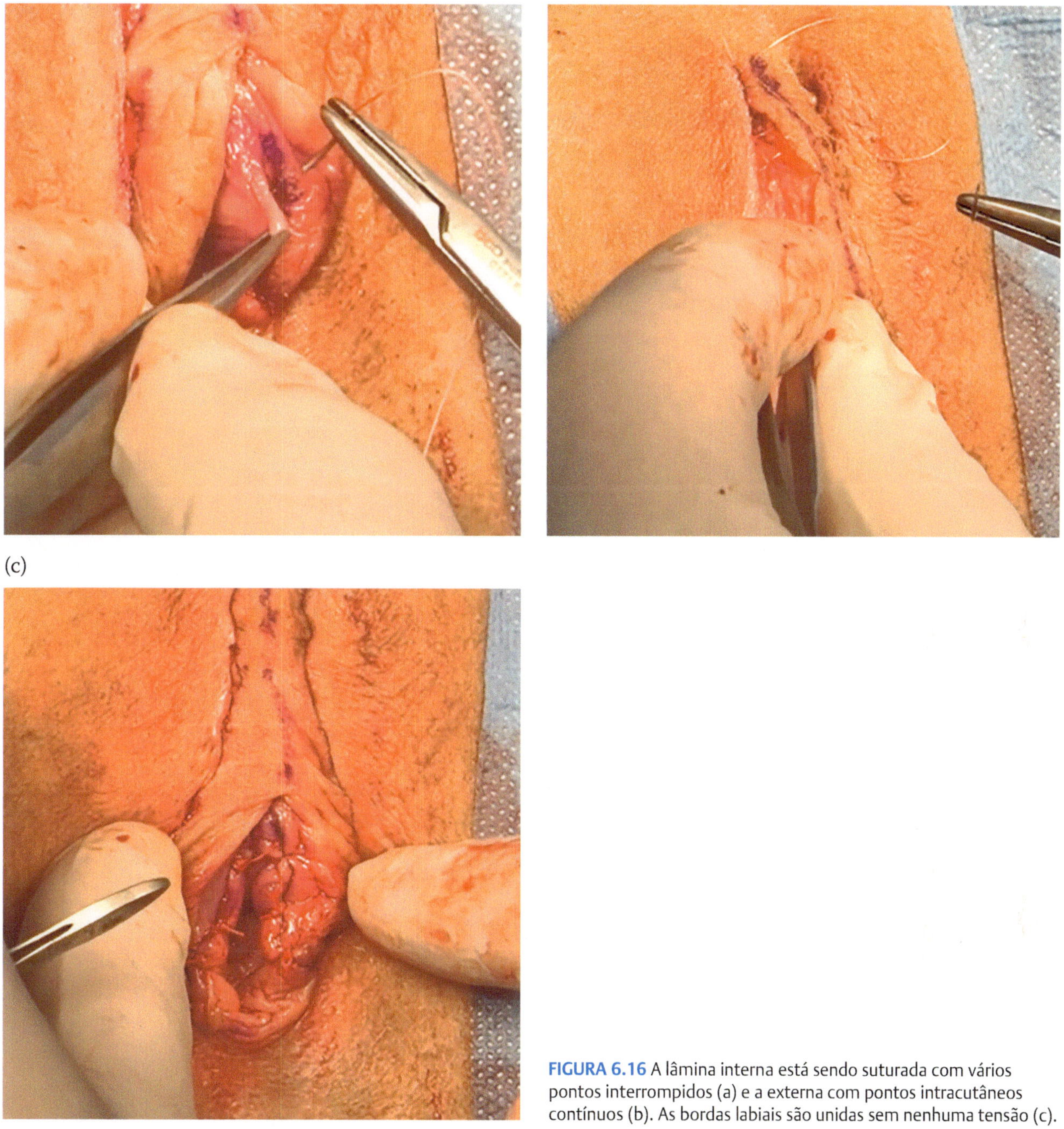

FIGURA 6.16 A lâmina interna está sendo suturada com vários pontos interrompidos (a) e a externa com pontos intracutâneos contínuos (b). As bordas labiais são unidas sem nenhuma tensão (c).

(a) (b)

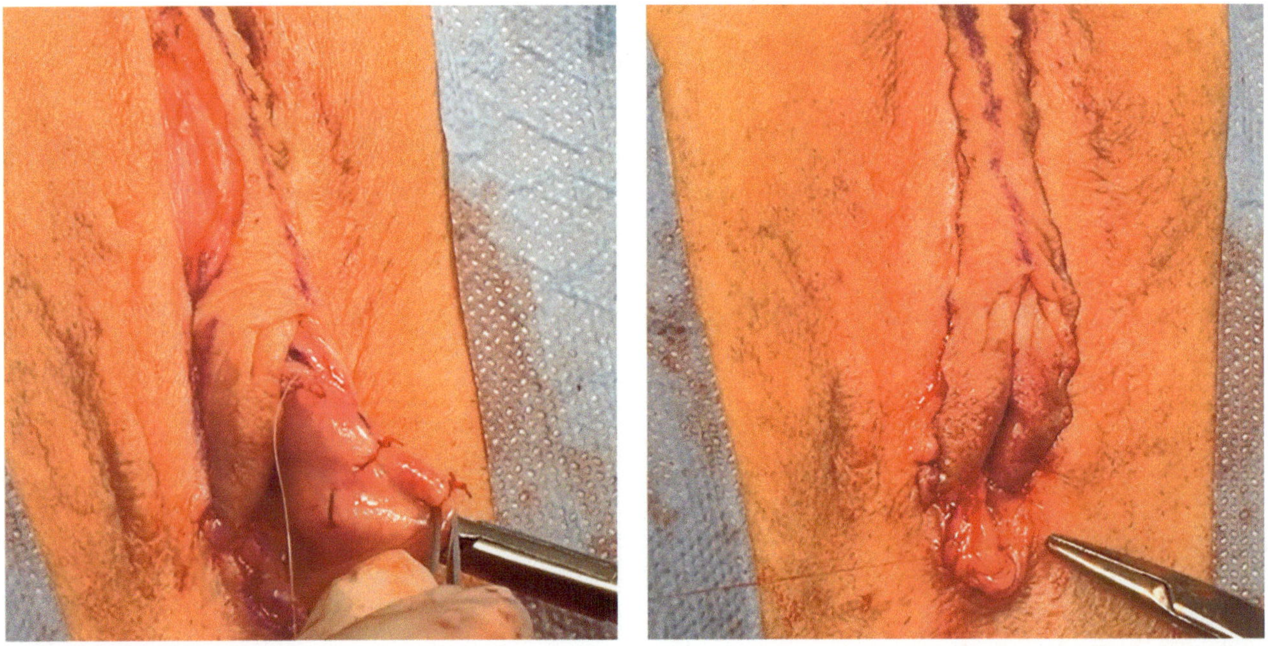

FIGURA 6.17 A extremidade dos pontos contínuos externos está situada em ambos os lados (esquerda – a e direita – b) dentro do vestíbulo vaginal.

(a) (b)

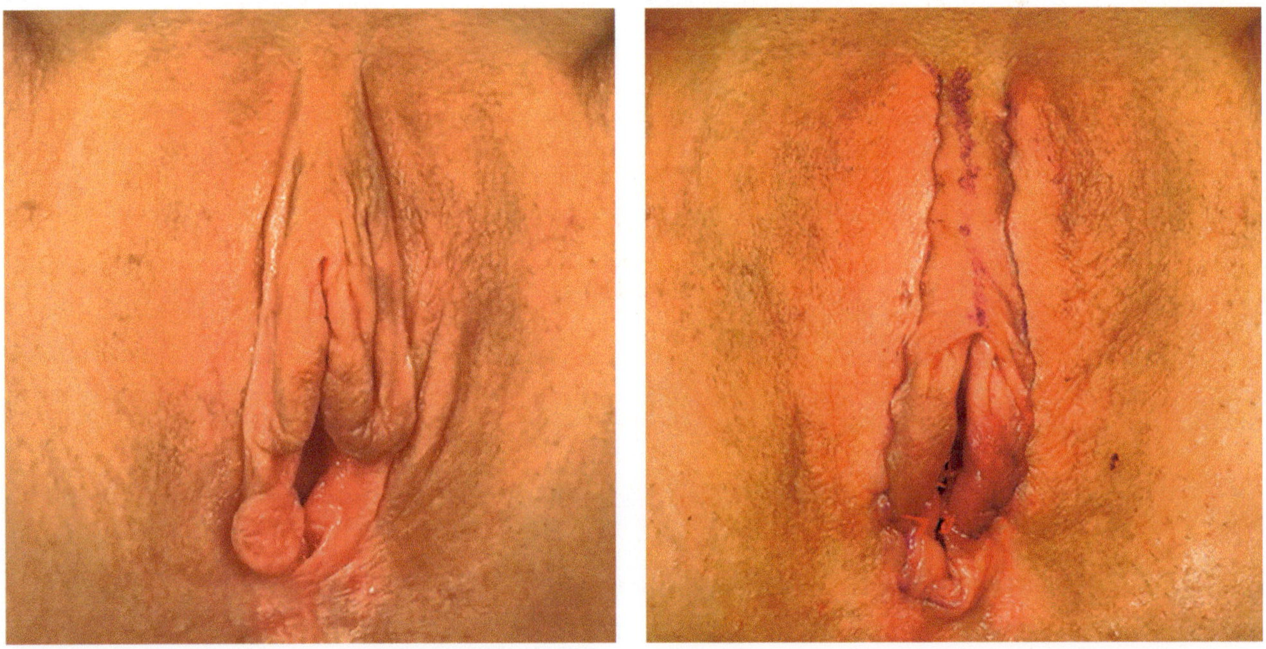

FIGURA 6.18 Antes (a) e logo após o procedimento (b).

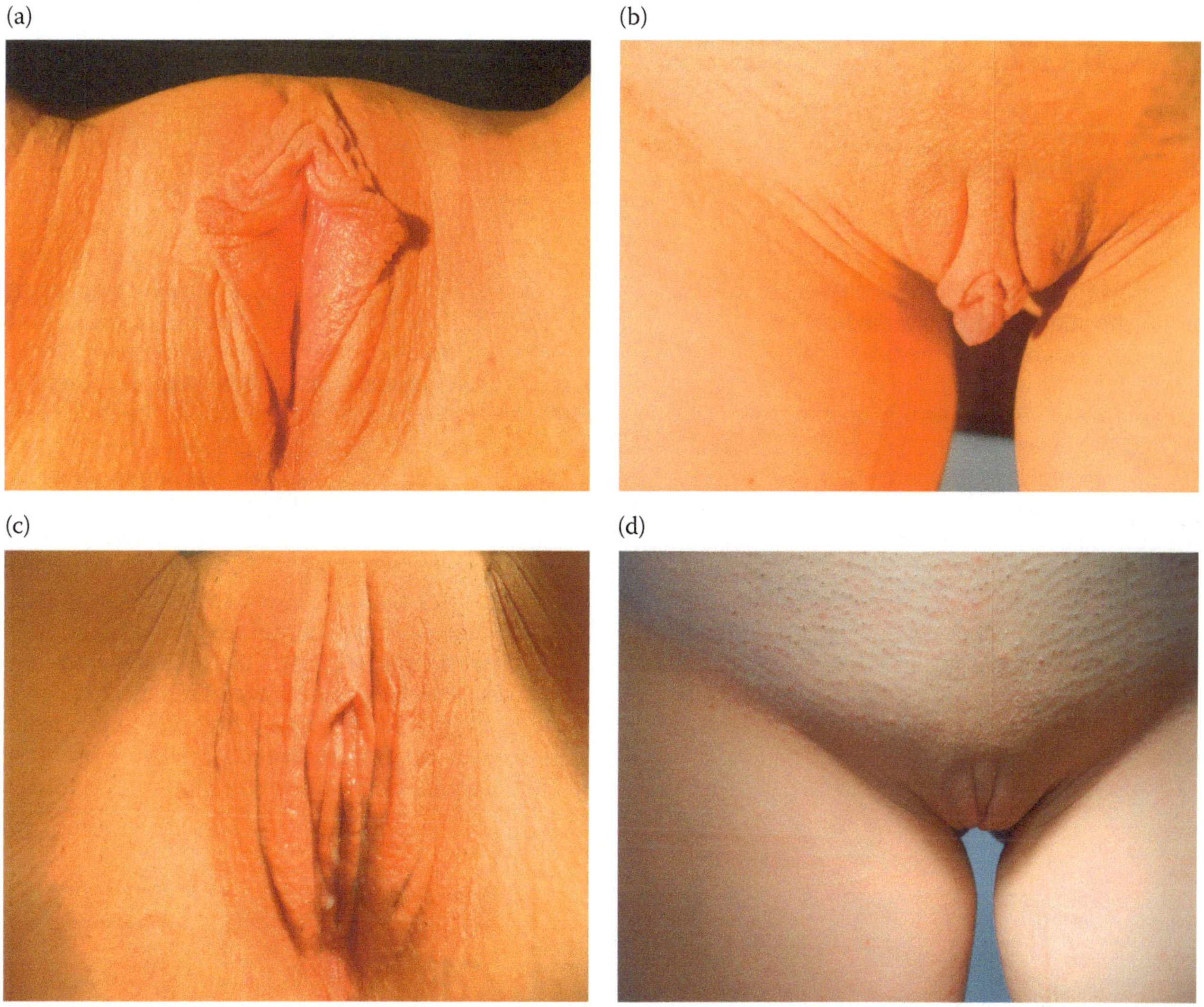

FIGURA 6.19 (a) Antes, em posição ginecológica e (b) em pé; (c) depois, em posição ginecológica e (d) em pé.

Apesar da proximidade do ânus e dos movimentos intestinais, uma infecção bacteriana da ferida é bastante rara, mas é a segunda complicação mais comum. Se houver infecção, pode ocorrer deiscência da ferida. Na maioria das vezes, ela é parcial. Se isso ocorrer durante a fase inicial de cicatrização, o melhor tratamento é o reparo cirúrgico imediato. Se ocorrer mais de 10 a 14 dias após a cirurgia, o PRP pode ser usado como um reforço para a cicatrização. A decisão sobre um eventual reparo só pode ser tomada após seis semanas e só pode ser realizado após 4 a 6 meses, e não antes, quando a angiogênese já tiver sido concluída. A dor é um sintoma comum e não se deve suspeitar automaticamente de uma complicação; ela pode durar de uma a duas semanas e deve diminuir a cada 2 ou 3 dias.

REFERÊNCIAS

1. Kuzlik R. "One cut technique" – simultaneous reduction of labia minora and clitoral hood. Int J Gynecol Clin Pract. 2018;5:141.
2. Choi HY, Kim KT. A new method for aesthetic reduction of labia minora (deepithelialized reduction of labioplasty). Plast Reconstr Surg. 2000;105:419–22.
3. Ostrzenski A. Fenestration labioreduction of the labium minus: a new surgical intervention concept. ISRN Obstet Gynecol. 2014;671068.
4. Hammori CA, Banwell PE, Alinsod R. Female cosmetic genital surgery. New York: Thieme; 2017. p. 161–80.
5. Tevis SE, Steiman JG, Neuman HB, Greenberg CC, Wilke LG. Postoperative complications in combined gynecologic, plastic, and breast surgery: an analysis from National Surgical Quality Improvement Program. Breast J. 2019;25(6):1111–16.
6. Toyoda Y, Fu RH, Li L, Otterburn DM, Rohde CH. Smoking as an independent risk factor for postoperative complications in plastic surgical procedures: a propensity score-matched analysis of 36,454 patients from the NSQIP database from 2005 to 2014. Plast Reconstr Surg. 2018;141(1):226–36.

7 Cirurgia Plástica dos Grandes Lábios

Piotr Kolczewski

Há surpreendentemente poucas descrições da genitália feminina normal na literatura médica.

Em contrapartida, as medidas dos órgãos genitais masculinos estão amplamente disponíveis e foram publicadas já em 1899 [1]. O estudo realizado por Lloyd, em 2005, preencheu essa lacuna e ilustrou a ampla gama de dimensões genitais em mulheres "normais". Há uma variedade de aparências nos pequenos e grandes lábios das mulheres, e não há dados que indiquem que um tamanho ou formato seja mais normal ou preferível a outros. Quando se trata dos grandes lábios, o comprimento varia de 7 a 12 cm, com uma média de 9,3 cm [2]. Essas informações devem ser consideradas pelas mulheres e pelos médicos ao tomarem a decisão de fazer uma cirurgia genital.

Com a idade e como resultado de gestações e partos, os grandes lábios perdem a tensão e tornam-se pendentes, flácidos e enrugados, o que representa um problema estético e, às vezes, funcional. O aumento da incidência de obesidade feminina resultou em queixas comuns de monte púbico e grandes lábios em consequência de depósitos de gordura inestéticos. Mesmo com a perda drástica de peso, essas áreas permanecem descendentes e volumosas, com excesso de gordura e pele. Esses depósitos de gordura não naturais também podem afetar gravemente a autoestima [3] (Figs. 7.1a e 7.2a).

Infelizmente, apenas alguns artigos foram publicados no PubMed sobre o tema da hipertrofia dos grandes lábios e sua redução [4,5]; entretanto, essas deficiências são abordadas em três livros-texto sobre ginecologia cosmética [6-8].

Embora a cirurgia plástica dos grandes lábios em cirurgia cosmética seja um procedimento relativamente novo, a maioria dos cirurgiões ginecológicos já realizou várias vezes um procedimento semelhante – uma vulvectomia simples. Obviamente, os objetivos e o resultado

(a) (b)

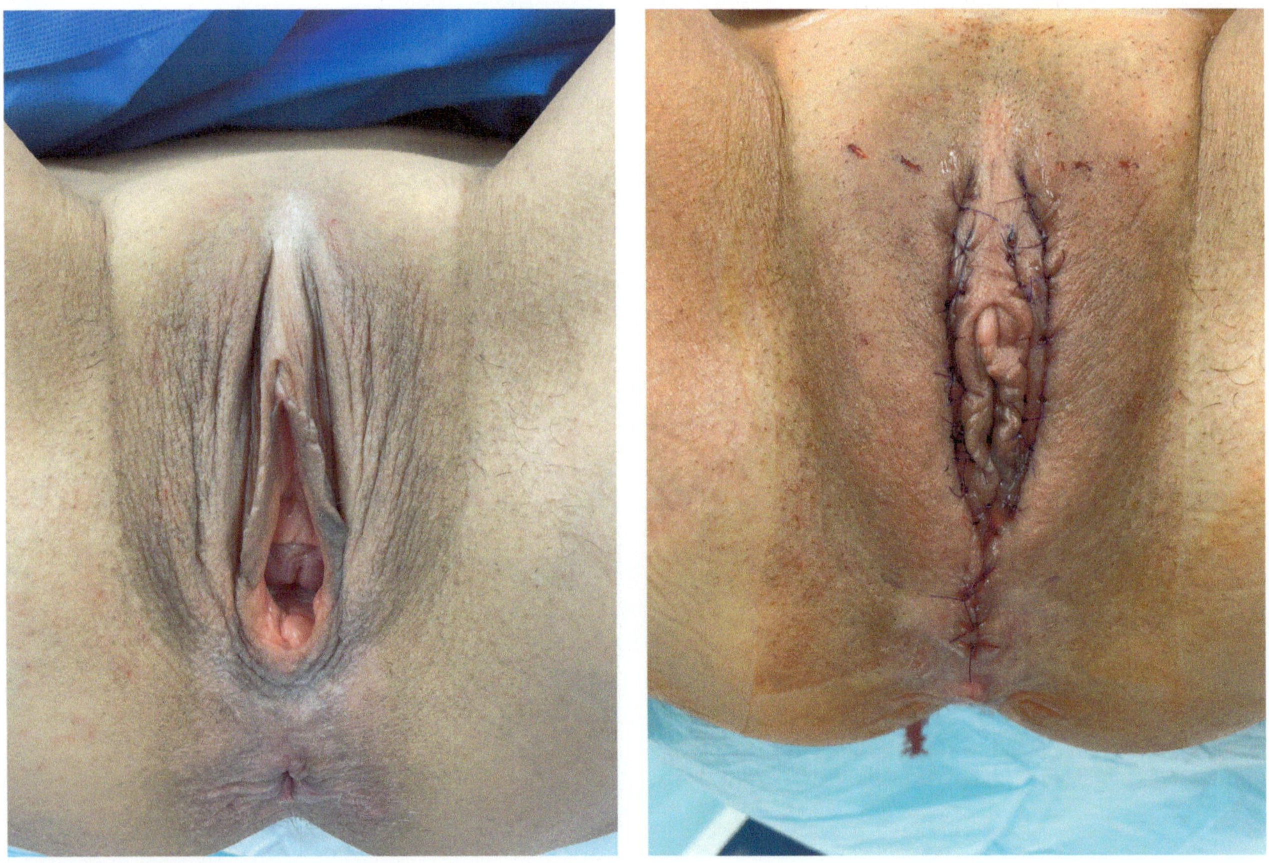

FIGURA 7.1 (a) Antes e (b) depois da operação.

(a) (b)

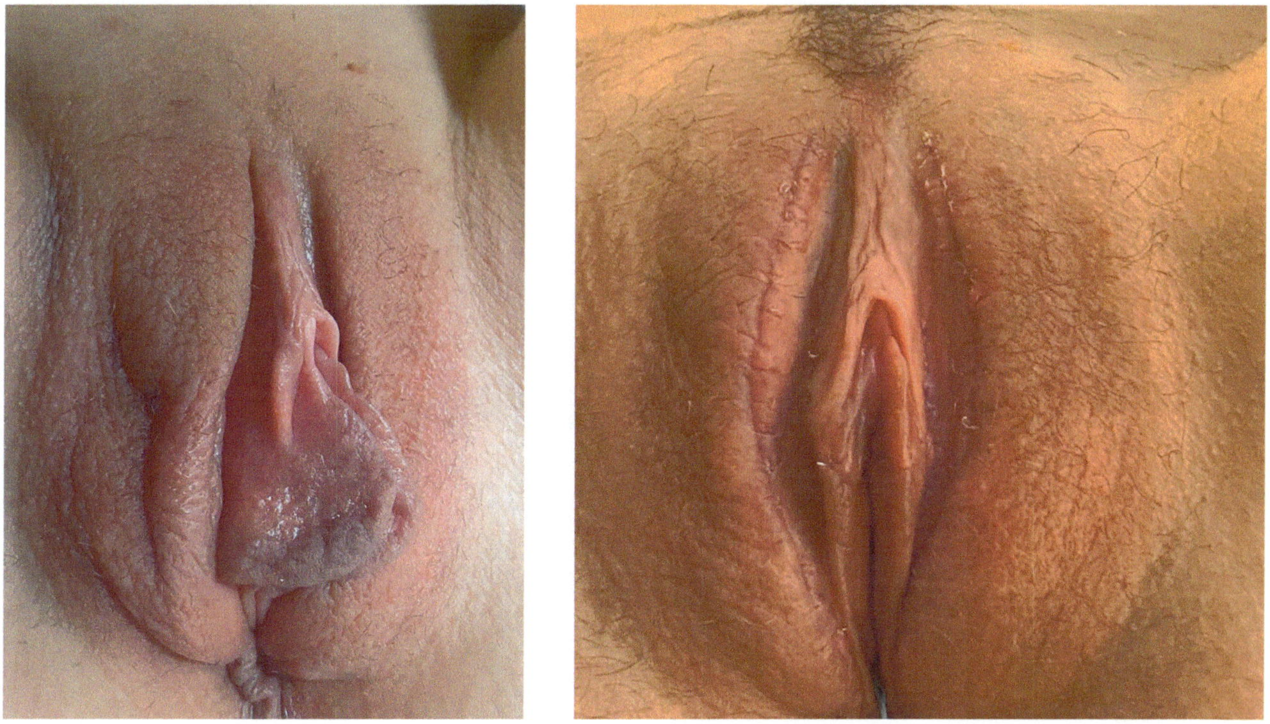

FIGURA 7.2 (a) Antes e (b) depois da operação.

desses procedimentos diferem significativamente. A cirurgia ablativa, embora semelhante na técnica, tem como objetivo salvar vidas e não dá muita atenção à estética.

INDICAÇÕES E CONTRAINDICAÇÕES

A hipertrofia dos grandes lábios pode ser primária ou secundária.

A primária deve-se ao excesso de gordura na camada subcutânea dos grandes lábios e afeta mulheres mais jovens, enquanto a secundária é resultado da perda de volume e flacidez da pele e ocorre em pacientes mais velhas ou é resultado de intensa perda de peso [6].

Assim como a cirurgia plástica dos pequenos e grandes lábios, pode ser realizada por indicações estéticas ou funcionais e, na prática, essas indicações se cruzam.

As contraindicações incluem patologias da pele vulvar não diagnosticadas e infecções virais, bacterianas e fúngicas ativas. Além disso, a perda de peso planejada deve ser levada em conta como uma contraindicação relativa, e a cirurgia deve ser agendada depois que a paciente tiver atingido o peso planejado [6].

Deve-se ter cautela em pacientes com vulvodínia, pois a cirurgia da região vulvar pode exacerbar o problema. O reparo cirúrgico também deve ser adiado em mulheres que planejam ter um parto vaginal.

AVALIAÇÃO DA PACIENTE

As pacientes cosméticas que buscam melhorar a aparência e, às vezes, a função, como no caso da cirurgia dos grandes lábios, devem ser saudáveis. Independentemente das considerações estéticas e das expectativas da paciente, o médico deve fazer um histórico médico completo.

A avaliação dos grandes lábios deve ser feita tanto na posição em pé quanto na posição ginecológica [6-8] (Figs. 7.2a e 7.3). A maioria das pacientes avalia seus grandes lábios na posição em pé e, muitas vezes, nessa posição, ao puxar os lábios para trás, elas mostram o efeito que gostariam de obter após a cirurgia. Usar espelhos e tirar fotos são úteis para ajudar as pacientes a entender o problema e visualizar o grau da cirurgia planejada. As avaliações pré-operatórias dos grandes lábios hipertróficos e a cirurgia planejada também devem levar em conta duas questões resultantes da anatomia específica dessa região [6,7].

A primeira é a abertura do introito vaginal. Se uma quantidade excessiva de pele labial for removida, isso criará uma tensão lateral na pele, abrindo o introito vaginal. É melhor realizar uma ressecção menor por precaução e garantir que as margens da ferida possam ser aproximadas sem tensão.

Outra questão a ser considerada no planejamento pré-operatório é a altura dos pequenos lábios. Uma redução cirúrgica dos grandes lábios pode levar a uma confusão volumétrica e os pequenos lábios projetam-se além de sua cobertura anterior. Devemos alertar a paciente se isso for esperado.

Todos os dados coletados devem ser registrados, e o médico deve descrever o procedimento planejado de forma compreensível para a paciente. A lei determina que a paciente deve ter tempo para analisar e discutir o consentimento informado detalhadamente para o procedimento.

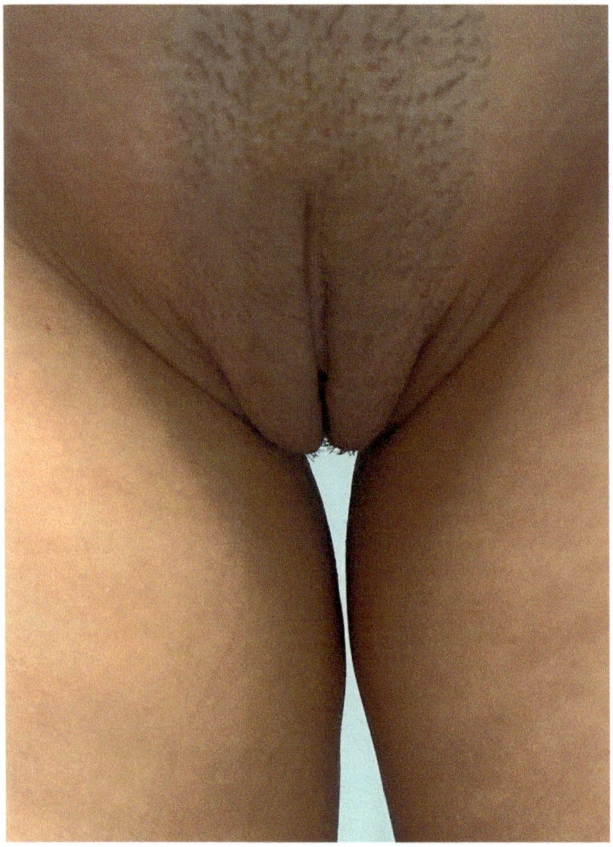

FIGURA 7.3 Lábios menores na posição em pé.

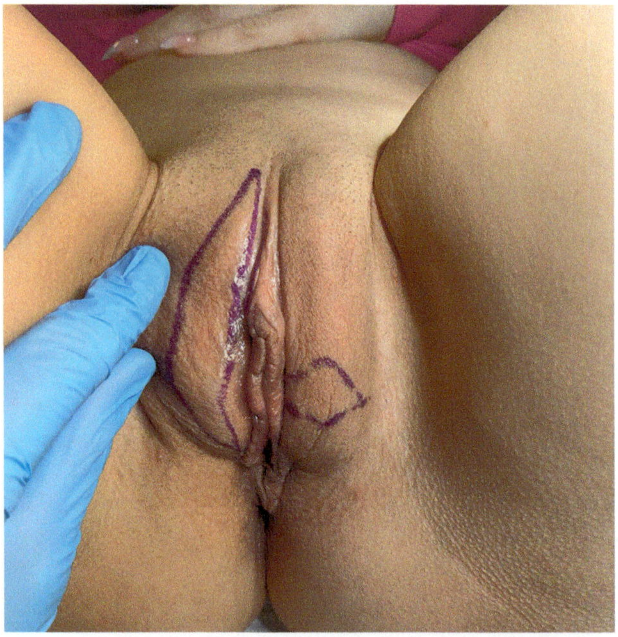

FIGURA 7.4 (Direita do paciente) incisão fusiforme; (esquerda do paciente) incisão fusiforme horizontalmente entre a dobra interlabial e a dobra crural.

MEDICAÇÃO E PREPARAÇÃO

A cirurgia dos grandes lábios é semelhante a outras cirurgias cosméticas da genitália externa e pode ser realizada sob qualquer tipo de anestesia. Entretanto, dado o escopo do procedimento, a anestesia local parece ser a mais adequada. As exceções são os grandes lábios volumosos, quando é necessária a lipectomia, que pode ser dolorosa com a anestesia local e requer anestesia geral ou espinhal [6].

Em minha prática, 30 minutos antes da cirurgia programada, uma pomada com lidocaína a 15% é aplicada na pele dos grandes lábios. Isso torna a anestesia local por injeção com lidocaína e/ou bupivacaína praticamente indolor. A analgesia adequada deve ser prescrita antes de cada procedimento cirúrgico e continuada de acordo com as necessidades da paciente. O paracetamol e o cetoprofeno são mais comumente usados para essa finalidade. Quando os analgésicos de ação periférica não forem suficientes, vale a pena combiná-los com agentes de ação central.

A administração rotineira de antibióticos é, até certo ponto, contestada, mas a maioria dos cirurgiões, na prática, administra cefalosporina 1 hora antes da cirurgia como cobertura antibiótica, e continua por até 3 a 5 dias.

PLANEJAMENTO E MARCAÇÃO

A anatomia dos grandes lábios não deixa muitas opções em aberto, especialmente se quisermos que a cicatriz fique oculta e discreta. A incisão em forma de fuso parece ser a melhor, se não a única, solução razoável nesse caso. A Figura 7.4 [*lábios direitos*] mostra uma marcação típica. A linha medial deve ficar ao longo da dobra interlabial, exceto no segmento superior: nesse ponto, ou seja, ao longo da haste do clitóris, a incisão deve ficar um pouco lateral à dobra interlabial, a uma distância de cerca de 2-3 mm, para manter a curva da origem medial dos grandes lábios [7]. Assim formada, a linha lateral do fuso dita sua largura, dependendo do grau de hipertrofia e do desejo da paciente. A largura máxima do fuso deve estar localizada no meio do comprimento dos grandes lábios.

Se a visibilidade da cicatriz não for um problema para a paciente, as marcas também podem ser feitas em forma de fuso, mas nas dobras crural (sulco genitofemoral) e vulvar. Além da visibilidade, outra desvantagem dessa técnica é que a cicatriz é formada em um local de alta tensão, como é a prega crural, deixando-a suscetível à deiscência da ferida [9].

Outra opção interessante descrita por Barwijuk pressupõe que a figura fusiforme da incisão esteja horizontalmente entre a dobra interlabial e a dobra crural [10] (Fig. 7.4, *lábio esquerdo*).

TÉCNICA

A paciente é colocada na posição de litotomia; aplica-se iodopovidona a 10% na pele e a paciente é coberto com uma capa estéril. Durante o posicionamento, deve-se tomar cuidado para acolchoar todos os pontos de pressão, de modo a evitar lesões iatrogênicas. Meias de compressão durante o período perioperatório e dispositivos de compressão pneumática intermitente são opcionais e devem ser considerados em pacientes com fatores de risco ou histórico de tromboembolismo venoso.

A incisão pode ser feita com qualquer instrumento de escolha do cirurgião. O autor deste capítulo prefere uma unidade de alta radiofrequência (2,2 MHZ), que permite o corte sem queimar e a coagulação mono e bipolar. Na maioria dos pacientes, apenas uma incisão de "esfolamento" que não afeta o coxim adiposo é suficiente [6]. A lipectomia é recomendada no caso de depósitos de gordura volumosos. A lipoaspiração também é possível, mas os resultados são insatisfatórios devido à quantidade limitada de gordura que pode ser extraída dos grandes lábios e à cicatrização frequentemente irregular da camada subcutânea. Além disso, a lipoaspiração sozinha não resolve o excesso de pele flácida dos grandes lábios [6].

Após a excisão do excesso de pele, seguindo as linhas marcadas, as margens da ferida devem ficar juntas, em grande parte, sem tensão. Entretanto, se esse não for o caso e o fechamento da ferida sem tensão for difícil, podemos relaxar o fechamento da pele mobilizando subcutaneamente a pele labial 1 cm lateralmente [7].

A sutura em várias camadas é recomendada para reduzir o risco de sangramento pós-operatório, fechar a área aberta e os espaços mortos e aumentar a consistência dos lábios. Podemos usar suturas absorvíveis retardadas interrompidas ou contínuas, como Monocryl 3-0 ou 4-0 [6-8].

Um fio de monofilamento absorvível 5-0 contínuo ou interrompido é o mais adequado para o fechamento da pele. De acordo com Gress, as técnicas de sutura intradérmica não são aconselháveis na cirurgia labial, pois são menos capazes de resistir ao estresse mecânico do que as suturas contínuas sobre a pele. Uma exceção é a parte superior da ferida paralela ao eixo do clitóris. O uso de uma sutura intradérmica nesse local evitará que os locais de entrada e saída da agulha fiquem visíveis posteriormente [7]. No entanto, parece que a aplicação de sutura intradérmica absorvível de monofilamento farpado eliminará as preocupações descritas acima.

Às vezes, durante o fechamento da pele no nível da comissura posterior, especialmente quando a pele aqui é flácida, pode ocorrer uma deformidade em forma de alçapão. Nesse caso, um triângulo da pele labial inferior excessiva com a base colocada em uma incisão lateral (triângulo de Burow) deve ser excisado e suturado [7].

Mudanças na forma e na tensão dos grandes lábios também podem ser obtidas por meio de puboplastia, monsplastia ou abdominoplastia modificada com tração para cima. As pacientes devem ser alertadas de que esses procedimentos, embora eficazes, podem puxar artificialmente a comissura anterior para cima. Para fortalecer a pele flácida dos lábios e aumentar o efeito da cirurgia dos grandes lábios, o autor do capítulo também usa fios de elevação. (Consulte o Vídeo 7.1: Elevação dos grandes lábios após a cirurgia dos grandes lábios com fios farpados).

Também é possível realizar uma cirurgia dos grandes lábios parcial para tratar a assimetria dessa região, especialmente após uma cirurgia imperfeita anterior (Fig. 7.5). (Consulte o Vídeo 7.2: O procedimento completo da cirurgia dos grandes lábios).

PROCEDIMENTOS AUXILIARES

A cirurgia dos grandes lábios pode ser realizada com sucesso junto com outros procedimentos cosméticos genitais, como a cirurgia dos pequenos lábios e a perineoplastia [6,11]. Quando a preocupação dominante de um paciente é o excesso de pele, a cirurgia dos grandes lábios também pode ser combinada com o aumento de volume com enxerto de gordura autóloga. A sequência de procedimentos é importante. A cirurgia dos grandes lábios deve ser realizada antes da cirurgia dos pequenos lábios, o que permite uma melhor avaliação do grau de redução dos pequenos lábios. Vale a pena mencionar que, de acordo com Gress, a labioplastia de ambos em uma única sessão não é aconselhável, pois isso dificulta a cicatrização [7].

Quando se trata de perineoplastia, é melhor realizá-la como o primeiro procedimento. A razão por trás disso é que a perineoplastia puxa medialmente as partes inferiores dos grandes lábios e as aproxima no nível do períneo, alterando assim a forma da parte inferior dos grandes lábios e, até certo ponto, diminuindo o grau da redução planejada em seu segmento inferior.

CUIDADOS PÓS-OPERATÓRIOS

A paciente é instruída a colocar uma bolsa de gelo na vulva a cada 30 minutos durante as primeiras 24 horas. Todas as pacientes retornam para acompanhamento no dia 1 do pós-operatório. As pacientes são instruídas a enxaguar suavemente a área operada com água e sabão quatro vezes ao dia e após cada ida ao banheiro, para manter a área limpa, minimizar o risco de infecção e evitar a formação de crostas ao longo da incisão. Não é recomendável tomar banho de imersão. As pacientes retornam para as consultas de acompanhamento em 1 semana, 6 semanas e 3 meses. As pacientes são instruídos a não praticar atividades físicas extenuantes por 4 semanas e a não manter relações sexuais por 6 semanas. Após duas semanas, a paciente também pode aplicar pressão com a ponta do dedo ao longo da linha da cicatriz para promover a cicatrização e obter uma cicatriz ideal. Cremes especiais à base de silicone também podem ser usados. O inchaço pós-operatório após a redução dos grandes lábios diminui lentamente e pode levar até um ano. É importante fornecer ao paciente as informações anteriores antes da cirurgia [7].

ARMADILHAS E COMPLICAÇÕES

Como a região da genitália externa é altamente vascularizada pela artéria pudenda interna e pela artéria epigástrica inferior, é necessária uma hemostasia completa. Um artigo apresentado por Di Saia abordou a questão do hematoma pós-operatório. Após sua evacuação, não houve atraso na cicatrização da ferida ou distorção, e a paciente ficou satisfeita com o efeito estético obtido após 6 semanas [12].

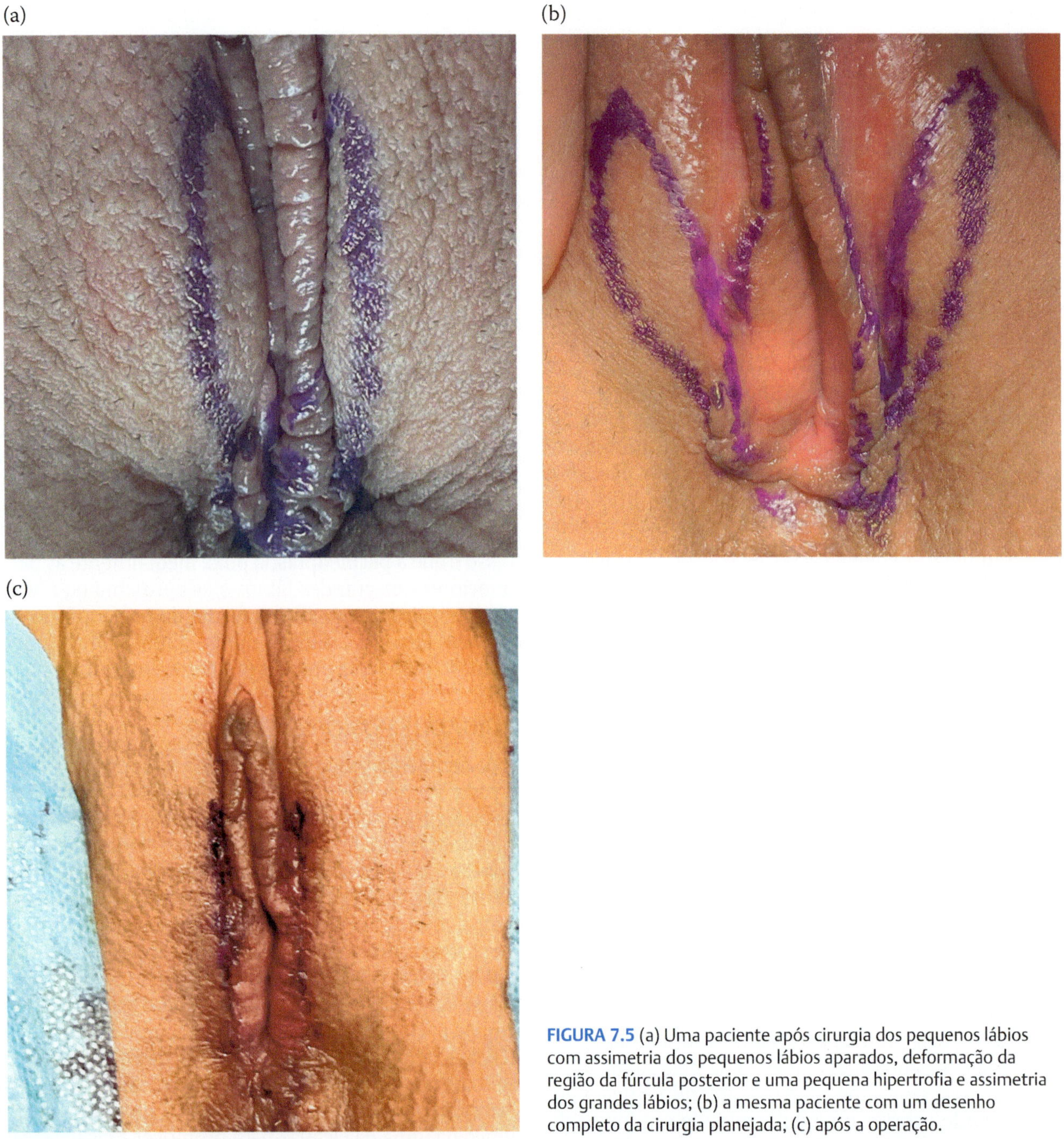

FIGURA 7.5 (a) Uma paciente após cirurgia dos pequenos lábios com assimetria dos pequenos lábios aparados, deformação da região da fúrcula posterior e uma pequena hipertrofia e assimetria dos grandes lábios; (b) a mesma paciente com um desenho completo da cirurgia planejada; (c) após a operação.

Em sua série de cirurgias dos grandes lábios, Alinsod relatou 5% de rompimento prematuro da sutura, o que exigiu nova sutura [6].

O autor atribuiu isso à atividade física que separou as bordas. Como a região perineal é vulnerável ao estresse mecânico, o fechamento com tensão livre é crucial para a cicatrização perfeita da ferida. Como já mencionado, a incisão excessiva da pele também pode levar à abertura do introito vaginal.

Outra armadilha específica da cirurgia dos grandes lábios, resultante da redução da volumetria, é a percepção que a paciente tem dos pequenos lábios, que podem parecer maiores do que antes do procedimento.

Também devemos estar cientes de que o aperto dos pequenos lábios causa tensão nos lábios internos. Se os pequenos lábios tiverem pouca altura, eles podem se tornar muito planos [7].

REFERÊNCIAS

1. Loeb H. Harnrohrencapacitat und Trippenspritzen. Munch Med Woechenschr. 1899;46:1016.
2. Lloyd J, Crouch NS, Minto CL, Liao LM, Creighton SM. Female genital appearance: "normality" unfolds. BJOG. 2005 May;112(5):643–6.
3. Alter GJ. Management of the mons pubis and labia majora in the massive weight loss patient. Aesthet Surg J. 2009 Sep–Oct;29(5):432–42.

4. Lapalorcia LM, Podda S, Campiglio G, Cordellini M. Labia majora labioplasty in HIV-related vaginal lipodystrophy: technique description and literature review. Aesthetic Plast Surg. 2013 Aug;37(4):711–14.
5. Mottura AA. Labia majora hypertrophy. Aesthetic Plast Surg. 2009 Nov;33(6):859–63.
6. Hamori CA, Banwell P, Alinsod R. Female cosmetic genital surgery. Thieme; 2017. p. 76–87.
7. Gress S. Aesthetic and functional labiaplasty. Springer; 2017. p. 95–9.
8. Goodman M. Female Genital Plastic and Cosmetic Surgery. pp. 92–97, 2017 Wiley.
9. Triana L, Robledo AM. Refreshing labioplasty techniques for plastic surgeons. Aesthetic Plast Surg. 2012 Oct;36(5):1078–86.
10. Barwijuk A. Atlas Ginekologii Plastycznej. PZWL; 2017. p. 133.
11. Miklos JR, Moore RD. Simultaneous labia minora and majora reduction: a case report. J Minim Invasive Gynecol. 2011 May–Jun;18(3):378–80.
12. Di Saia JP. An unusual staged labial rejuvenation. J Sex Med. 2008 May;5(5):1263–7.

8 Cirurgia Plástica do Clitóris

Elevação e Redução do Capuz

Rafal Kuzlik

Os pequenos lábios e o capuz do clitóris devem ser considerados juntos, e não separadamente, como um órgão, uma região da vulva. É por isso que a redução ou elevação do capuz do clitóris (mais raramente) é mais frequentemente realizada em conjunto com a redução dos pequenos lábios. É muito raro que apenas o capuz do clitóris precise ser reduzido como intervenção cirúrgica primária, mas é bastante comum que, se a labioplastia for malfeita, o capuz do clitóris restante permaneça como um micropênis. Nesses casos, apenas a redução do capuz do clitóris pode ser feita como um procedimento isolado. Às vezes, o reposicionamento do clitóris deve ser realizado juntamente com a redução do capuz do clitóris, mas esse problema será descrito na seção posterior deste capítulo sobre a técnica do duplo "O". Neste capítulo, apresento as técnicas de reconstrução do capuz do clitóris como procedimentos primários.

Historicamente, Graves *et al.* descreveram a remoção das partes do capuz do clitóris como parte integrante das técnicas de redução do clitóris no caso de tratamento de clitoromegalia[1] (Fig. 8.1). Chamo essa técnica de *técnica anterior clássica*. Em seguida, em 2005, Alter apresentou sua técnica de redução dos pequenos lábios e do capuz do clitóris (CHR). Ele descreveu a ressecção central em cunha dos lábios com excisão lateral do capuz do clitóris[2] (Fig. 8.2).

É impossível não mencionar a CHR descrita por Gress [3]. Em 2006, ele apresentou sua técnica de labioplastia redutora composta, que envolveu a modificação da técnica de ressecção da borda e a ressecção transversal do capuz clitoriano em sua parte superior – o nível da comissura labial anterior (Fig. 8.3).

Em 2007, Felicio discutiu a CHR isolada.[3] Ela realizou uma excisão fusiforme lateral ao clitóris em cada lado (Fig. 8.4). Chamo essa técnica de técnica *lateral clássica*. É uma excisão simples das dobras periclitorais e, em minha opinião, deve ser realizada com a redução dos pequenos lábios (especialmente a técnica de ressecção de corte/borda) como um procedimento combinado. Felicio desaconselhou a redução simultânea da CHR e dos pequenos lábios devido ao edema prolongado. Não posso concordar com essa opinião, especialmente se uma pequena dosagem de esteroides (1 mg de dexametasona) estiver sendo

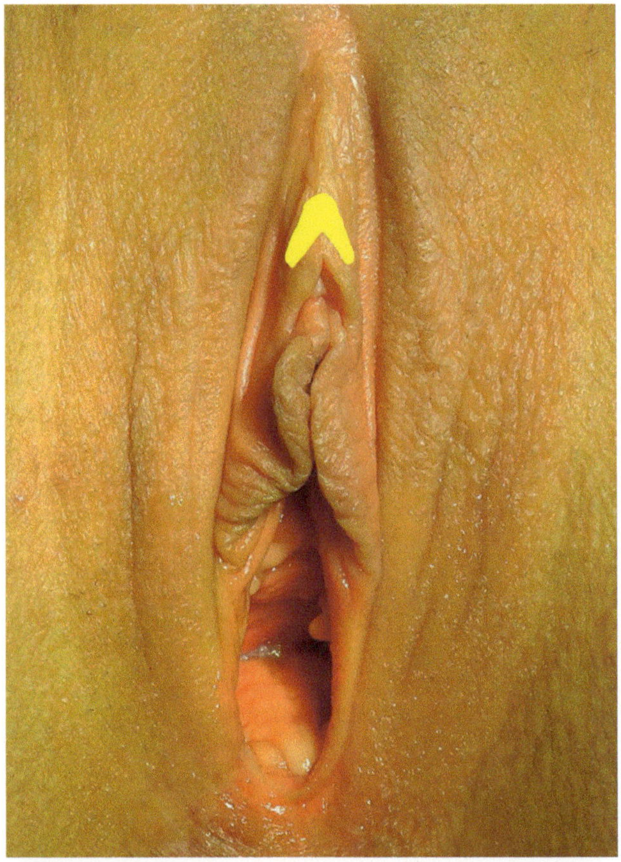

FIGURA 8.1 CHR descrita por Graves *et al.*[1] como parte do tratamento da clitoromegalia.

prescrita após a cirurgia. É muito importante mencionar que um dos principais objetivos que ela enfatizou foi a importância de manter a orientação média do clitóris e a preservação da simetria em relação aos pequenos e grandes lábios e de conseguir a exposição do clitóris[4].

Outra técnica de CHR foi descrita, em 2008, por Apesos *et al.* [5]. Uma ressecção em V invertido do capuz do clitóris está localizada no alto, na extensão superior da comissura labial anterior (Fig. 8.5). Pessoalmente, não sou adepto dessa técnica devido à cicatriz transversal no órgão longitudinal e ao maior risco de deiscência da ferida.

(a) (b)

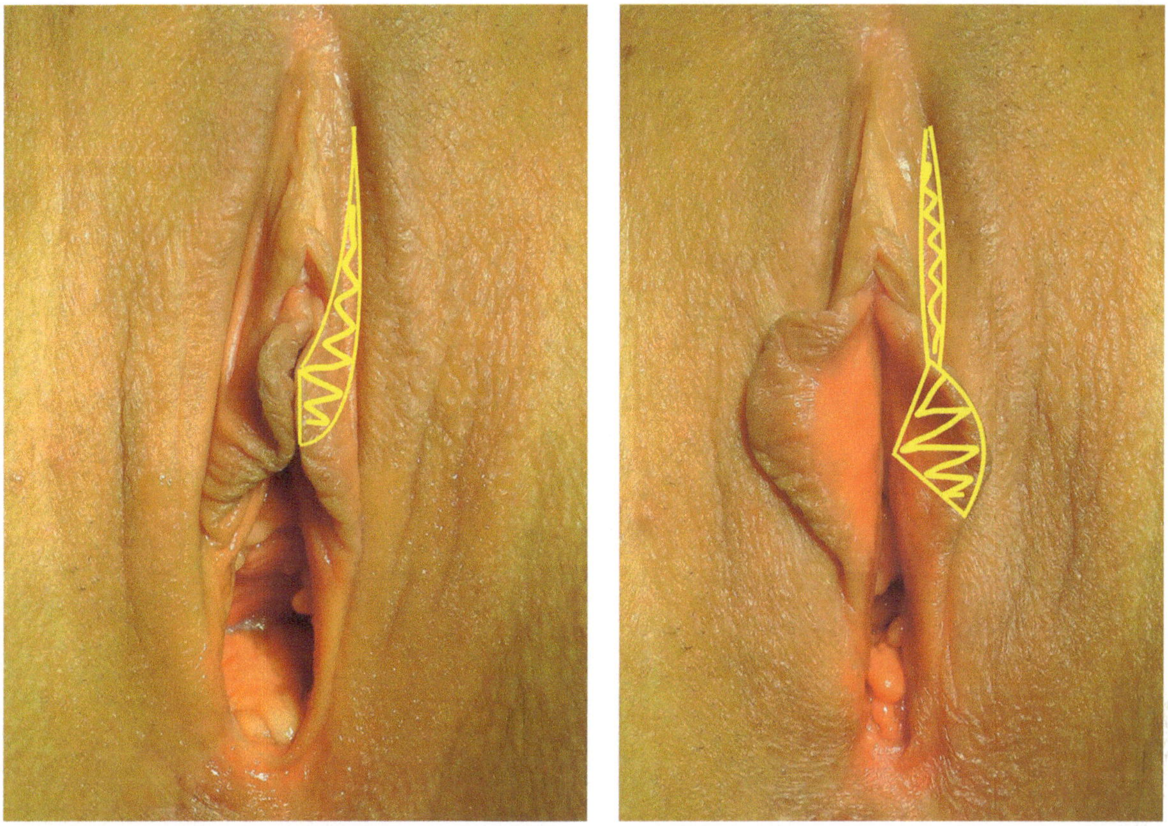

FIGURA 8.2 CHR descrita por Alter[2] como parte de sua técnica de labioplastia em cunha, mostrada (a, b) de ambos os lados dos lábios.

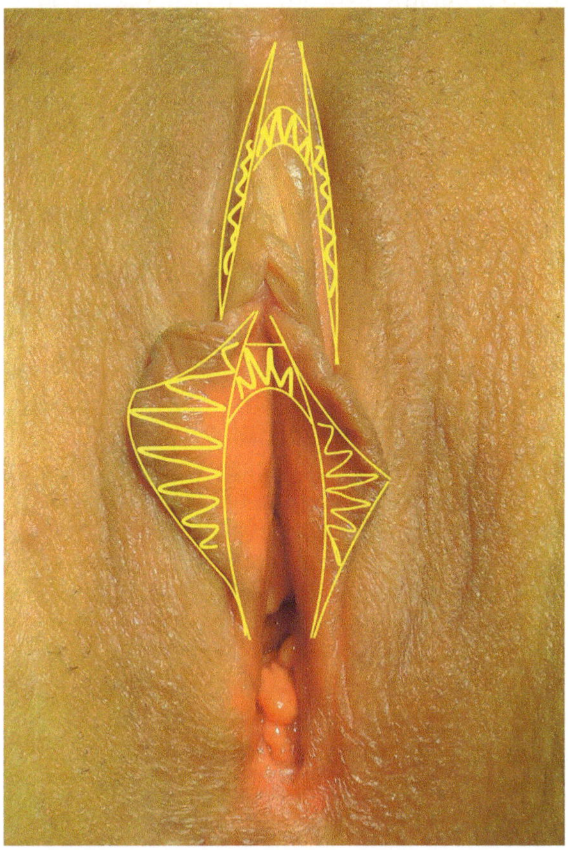

FIGURA 8.3 CHR descrita por Gress[3] como parte da labioplastia de redução composta.

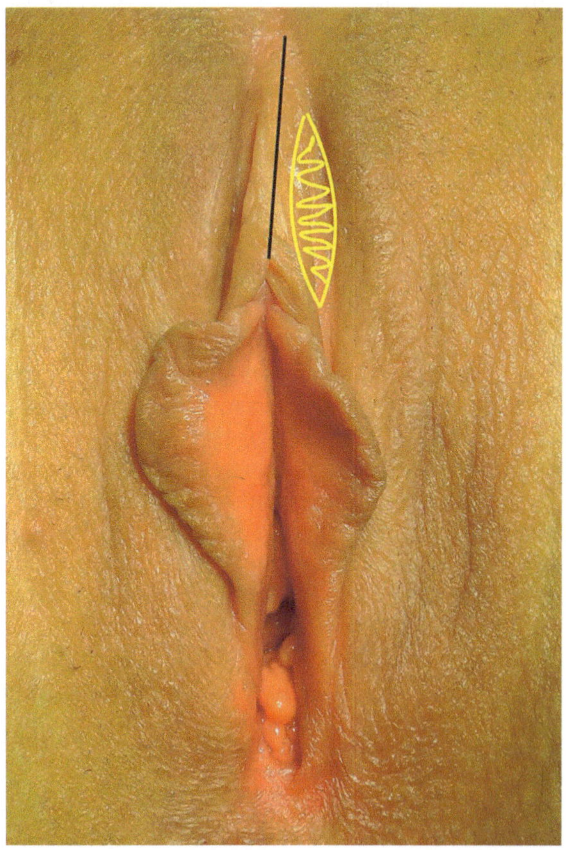

FIGURA 8.4 CRH isolada descrita por Felício[4].

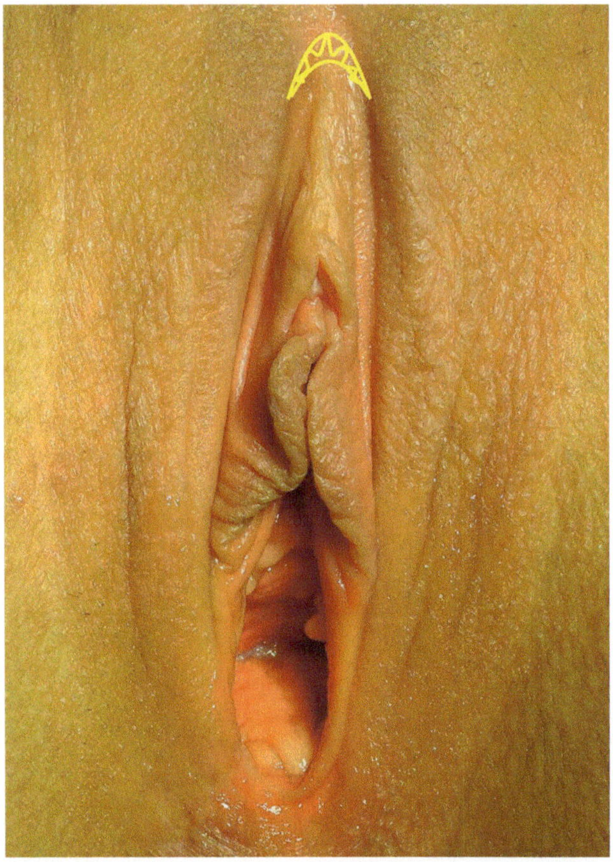

FIGURA 8.5 CRH isolada descrita por Apesos *et al.*[5].

O próprio capuz do clitóris, assim como os pequenos lábios, tem aparência diferente em cada mulher. Às vezes, ele é liso e fino e, em outras, tem dobras em ambos os lados. Às vezes é longo, e a glândula clitoriana está totalmente coberta, e outras vezes é muito curto com uma glândula clitoriana visível (Fig. 8.6). No caso de um capuz clitoriano liso e curto, a intervenção cirúrgica raramente é realizada. No caso de um capuz clitoriano longo ou dobrado, a cirurgia é o método de tratamento mais frequentemente escolhido. Esses tipos de formato do capuz do clitóris afetam a escolha da técnica de elevação cirúrgica. A *técnica anterior* deve ser planejada em casos de capuzes clitorianos lisos e longos. Se o capuz clitoriano da paciente for liso, mas protuberante, a *técnica lateral clássica* parece ser a melhor opção. No caso de capuz clitoriano dobrado (com dobras periclitorais situadas em ambos ou em um lado), com protrusão dessa região, o que é muito comum, especialmente se a glândula clitoriana for visualizada, em minha opinião, somente a *técnica de desepitelização* pode ser considerada. Quando o tipo de capuz clitoriano é misto (por exemplo, muito longo e dobrado ou liso, mas muito longo), uma técnica mista precisa ser realizada – a *técnica anterior* junto com a *desepitelização* ou a técnica *lateral clássica*.

Em minha prática, realizo diferentes tipos de restaurações do capuz do clitóris, dependendo do tipo de capuz do clitóris da paciente. Na maioria dos casos, utilizo as seguintes técnicas: anterior ou lateral clássica, desepitelização (um corte), "Z" linear e "O" duplo.

Considerando todos os fatos mencionados anteriormente, criei a *Classificação do capuz do clitóris*. É muito importante reconhecer o tipo de capuz clitoriano antes da cirurgia.

TIPOS DE CLASSIFICAÇÃO DO CAPUZ DO CLITÓRIS

Tipo 1: Liso
Tipo 2: Dobrado

Cada tipo pode ser:

- Normal (a glândula clitoriana está parcialmente coberta) – Subtipo A
- Curto (a glândula clitoriana fica totalmente descoberta) – Subtipo B
- Longo (a glândula clitoriana está completamente coberta) – Subtipo C
- Protruso (mostrado sobre os grandes lábios) – Subtipo D
- Não protruso (oculto entre os grandes lábios) – Subtipo E

Uma avaliação completa da anatomia relevante da paciente e dos objetivos do tratamento orientará o cirurgião na escolha da abordagem ideal para o capuz do clitóris. Entretanto, para ajudar o cirurgião a escolher o método apropriado, criei um guia simples para que, dependendo do tipo de capuz clitoriano, a técnica adequada possa ser escolhida (Tabela 8.1).

Minhas Técnicas

Em minha experiência, apenas alguns cirurgiões preferem o V invertido ou outras incisões transversais do capuz do clitóris para convergir superiormente para tratar a redundância vertical. Descobri que a maioria deles usa a abordagem lateral.

Entretanto, como mencionei, a CHR raramente é realizada como um procedimento isolado. Na maioria dos casos, ela acompanha a redução dos pequenos lábios.

Em minha prática, geralmente realizo a *técnica clássica lateral* ou *anterior* para uma redução isolada do capuz do clitóris. Às vezes, também realizo a *técnica do duplo O* como um procedimento isolado, mas esse método é definitivamente destinado ao tratamento de labioplastia malfeita ("formato de pênis") ou à protrusão isolada do clitóris e do capuz clitoriano, o que é muito raro. No entanto, também é impossível não mencionar as outras duas técnicas que realizo em minha prática: o *corte único* e o *linear Z*. Essas duas são técnicas combinadas de

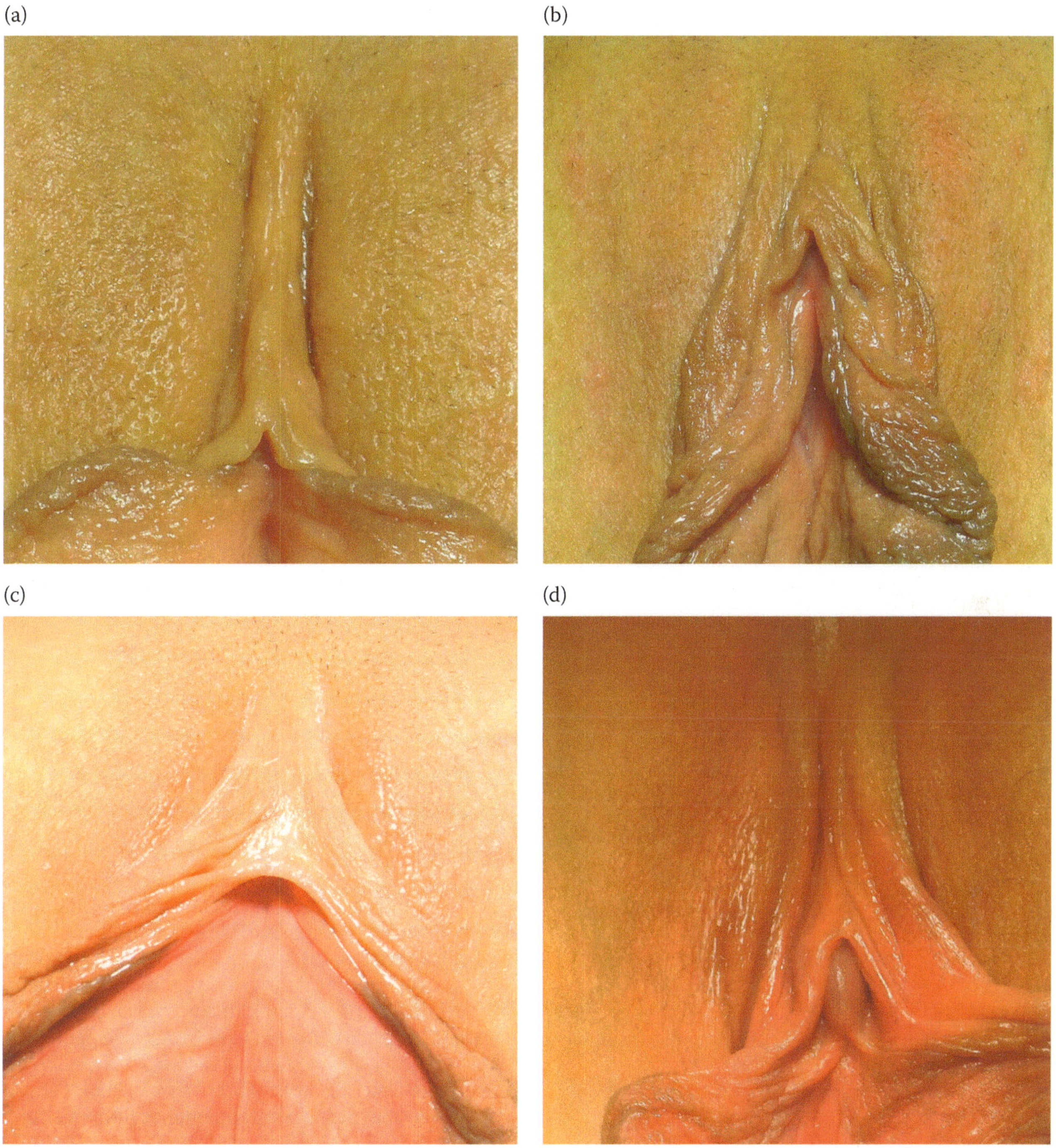

FIGURA 8.6 Diferentes formas do capuz do clitóris: (a) liso; (b) dobrado; (c) longo com a glândula clitoriana coberta e (d) curto com a glândula clitoriana à mostra.

redução simultânea dos pequenos lábios e do capuz do clitóris e, como técnicas diferentes, são descritas em capítulos separados (Capítulos 6 e 7) deste livro.

A avaliação do paciente e os procedimentos pré-operatórios e pós-operatórios são os mesmos descritos no Capítulo 7 deste livro sobre desepitelização, em que também é descrito o que o cirurgião precisa ter na mesa (Fig. 8.7).

Anestesia e Antibióticos

O tipo de anestesia local depende da técnica que o cirurgião vai realizar. No caso da *técnica clássica lateral* ou *anterior*, a lidocaína a 0,5% com solução salina a 0,9% parece ser uma solução suficiente. Por outro lado, se for necessário realizar a técnica do duplo "O", a lidocaína a 0,5% pode não ser suficiente. Em minha prática, sempre uso bupivacaína

TABELA 8.1
Escolha da técnica cirúrgica de acordo com o tipo de capuz do clitóris

Subtipo do capuz	A – Normal	B – Curto	C – Longo	D – Protuberante	E – Não protuberante	Tipo de capuz
A	X	X	X	Clássico – Duplo "O" lateral	X	S
	Clássico – lateral					
B	X	Clássico – lateral	X	Um corte Linear "Z"	Clássico – lateral	F
		X		Clássico – lateral		
C	X	X	Clássico – anterior	Clássico – lateral + anterior	Clássico – anterior	S
			Um corte Linear "Z" + Clássico – anterior			
D	Um corte Linear "Z" Duplo "O"	Um corte Linear "Z" Duplo "O"	Um corte Linear "Z" Duplo "O" + Clássico – anterior	Um corte Linear "Z"	X	F
		Clássico – Duplo "O" lateral		Clássico – lateral		
E	X	X	Clássico – anterior	X	Clássico – lateral	S
	Clássico – lateral		Um corte Linear "Z" + Clássico – anterior		Clássico – lateral	
TIPO DE CAPUZ	**F** – *Dobrado*	**S** – *Suave*	**F** – *Dobrado*	**S** – *Suave*	**F** – *Dobrado*	

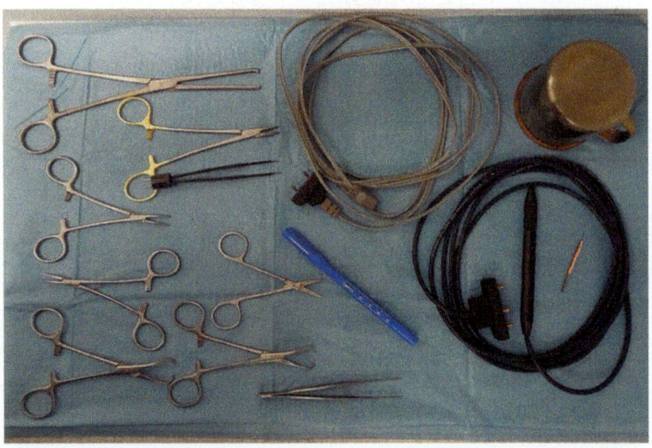

FIGURA 8.7 Mesa cirúrgica típica.

(50 mg/10 mL) ou ropivacaína (100 mg/10 mL) diluída em 10 mL de solução salina a 0,9%. A TLA também pode ser realizada nesses casos.

Antibióticos profiláticos de amplo espectro devem ser administrados imediatamente antes da cirurgia e são os mesmos utilizados em casos de cirurgias de pequenos lábios – cefalosporina de segunda geração (1-2 g i.v.). A dexametasona (8 mg i.v.) também precisa ser injetada como prevenção contra o inchaço intraoperatório da área cirúrgica.

Marcações e Posicionamento

A paciente sempre deve ser posicionada em litotomia dorsal ginecológica com as pernas totalmente abertas. É importante ter acesso total à área de interesse. As marcações,

(a) (b)

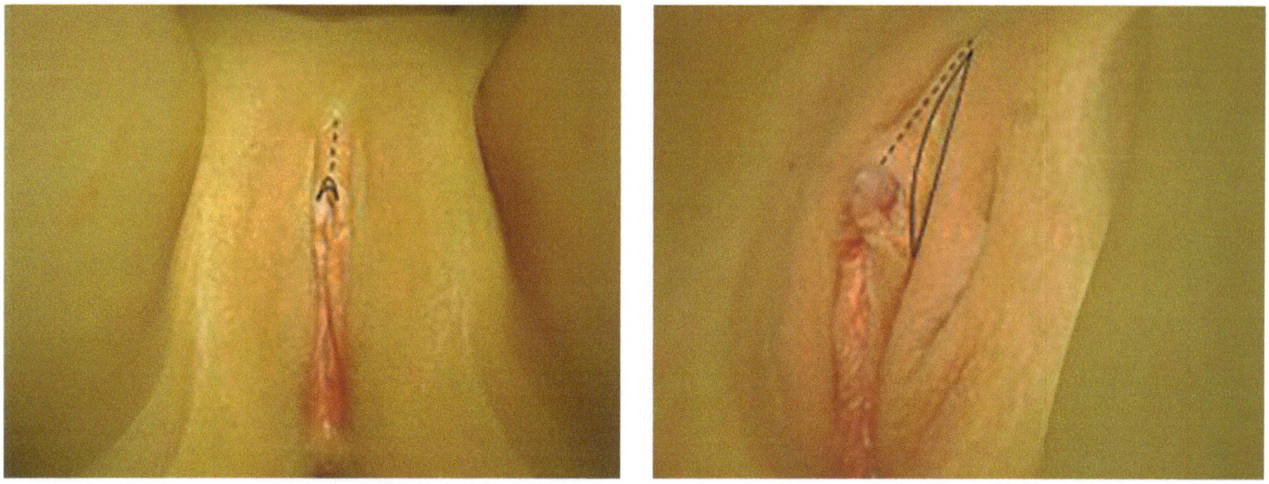

FIGURA 8.8 CHR – abordagem anterior (a) e lateral (b).

(a) (b)

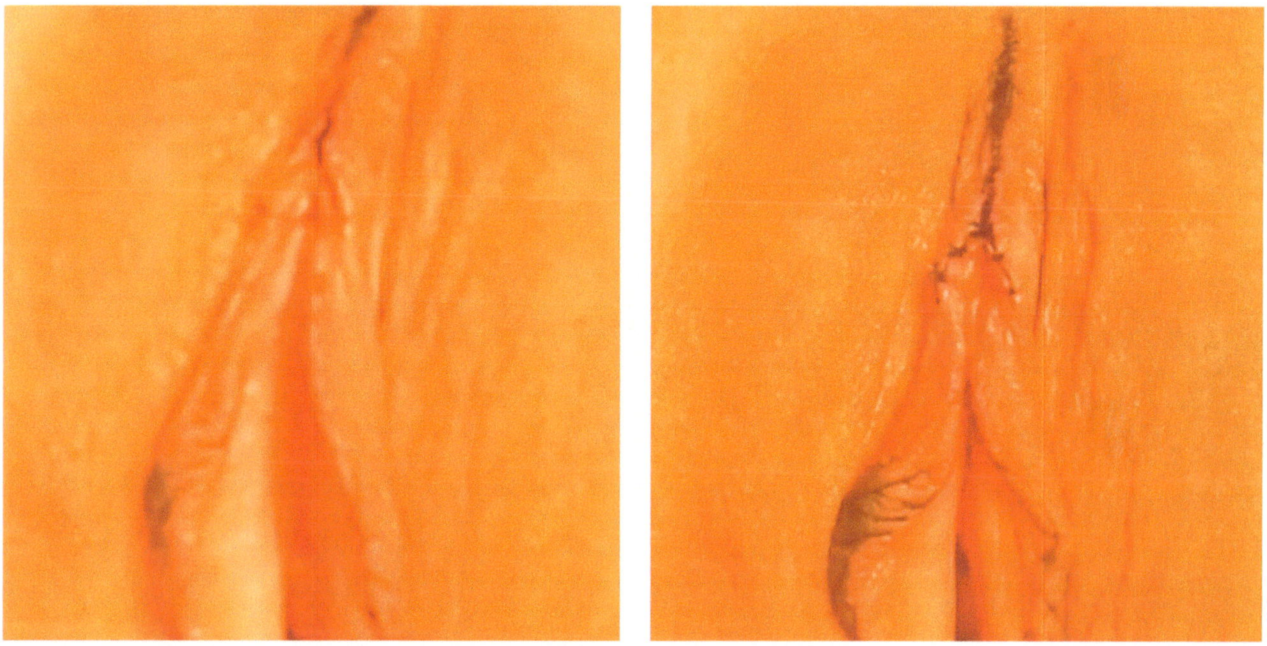

FIGURA 8.9 Redução clássica do capuz anterior: (a) remoção da pele e (b) sutura da ferida.

é claro, dependem da técnica que será realizada. No caso da abordagem *anterior clássica*, elas são muito pequenas ou, às vezes, não precisamos de nenhuma (porque a área a ser reduzida é muito pequena para ser marcada). Quando as técnicas clássicas laterais ou de duplo "O" são planejadas, as marcações ficam situadas em ambos os lados do capuz (formato de "olho caído") (Fig. 8.8).

Técnica Anterior Clássica

Tecnicamente, na abordagem anterior clássica, uma pequena quantidade de anestesia é injetada na ponta do capuz do clitóris, e 2 a 3 mm da pele são ressecados. É importante lembrar a regra: um pedaço maior de pele ressecada deve ser cortado por fora do que por dentro do capuz.

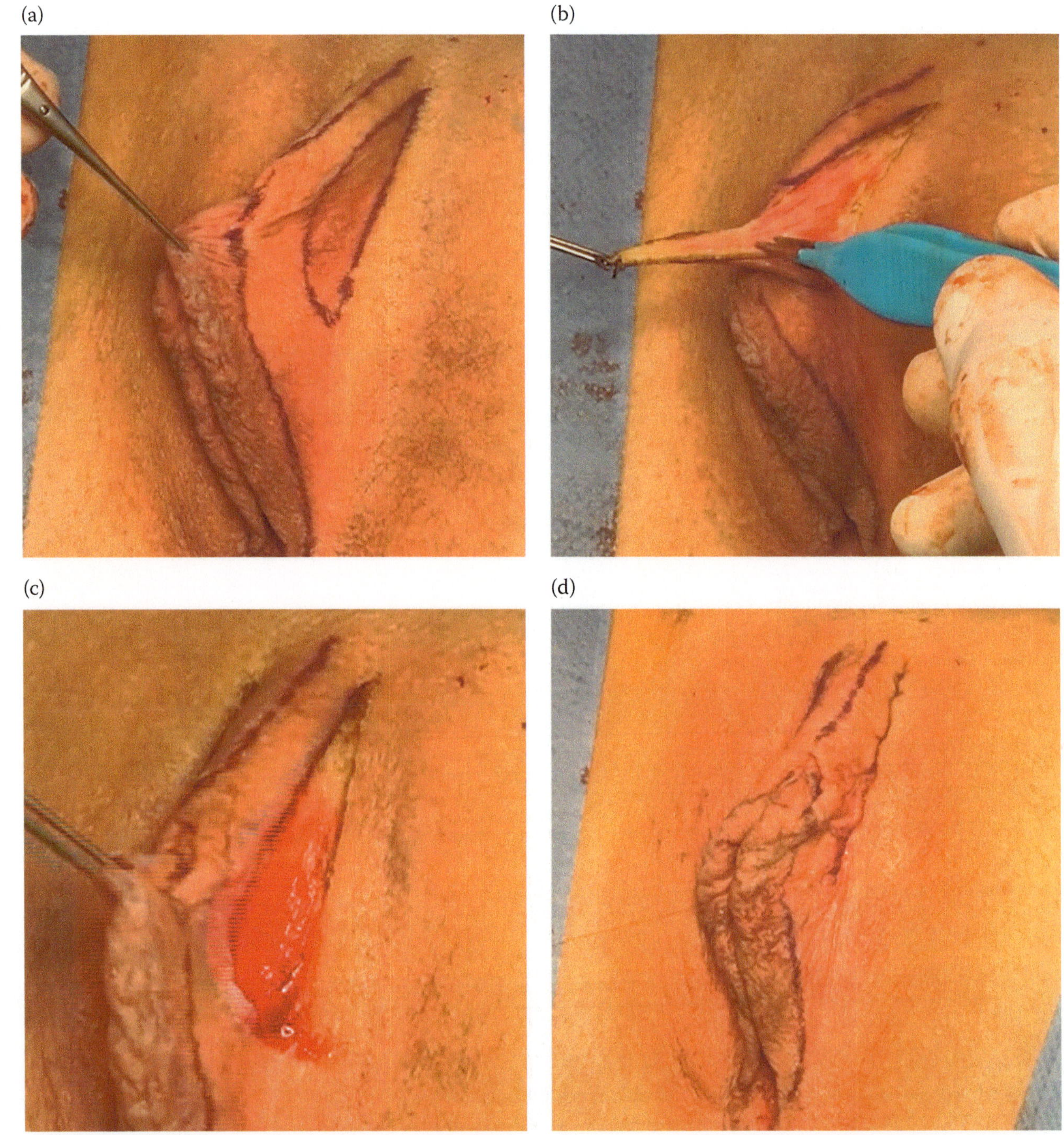

FIGURA 8.10 Redução clássica do capuz lateral: (a) marcações; (b) remoção da pele usando a técnica de deslizamento; (c) remoção da parte da pele do capuz semelhante a uma "gota de olho"; (d) fechamento da ferida com sutura contínua.

A diferença não é grande (1 mm geralmente deve ser suficiente), mas precisa existir para evitar a irritação do clitóris pela pele, que pode ser enrolada se o cirurgião fizer o caminho oposto (cortar a peça maior por dentro). Em seguida, três a cinco pontos singulares (Monocryl 5.0) precisam ser feitos (um no centro e um ou dois em ambos os lados da linha média) (Fig. 8.9).

Técnica Lateral Clássica

O cirurgião corta a pele após a infiltração prévia da área da "gota do olho" com uma solução regular de lidocaína, adrenalina e solução salina. Em seguida, esse pequeno pedaço semelhante a uma gota de olho é cortado com uma pinça bipolar usando a técnica de deslizamento. Após o controle da hemostasia, a ferida é

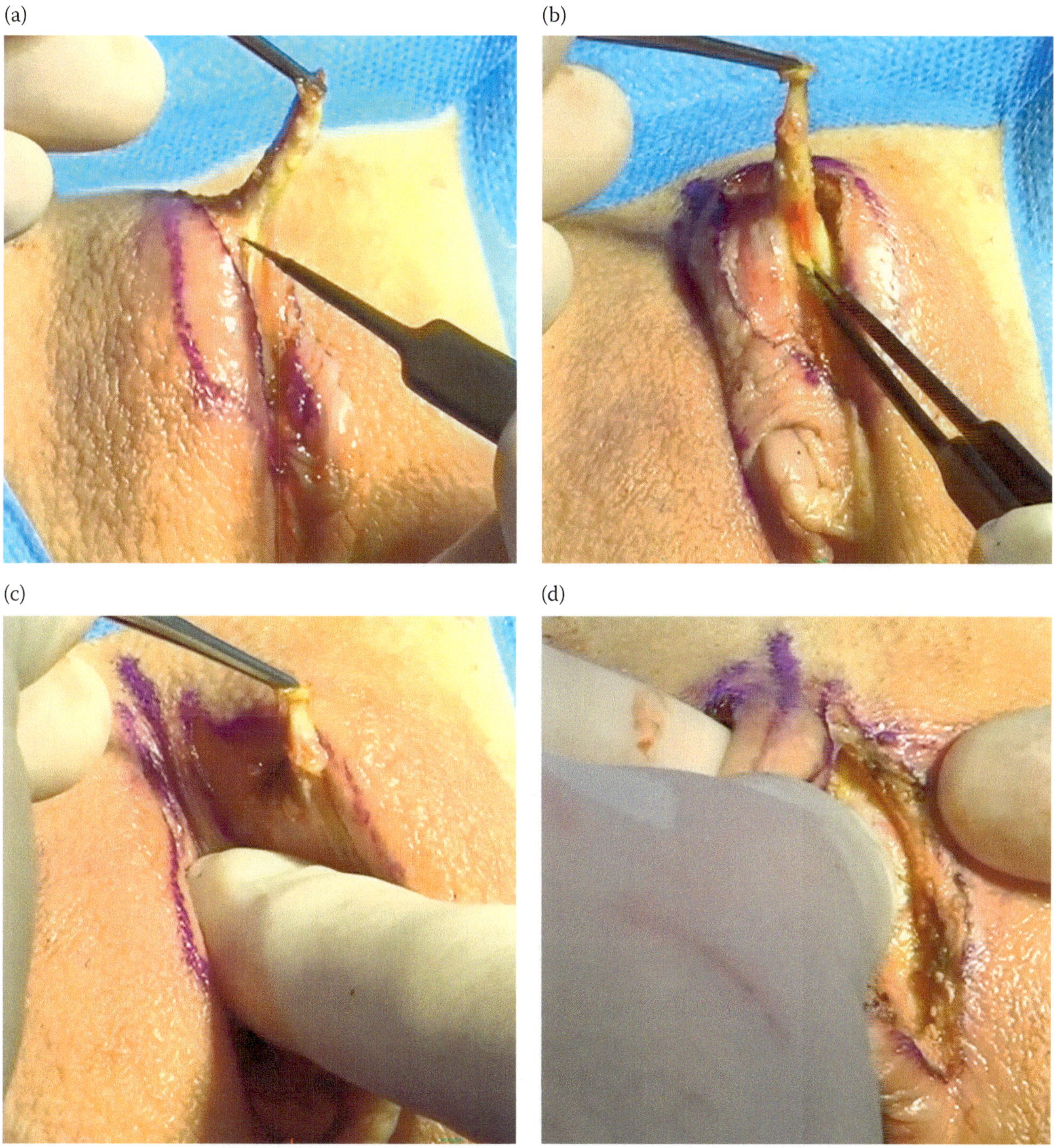

FIGURA 8.11 O cirurgião "cava" camada por camada e remove os tecidos soltos que estão sob a pele em ambos os lados do corpo do clitóris (a, b). É importante saber a posição exata do clitóris – o cirurgião o toca com um dedo e entre dois dedos (c, d).

fechada com uma sutura intracutânea contínua (Monocryl 5.0) (Fig. 8.10).

Técnica do "O" Duplo

No caso de uma grande protrusão clitoriana primária ou de efeitos colaterais pós-operatórios ("formato de pênis"), as técnicas regulares descritas anteriormente podem parecer inadequadas para o problema. É claro que, às vezes, a transferência de gordura autóloga para os grandes lábios pode ser útil, mas se a paciente não quiser ter grandes lábios maiores, apenas a redução do capuz e o reposicionamento do clitóris parecem ser a melhor solução.

O cirurgião que deseja realizar a técnica do duplo "O" precisa conhecer a anatomia, é claro, mas o mais importante é lembrar que a vascularização e a inervação do clitóris estão situadas na parte superior do corpo do

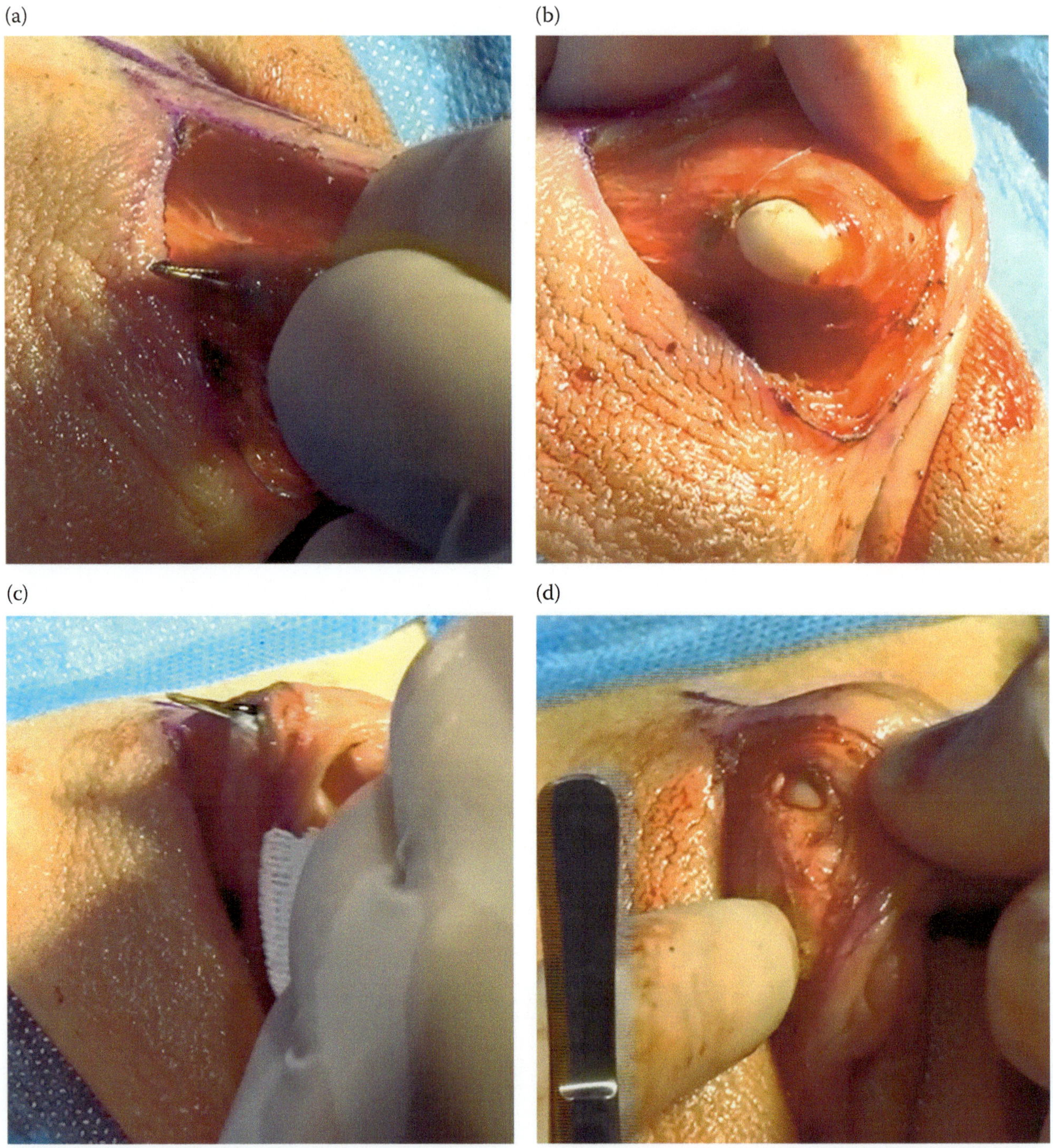

FIGURA 8.12 Dois "O"s foram completados: abaixo do clitóris (a, b) e acima dele (c, d).

clitóris. Esse conhecimento é fundamental porque, durante esse procedimento, o corpo do clitóris está sendo descoberto em ambos os lados – na parte superior e na parte inferior. O risco de complicações na forma de danos vasculares e nervosos é bastante alto. É por isso que essa técnica é projetada apenas para casos graves, quando nenhuma das outras técnicas esconderia suficientemente o clitóris e seu capuz entre os grandes lábios. Somente um cirurgião devidamente treinado deve realizar esse procedimento.

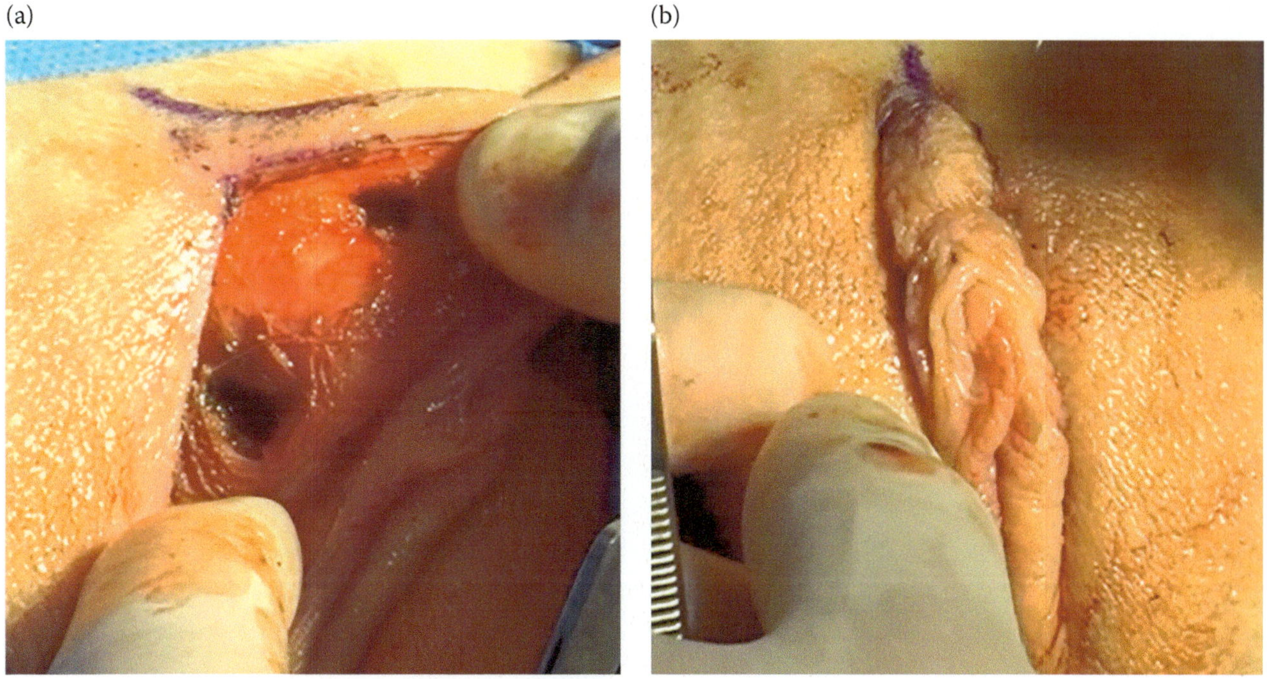

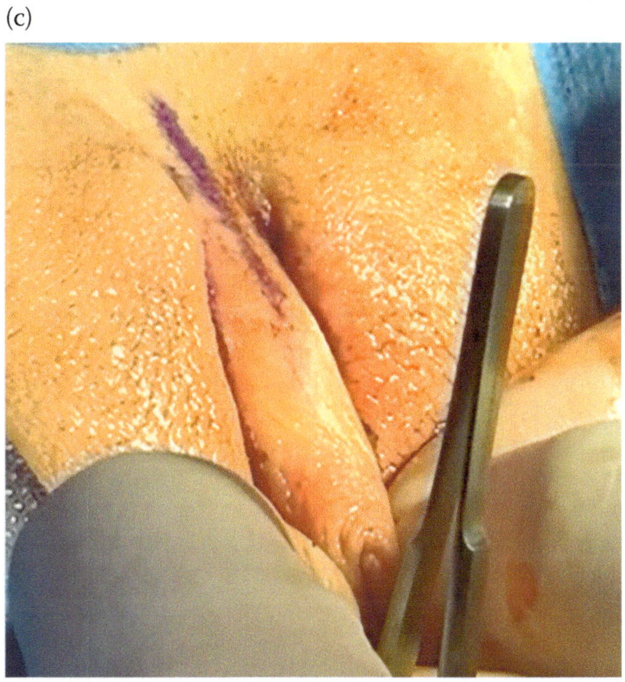

FIGURA 8.13 (a) Dois orifícios foram criados com o feixe de nervos vasculares espeleotomizados sobre o corpo do clitóris. (b, c) Graças a esses orifícios, o capuz do clitóris está oculto entre os grandes lábios, e a mobilidade adequada da pele do capuz foi obtida.

A Técnica

As marcações são as mesmas descritas anteriomente (para a abordagem lateral). A anestesia é infiltrada mais profundamente do que durante a técnica clássica de redução lateral do capuz, e é necessário realizar um bloqueio inguinal. O corte da pele e a técnica de remoção do retalho são idênticos aos mencionados anteriormente.

Quando o retalho de pele é removido, parte do tecido frouxo que fica embaixo também é cortado. O cirurgião “escava” sob o corpo do clitóris, removendo esses tecidos soltos camada por camada, mas ainda precisa saber onde o corpo do clitóris está situado. Durante o procedimento, você deve conhecer o posicionamento do clitóris tocando-o com um dedo e, às vezes, segurando-o entre dois dedos (Fig. 8.11).

(a) (b)

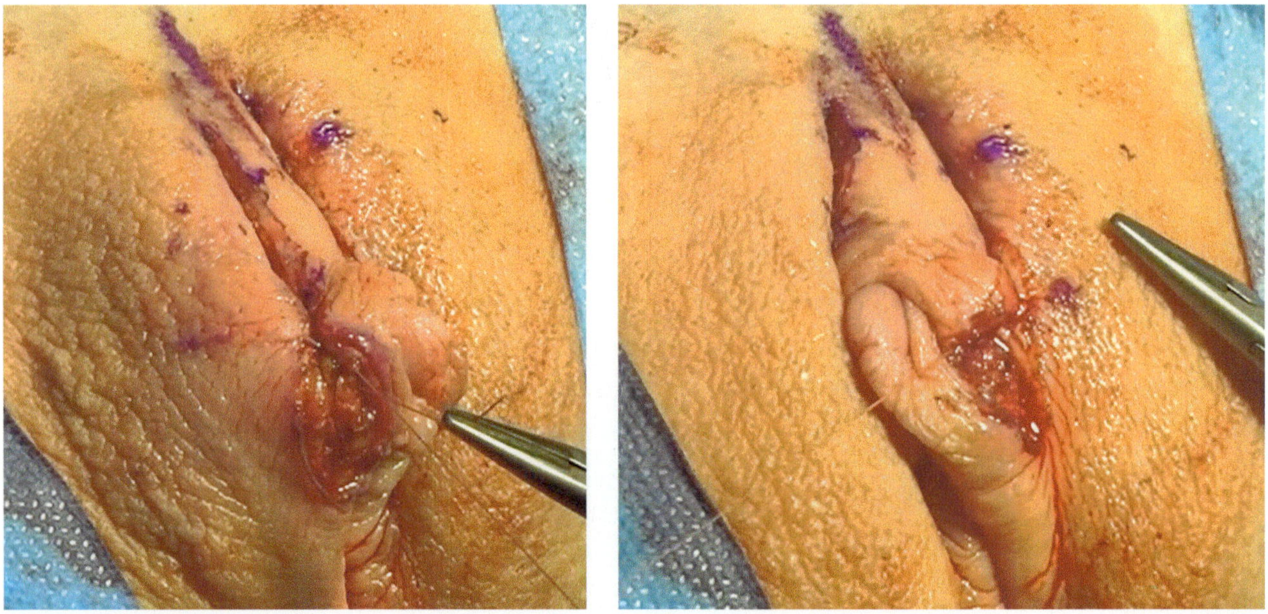

FIGURA 8.14 Primeira camada de pontos – (a) posicionamento do clitóris e (b) capuz do clitóris.

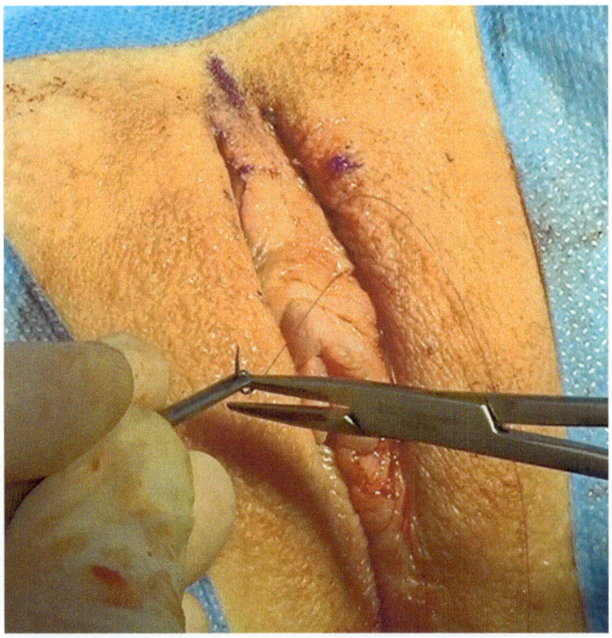

FIGURA 8.15 As feridas estão sendo fechadas com suturas reabsorvíveis.

Após essa atividade inicial, o "O" inferior foi concluído. É importante ter muito cuidado durante esse procedimento, pois há risco de sangramento na parte inferior. Em seguida, o "O" superior é realizado. A técnica de "escavação" é semelhante à anterior (Fig. 8.12).

A próxima etapa é criar orifícios adequados sob e sobre o corpo do clitóris. O principal objetivo da criação desses dois orifícios é, em primeiro lugar, criar o espaço sob o clitóris (o "O" inferior) para ocultar o capuz do clitóris com o clitóris dentro e, em segundo lugar, proporcionar melhor mobilidade da pele do capuz. É fundamental não danificar o feixe vasculonervoso, conforme mencionado anteriormente (Fig. 8.13).

A próxima etapa é o posicionamento do novo capuz clitoriano com o clitóris dentro. Essa é uma etapa muito importante do procedimento. O posicionamento é obtido pela primeira camada de dois a três pontos singulares (Vicryl 4.0) (Fig. 8.14).

O fechamento da ferida é o último procedimento. São usadas suturas contínuas não reabsorvíveis. Os últimos entalhes estão situados dentro do vestíbulo (Fig. 8.15).

Os resultados esperados precisam alcançar um capuz clitoriano que fique oculto entre os grandes lábios (Fig. 8.16).

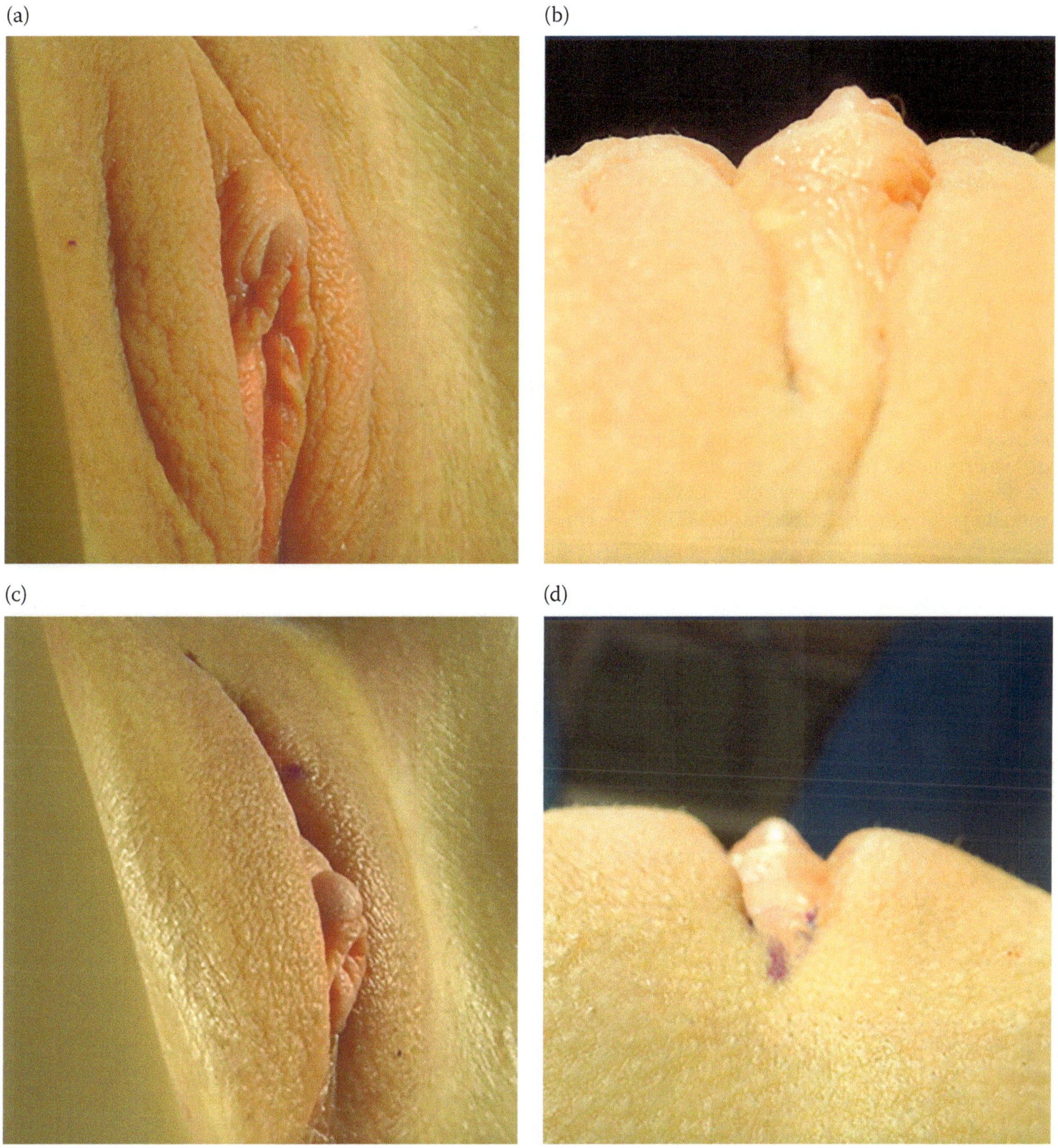

FIGURA 8.16 (a, b) Antes e (d, e) resultados após o procedimento.

Cuidados Pós-Operatórios

Os cuidados pós-operatórios são idênticos aos necessários após a redução dos pequenos lábios. Arejar a ferida e mantê-la limpa e seca são as atividades mais importantes.

REFERÊNCIAS

1. Graves KL, Wilson EA, Greene JW Jr. Surgical technique for clitoral reduction. Obstet Gynecol 59:758, 1982.
2. Alter GJ. Central wedge nymphectomy with a 90-degree Z-plasty for aesthetic reduction of the labia minora. Plast Reconstr Surg 115:2144.
3. de Alencar Felicio Y. Labial surgery. Aesthet Surg J 27:322.
4. Hammori CA, Banwell PE, Alinsod R. Female Cosmetic Genital Surgery. New York: Thieme, 2017:161–180.
5. Apesos J, Jackson R, Miklos JR, et al, eds. Vagina Makeover & Rejuvenation. Cape Town: MWP Media, 2008.

9 Vaginoperineoplastia com Fio Único

Alexander Bader

INTRODUÇÃO

Uma das intervenções cirúrgicas mais comuns no canal vaginal é o reparo anterior-posterior, geralmente chamado de "colporrafia" (anterior/posterior). A principal indicação dessa intervenção é o que chamamos de prolapsos vaginais. O termo pode incluir o prolapso da bexiga "cistocele", o prolapso do reto "retocele" e o prolapso do intestino "enterocele". Em muitas ocasiões, uma combinação de dois ou todos os três tipos de prolapso pode ser observada no mesmo paciente. O principal motivo é a falta de suporte anatômico dos músculos e ligamentos do assoalho pélvico. Como resultado, a paciente geralmente apresenta vários sintomas, incluindo:

- Uma protuberância próxima ou na abertura da vagina
- Sensação de pressão na área pélvica ou no abdome inferior
- Sensação de plenitude
- Sintomas de perda de urina
- Aumento da frequência
- Sensação de incapacidade de esvaziar a bexiga ao urinar
- Dificuldade para começar a urinar
- Pequeno sangramento devido à fricção contínua do órgão exposto
- Prisão de ventre
- Falta de sensibilidade sexual
- Ar preso dentro da cavidade vaginal, que frequentemente produz som
- Corrimento vaginal excessivo

Os sintomas anteriores podem piorar a qualidade de vida. Um simples exame ginecológico pode fazer o diagnóstico dos defeitos anatômicos anteriores. Entretanto, o reparo das situações anteriores geralmente é cirúrgico, e a cirurgia pode ser extensa e radical.

Nos últimos anos, devido ao estilo de vida e à menor frequência de gestações, menos mulheres estão sofrendo de graus significativos de prolapso. No entanto, mulheres significativamente mais jovens estão sofrendo de relaxamento da parede vaginal sem prolapso. A parede vaginal é elástica, e os músculos superficiais estão fracos devido à falta de exercícios ou até mesmo a danos durante o parto, e a situação poderia ser descrita como um pequeno prolapso. Muitas sofrem o mesmo quando perdem peso significativo. Essas pacientes têm como principal preocupação a falta de sensação sexual e, portanto, de prazer. Raramente elas sofrem com a sensação de inchaço e pressão. O vazamento ou fluxo de urina não é um problema. As pacientes estão particularmente buscando melhorar sua função sexual juntamente com a aparência dos tecidos externos ao redor, incluindo, mas não se limitando ao períneo. A disfunção sexual feminina é definida como um distúrbio do desejo sexual, da excitação sexual, do orgasmo e da dor sexual que contribui para o sofrimento pessoal [1]. A disfunção sexual é um distúrbio multifatorial; fatores biológicos, psicossociais e relacionais podem contribuir para a disfunção sexual feminina. Entre esses fatores, o assoalho pélvico parece ter uma influência significativa. A disfunção do suporte vaginal que leva à incontinência, ao prolapso e à disfunção sexual é altamente prevalente [2].

O reparo da parede vaginal posterior parece ser o procedimento mais provável para melhorar a função vaginal geral, estreitar o canal vaginal e reparar os defeitos anatômicos na área perineal. Recentemente, o rejuvenescimento vaginal e a cirurgia vaginal cosmética têm se tornado cada vez mais populares na ginecologia. Com o termo "rejuvenescimento vaginal", muitos se referem à melhora geral da função e da forma. Entretanto, o termo vaginoplastia parece mais preciso e provavelmente está relacionado à intervenção cirúrgica realizada para melhorar a função e a aparência da área genital feminina. Vaginoplastia vem da combinação das palavras "vagina" (genitália feminina) e plastia (*plasty*), uma palavra que deriva da palavra grega "platho", que significa criar uma forma ou dar uma forma – dar uma forma à vagina para melhorar a forma e, consequentemente, a função.

O capítulo descreve uma nova técnica para a realização de perineo-vaginoplastia com um único fio de barbear. A técnica tem como objetivo apertar todo o canal vaginal e reparar o corpo perineal de uma forma muito menos invasiva.

CONSULTA E AVALIAÇÃO

O exame físico é a primeira etapa para determinar as necessidades da paciente. O exame visual e físico envolve uma avaliação ginecológica clássica. Na posição de litotomia, o cirurgião deve observar os detalhes da área e descobrir a variação anatômica que foi criada por um evento específico, como um parto vaginal, um acidente ou até mesmo uma cirurgia anterior (Figs. 9.1 e 9.2).

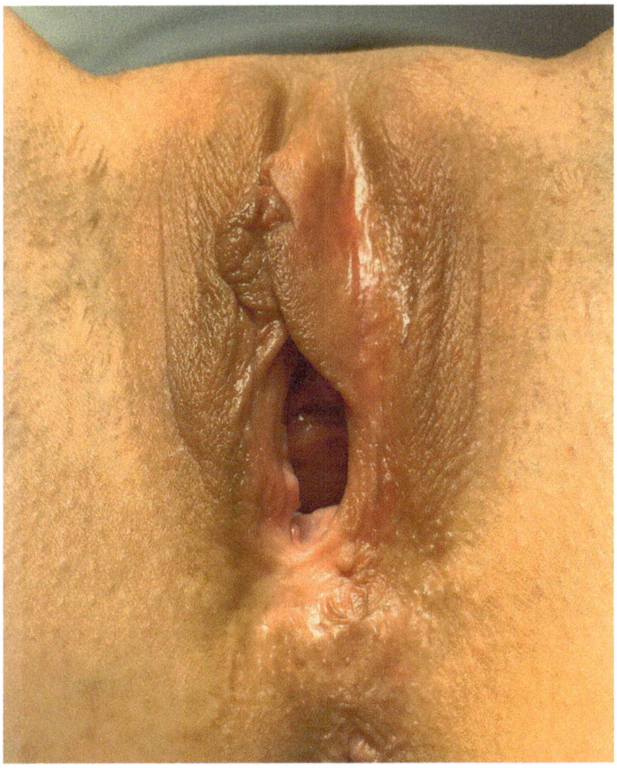

FIGURA 9.1 Lesão perineovaginal após o nascimento.

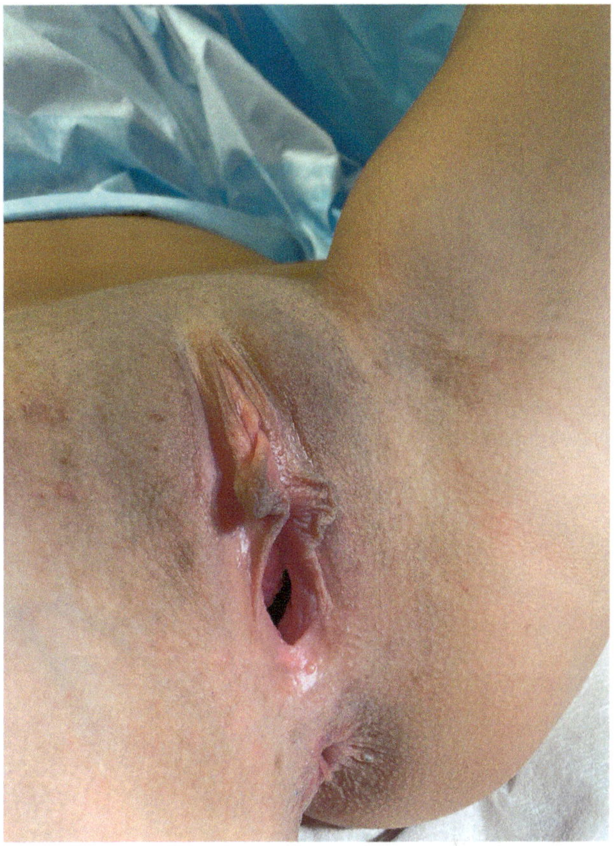

FIGURA 9.2 Lesão perineovaginal após o nascimento.

A inserção do espéculo, o exame manual, a avaliação e a classificação dos músculos vaginais com base na escala de Oxford, o teste de tosse e o exame da posição em pé seriam todos considerados para se ter um quadro completo e uma opinião sobre as solicitações e necessidades da paciente. Como o objetivo da vaginoplastia não é apenas funcional, mas também cosmético, uma avaliação externa é obrigatória. Deve ser feito um exame do corpo perineal, e uma discussão com a paciente sobre outros aspectos anatômicos, como os pequenos e grandes lábios, deve ser estabelecida. É aconselhável que a paciente segure um espelho durante a avaliação externa. Deve-se estabelecer uma discussão interativa sobre a aparência entre o cirurgião e a paciente. A paciente deve apontar o que não gosta e como imagina que a área ficará após o procedimento, e o cirurgião deve ser capaz de oferecer opções e mostrar os possíveis resultados à paciente. A marcação da área durante o exame frequentemente resolve muitas discussões intermináveis.

PREPARAÇÃO PRÉ-CIRÚRGICA

O processo de admissão deve incluir um exame de saúde geral e um teste de gravidez. A paciente foi aconselhada a vir com a área bem depilada. É aconselhável preparar o intestino na noite anterior à cirurgia. A paciente é aconselhada a trazer uma roupa folgada, para que se sinta confortável ao voltar para casa após a cirurgia. A paciente deve assinar os formulários de consentimento de riscos informados do procedimento e os formulários de consentimento de fotografia e se preparar para as fotografias e para a marcação da área. A fotografia é tirada antes da preparação da área. Você pode considerar a captura de litotomia, garantindo que as fotos mostrem claramente a situação vaginal, os defeitos perineais e qualquer outra área anatômica que você planeja operar. A posição em pé é considerada apenas no caso de uma intervenção cosmética externa. A última etapa antes de iniciar a cirurgia é preparar a área com uma solução antisséptica enquanto a paciente está confortável em uma posição de litotomia.

FERRAMENTAS E INSTRUMENTOS

Para realizar uma vaginoperineoplastia de fio único, o cirurgião deve ter preparado bem a mesa de cirurgia. O conjunto padrão para procedimentos menores, como a colporrafia, inclui porta-agulhas, pinças e tesouras. A mesa também deve incluir:

- 2 grampos de toalha Edna Lorna "4 em comprimento" (Fig. 9.3)
- 4 grampos Pratt em forma de T "6 em comprimento" (Fig. 9.4)
- Tesoura Alinsod A1, curva em S, formato/pontas afiadas "9 em comprimento " (Fig. 9.5)
- Com agulha dupla 2-0 monofilamento sutura farpada absorvível sintética com configuração de 30 cm × 30 cm. Agulhas de 18 mm com corte reverso de 3/8 de círculo (Fig. 9.6)

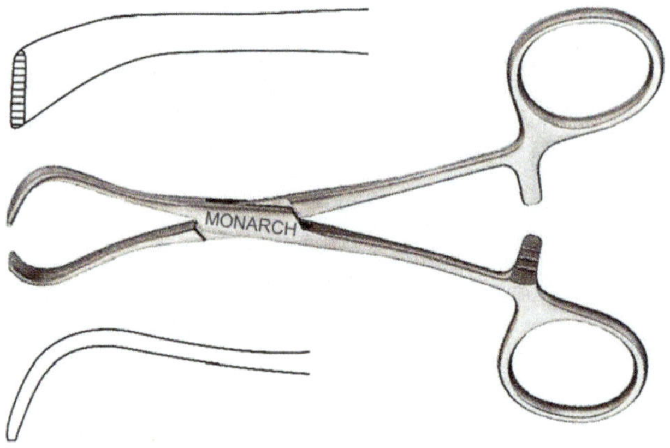

Figura 9.3 Grampo de toalha Edna Lorna.

- *Retractor* Lone Star e 4-6 ganchos elásticos com pontas afiadas (Fig. 9.7)
- Cautério de radiofrequência acoplado a um lápis cirúrgico e ponta de RF Colorado (Fig. 9.8)
- Diatermia acoplada ao lápis cirúrgico e à ponta da agulha de dissecção de Colorado (Fig. 9.9)

DESEMPENHO CIRÚRGICO (PASSO A PASSO)

Anestesia

Anestesia Local

Trinta minutos antes da cirurgia, a paciente coloca um creme anestésico (anestésicos tópicos compostos de benzocaína, lidocaína e tetracaína) diretamente nos lábios e diretamente no corpo do clitóris. A anestesia local é administrada

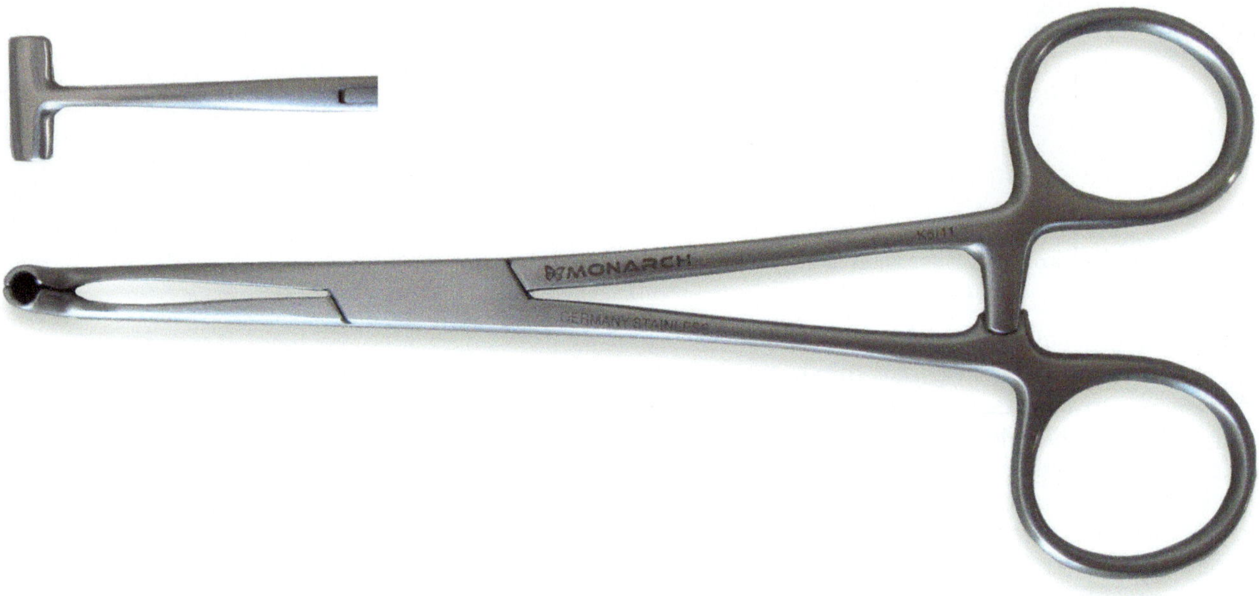

Figura 9.4 Grampo Pratt em forma de T.

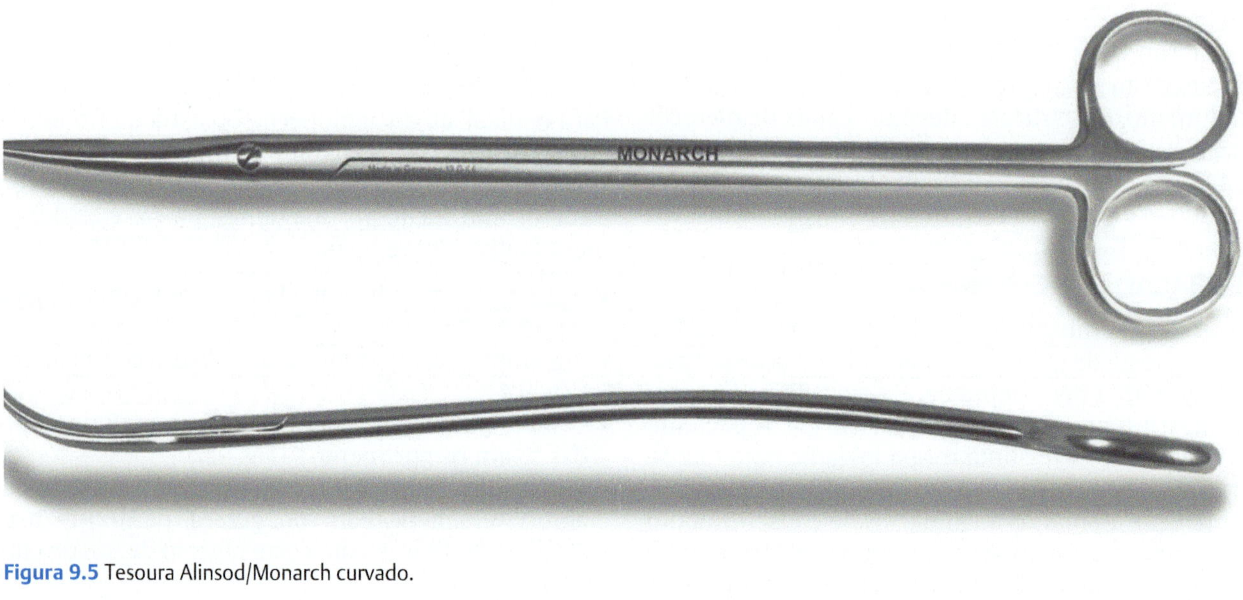

Figura 9.5 Tesoura Alinsod/Monarch curvado.

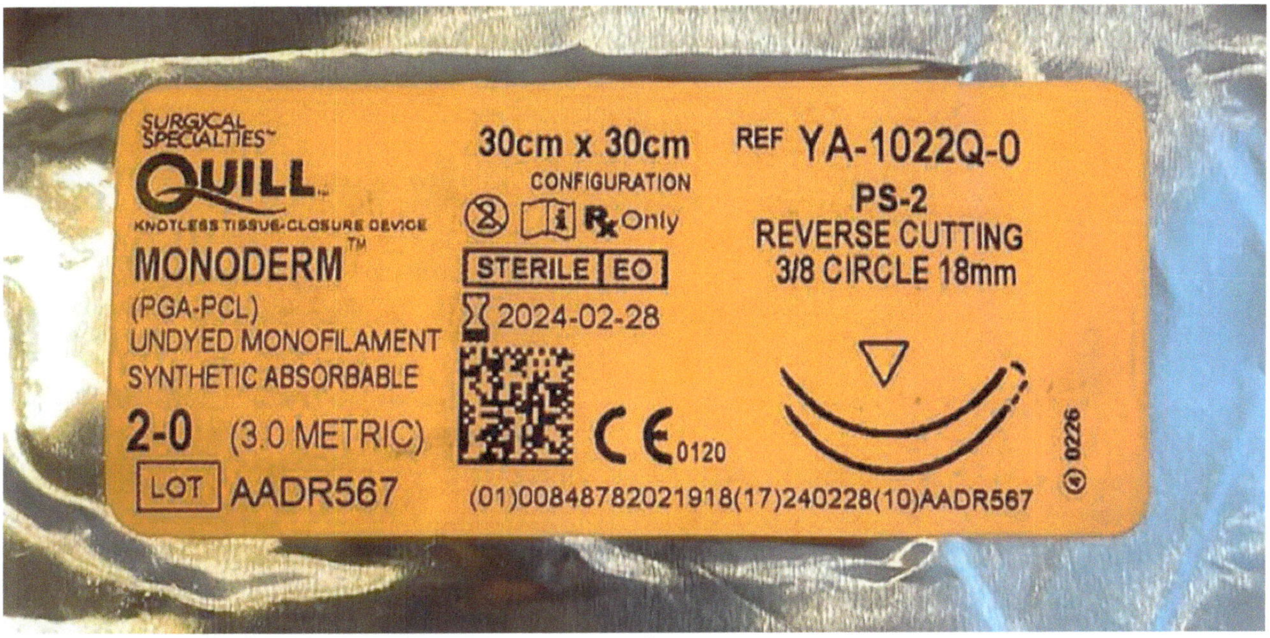

FIGURA 9.6 Linha de barbante com agulha dupla.

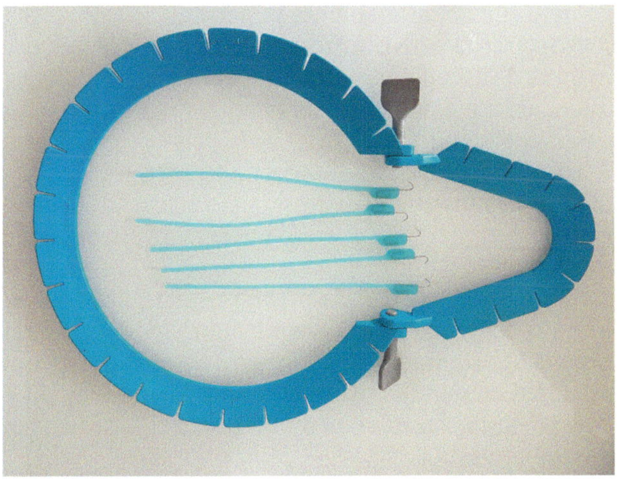

FIGURA 9.7 Afastador Lone Star com ganchos elásticos.

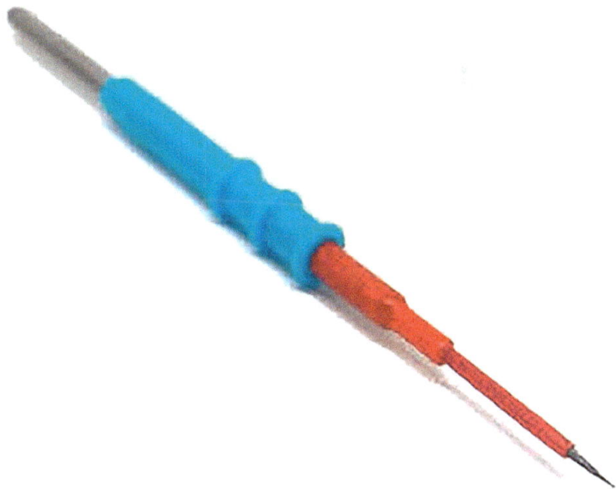

FIGURA 9.8 Agulha de corte RF Colorado.

diretamente nos lábios. A marcaína 0,25% é injetada sem mistura. As injeções são feitas sob as linhas de marcação usando uma agulha 30 G. A área parecerá ligeiramente inchada, mas não é proibido intervir. Às vezes, é necessário redefinir a marcação, pois ela pode desaparecer durante a injeção da anestesia local. Portanto, é altamente recomendável anestesiar e operar diretamente no mesmo lado. O outro lado deve ser operado separadamente.

Bloqueio do Nervo Pudendo [3]

O objetivo do bloqueio do nervo pudendo é bloquear o nervo quando ele entra no forame ciático menor, 1 cm inferior e medialmente, em relação à fixação do ligamento sacroespinhoso à espinha isquiática (Fig. 9.10). Diferentes abordagens anatômicas são utilizadas para obter bloqueios bem-sucedidos do nervo pudendo. Eles podem ser unilaterais ou bilaterais. A seringa não é acoplada até que a agulha tenha atingido sua posição final imediatamente antes da injeção do agente anestésico.

A abordagem transvaginal para um bloqueio do nervo pudendo é comum para procedimentos obstétricos e ginecológicos. Normalmente, são usados 10 mL por lado, mas isso é variável (Fig. 9.11).

A paciente é colocada na posição de litotomia, e a área vaginal é preparada.

As espinhas isquiáticas podem ser identificadas pela palpação ao longo das paredes laterais posterolaterais da vagina. Se, por algum motivo, as espinhas isquiáticas não puderem ser palpadas diretamente, deve-se identificar a faixa estreita do ligamento sacroespinhoso. Ela pode ser seguida lateralmente do sacro até a respectiva espinha isquiática.

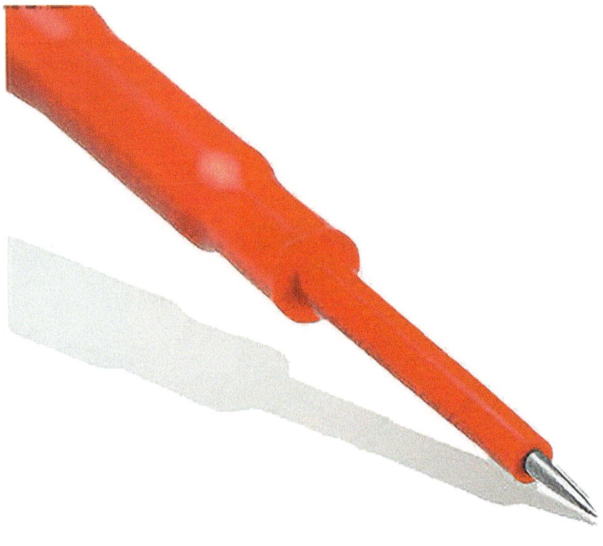

FIGURA 9.9 Agulha de dissecção Colorado.

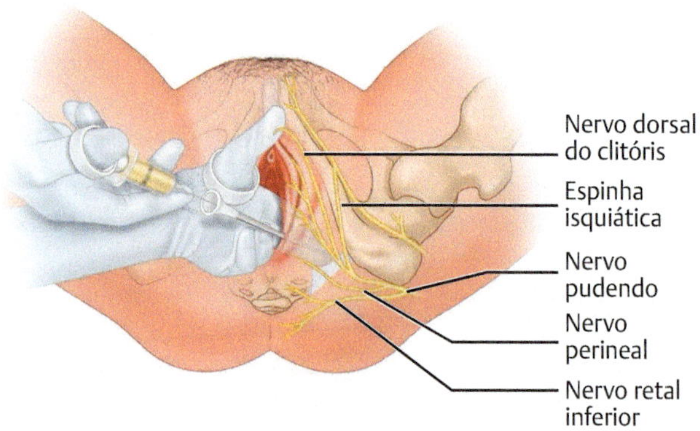

FIGURA 9.10 Bloqueio transvaginal do nervo pudendo. (Da Ref. [4], com permissão).

Uma guia de agulha é delicadamente introduzida de modo que fique sobre a mucosa vaginal ao longo do ligamento sacroespinhoso, aproximadamente 1 cm medial e inferior à espinha isquiática. Recomenda-se o uso de um guia de agulha, como o Iowa Trumpet, para limitar a profundidade de penetração e minimizar a lesão tecidual.

O ligamento sacroespinhoso é perfurado.

A injeção de 3 mL de um anestésico local diretamente no ligamento sacroespinhoso próximo à sua inserção isquiática antes de avançar a agulha espinhal até sua posição final é opcional, mas sugerida para minimizar o desconforto do paciente.

A agulha é passada 1 cm caudal a partir da espinha isquiática até que se note uma perda de resistência ou seja confirmada por imagem [5].

Após a aspiração negativa, o anestésico local é injetado posteriormente à espinha isquiática na fixação do ligamento sacroespinhoso.

Como alternativa, a injeção pode ser realizada apenas medialmente à espinha isquiática [6]. O nervo está localizado logo atrás do ligamento do tecido areolar frouxo. Essa área pode ser identificada por imagens e pela perda de resistência ao avanço da agulha, à medida que o tecido ligamentar é completamente penetrado.

A aspiração para confirmar o posicionamento fora de um espaço vascular é novamente realizada, pois os vasos glúteo inferior e pudendo são imediatamente adjacentes ao nervo pudendo.

É realizado um teste sensorial de picada de agulha ou similar na área anogenital para garantir a anestesia adequada.

O procedimento é repetido no lado oposto para obter um bloqueio bilateral.

A abordagem transperineal é usada para procedimentos anorretais e urológicos e neuralgia pudenda em homens. A orientação por imagem, como a ultrassonografia, é recomendada para essa abordagem (Fig. 9.12).

O paciente, homem ou mulher, será colocado na posição de litotomia.

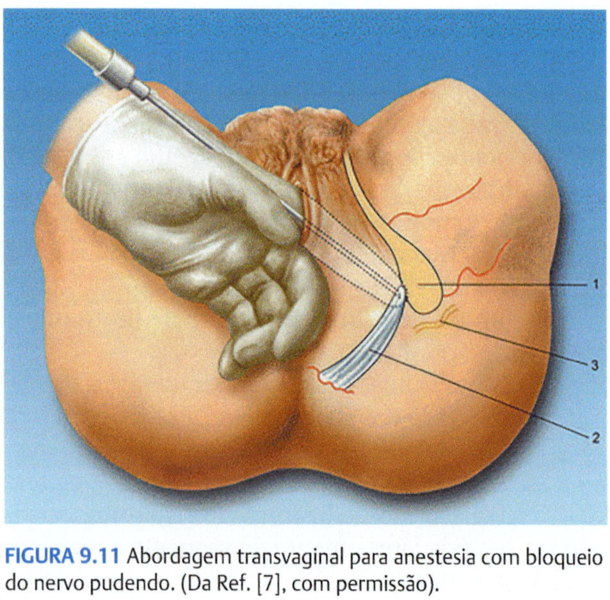

FIGURA 9.11 Abordagem transvaginal para anestesia com bloqueio do nervo pudendo. (Da Ref. [7], com permissão).

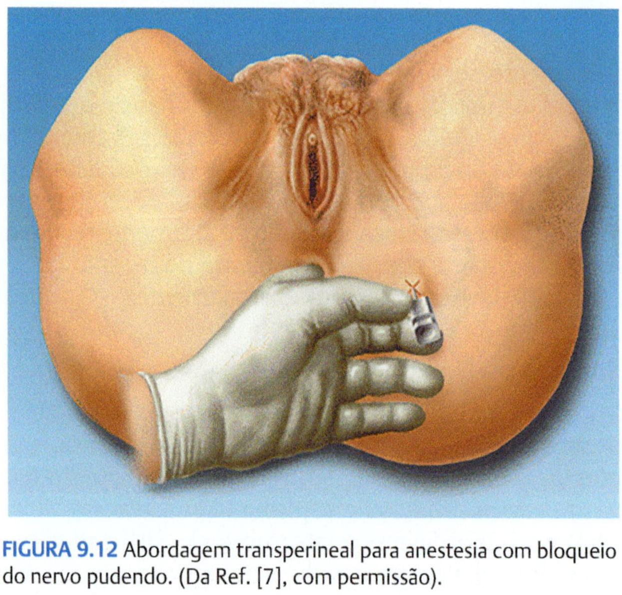

FIGURA 9.12 Abordagem transperineal para anestesia com bloqueio do nervo pudendo. (Da Ref. [7], com permissão).

A pele é preparada.

O dedo indicador do médico é inserido no reto (ou na vagina) para palpar a espinha isquiática.

O ponto de entrada da pele é selecionado 2,5 cm (1 polegada) posteromedialmente à tuberosidade isquiática, conforme determinado por palpação ou imagem.

Após identificar a espinha isquiática, a agulha perfura a pele transperinealmente, medialmente à tuberosidade isquiática.

A agulha é avançada lateralmente ao dedo do médico na direção posterolateral até atingir a espinha isquiática.

A injeção de 3 mL de um anestésico local diretamente no ligamento sacroespinhoso próximo à sua inserção isquiática antes de avançar a agulha espinhal até sua posição final é opcional.

A agulha é então avançada pelo ligamento sacroespinhoso 1 cm medial e inferior à espinha isquiática.

A posição final da agulha pode ser identificada por imagens ou pela perda de resistência ao avanço da agulha, à medida que o tecido ligamentar é completamente penetrado.

Após a aspiração negativa, o anestésico local de escolha é injetado.

É realizado um teste sensorial de picada de agulha ou similar na área anogenital para garantir a anestesia adequada.

O procedimento é repetido no lado oposto para obter um bloqueio bilateral.

Uma abordagem perirretal para o bloqueio do nervo pudendo também foi descrita usando um estimulador de nervo para provocar contrações do esfíncter anal externo [6].

O paciente é posicionado em uma posição reclinada. A pele é preparada.

O dedo indicador do médico é inserido no reto (ou na vagina) para palpar a espinha isquiática.

A agulha é avançada lateralmente ao reto, e o dedo do médico na direção posterolateral até atingir a espinha isquiática [8].

A injeção de 3 mL de um anestésico local diretamente no ligamento sacroespinhoso próximo à sua inserção isquiática antes de avançar a agulha espinhal até sua posição final é opcional.

A agulha é então avançada pelo ligamento sacroespinhoso 1 cm medial e inferior à espinha isquiática.

A posição final da agulha pode ser identificada por imagem, pelo tônus esfincteriano anal máximo na estimulação nervosa da agulha ou pela perda de resistência ao avanço da agulha, à medida que o tecido ligamentar é completamente penetrado.

Após a aspiração negativa, o anestésico local de escolha é injetado.

É realizado um teste sensorial de picada de agulha ou similar na área anogenital para garantir a anestesia adequada.

O procedimento é repetido no lado oposto para obter um bloqueio bilateral.

Uma abordagem transglútea também foi descrita e é semelhante às técnicas revisadas anteriormente [9,10].

Uma injeção de teste de bloqueio pudendo diretamente no canal de Alcock às vezes é realizada usando contraste sob orientação de imagem para ajudar a indicar se a cirurgia de descompressão cirúrgica provavelmente será bem-sucedida [9,11].

O efeito de um bloqueio do nervo pudendo geralmente é imediato, dentro de 5 minutos, mas pode levar até 20 minutos para ser totalmente eficaz [12]. Dependendo dos sintomas clínicos e do tipo de procedimento, o bloqueio do nervo pudendo é unilateral ou bilateral. Os bloqueios do nervo pudendo podem ser realizados com ou sem orientação de ultrassom em mulheres. No entanto, em pacientes do sexo masculino, os bloqueios do nervo pudendo são normalmente realizados com orientação por ultrassom devido a desafios na identificação dos pontos de referência anatômicos [13]. Os bloqueios do nervo pudendo sob orientação de MRI, fluoroscopia (braço em C) ou CT também foram descritos, mas são métodos menos usados. A ultrassonografia também evita a exposição do paciente à radiação ionizante e é ideal para pacientes que precisam de bloqueios nervosos repetidos.

A causa mais comum de falha do bloqueio pudendo é não dar tempo suficiente de anestesia. Se um bloqueio bilateral só for eficaz em um lado, podem-se administrar mais 5 mL de anestésico no lado não afetado. Até 50% de todos os bloqueios do nervo pudendo podem falhar em pelo menos um lado, embora a taxa média de falha seja de cerca de 20% [14,15]. Isso geralmente ocorre devido à técnica inadequada decorrente da falta de treinamento ou experiência do médico [15-17].

Os bloqueios do nervo pudendo podem anestesiar com eficácia o períneo posterior, o ânus, a parte inferior da vagina, a vulva/escroto e o pênis [18]. Entretanto, os bloqueios bem-sucedidos do nervo pudendo não afetarão a sensação no períneo anterior, suprida por ramos dos nervos genitofemoral e ilioinguinal. Eles também não afetam o colo do útero ou a abóbada vaginal superior e são ineficazes no controle da dor causada por manipulações uterinas [5,19].

A sensação vaginal superior, cervical e uterina inferior se dá por meio do plexo ureterovaginal, que pode ser anestesiado por meio de um bloqueio do nervo paracervical [20,21]. Os anestésicos locais são administrados por via submucosa, logo após a junção uterocervical [22]. Isso bloqueia efetivamente a transmissão dos nervos sensoriais e da dor nos gânglios paracervicais [23]. Como pode causar bradicardia fetal, os bloqueios paracervicais geralmente não são realizados nos Estados Unidos; a epidural e outros métodos de controle da dor também estão amplamente disponíveis [24,25].

O uso prolongado de bloqueios intermitentes (geralmente mensais ou conforme a necessidade) do nervo pudendo pode ser usado com sucesso para aliviar a neuralgia pudenda. Ainda assim, há evidências de que ele pode perder a eficácia após 2 anos [26]. Nesse ponto, terapias alternativas, como a cirurgia descompressiva, podem ser utilizadas.

Sedação IV/Geral

Este é um processo que geralmente é realizado por um anestesista. Entretanto, isso está além do escopo do presente capítulo.

MARCAÇÃO

Para obter resultados simétricos precisos, a marcação deve começar na área perineal – deve ser feito um desenho em forma de "V" (Fig. 9.13). A asa superior de cada lado deve estar no nível inferior dos pequenos lábios, e a ponta inferior deve ser suficiente para remover qualquer cicatriz ou pele enrugada do períneo. Por motivos de segurança, é necessário manter pelo menos 1,5 cm entre a ponta inferior do "V" e o ânus. O marcador de pele usado é do tipo estéril para uso em marcações cirúrgicas (Fig. 9.14). Você pode completar a marcação

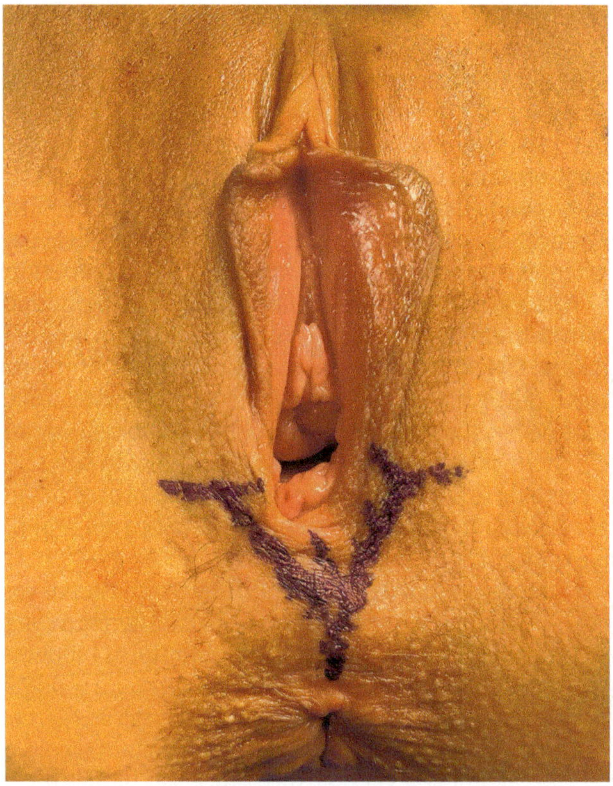

FIGURA 9.13 Marcação do períneo.

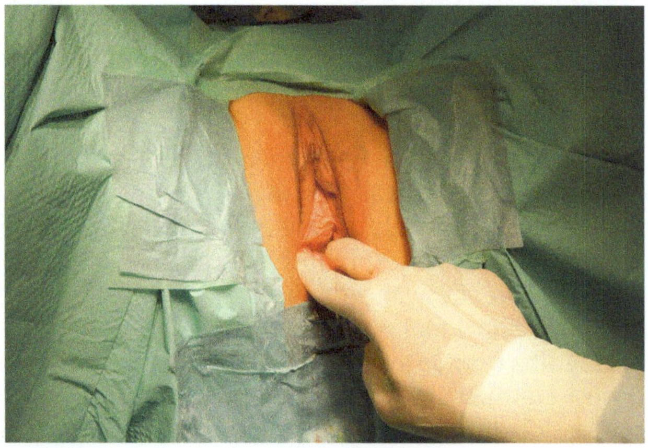

FIGURA 9.15 Revisão clínica do campo cirúrgico.

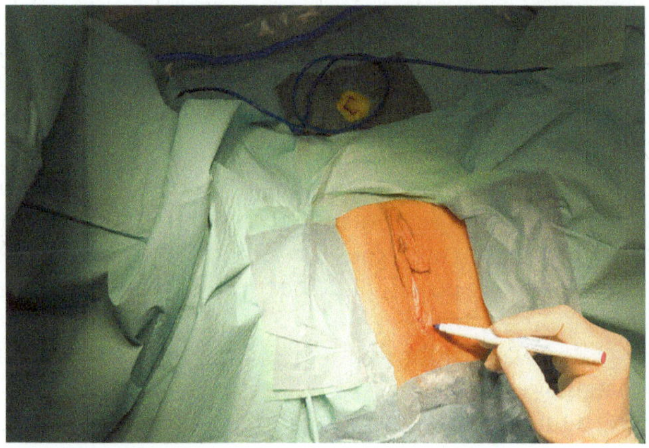

FIGURA 9.16 Comece a marcar a partir da borda inferior dos pequenos lábios.

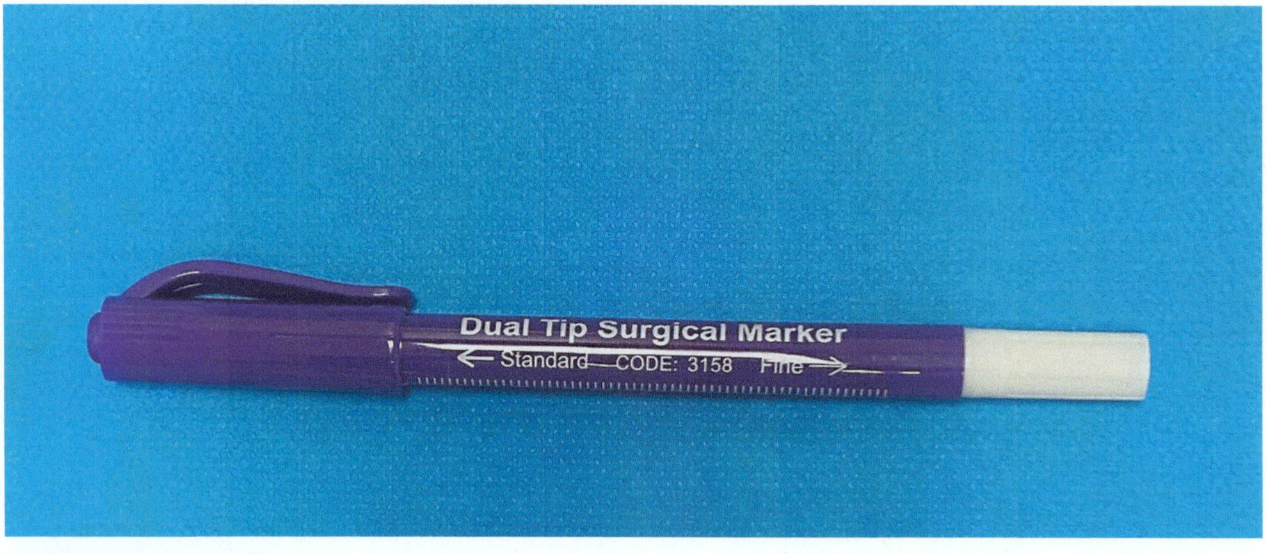

FIGURA 9.14 Marcador de pele.

traçando uma linha da ponta até a borda superior do ânus e traçando linhas em direção à virilha. Dessa forma, você terá mais controle sobre as incisões quando começar a realizá-las.

TÉCNICA

A técnica inclui uma revisão da área em perspectiva para a intervenção cirúrgica. Examine com um ou dois dedos para avaliar a frouxidão e os aspectos anatômicos do períneo, dos introitos e da parede vaginal posterior (Fig. 9.15). Marque a área cirúrgica em perspectiva. Deve-se fazer um desenho em "V", certificando-se de que a borda superior da asa esteja logo abaixo da borda inferior dos pequenos lábios (Fig. 9.16). Complete o desenho do V em ambos os lados (Fig. 9.17). Uma dissecção superficial na área marcada deixa uma aba livre

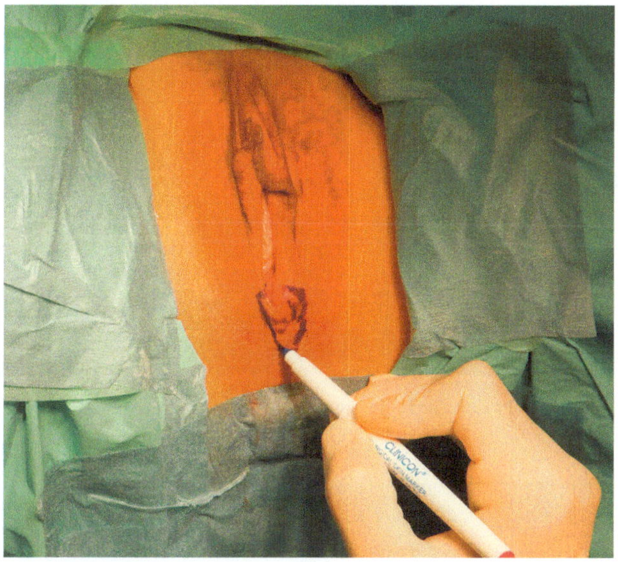

FIGURA 9.17 Concluindo a marcação da área.

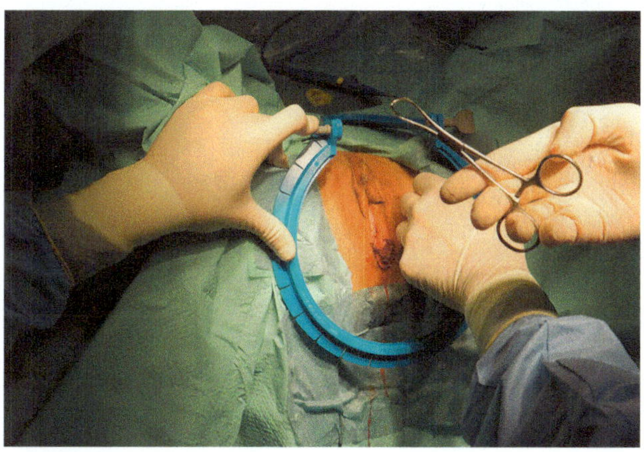

FIGURA 9.18 Ajuste do retrator.

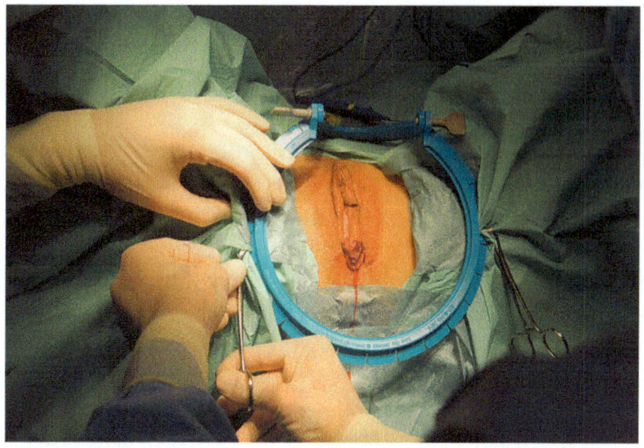

FIGURA 9.19 Ajuste do retrator.

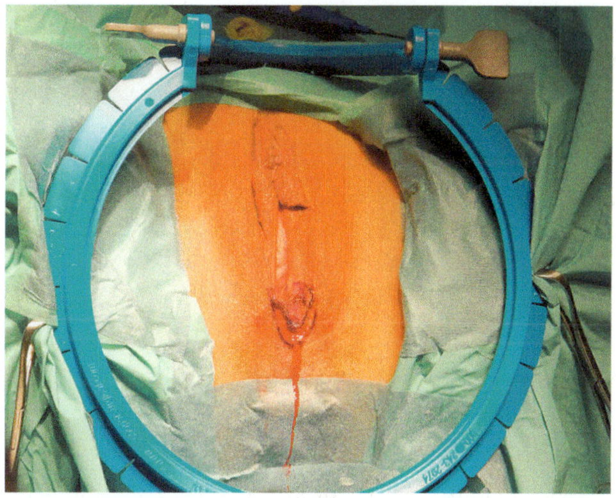

FIGURA 9.20 Folha livre após dissecção da pele introital.

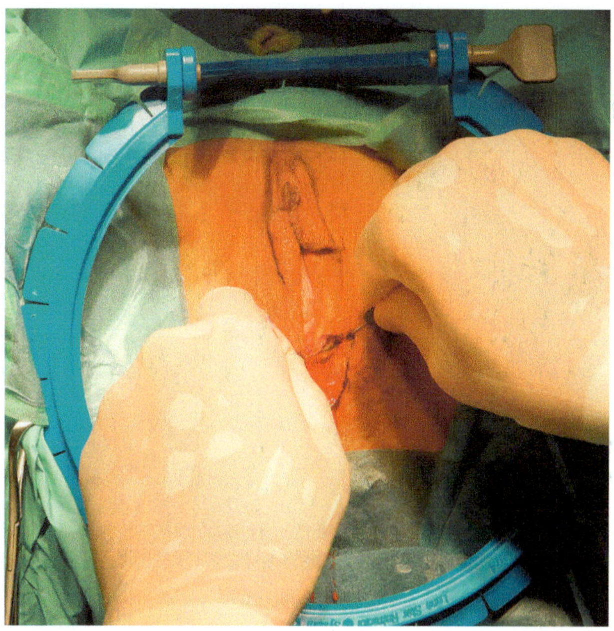

FIGURA 9.21 Colocação do gancho elástico.

(Fig. 9.20). Será feito um ajuste do afastador Lone Star. A cauda pequena será colocada na área púbica do paciente depois que a litotomia tiver sido perfeitamente realizada. A cauda grande é ajustada para incluir o campo cirúrgico. O afastador é estabilizado pelos grampos de toalha Edna Lorna (Figs. 9.18 e 9.19). Quatro ganchos elásticos são colocados nos cantos para permitir a separação total da entrada vaginal: dois são enganchados na parte superior do desenho em forma de "V" para retrair e separar a parte posterior e os outros dois na parte superior interna dos pequenos lábios para retrair a parte anterior (Figs. 9.21-9.25). Agora devemos ser capazes de observar todas as paredes vaginais e o canal vaginal até o colo do útero. O próximo passo é infiltrar 20-30 mL de NaCl 0,9% na parede vaginal posterior diretamente sob a mucosa (Fig. 9.26). Isso é feito para ajudar na próxima etapa da dissecção. Você também pode misturar o fluido com anestesia local para dar mais conforto à paciente 24 horas após a cirurgia. A mistura recomendada é de 10 mL de lidocaína 2% e 10 mL de NaCl 0,9%, tudo misturado com um vasoconstritor diluído. Uma agulha de 23 G (azul) pode realizar a infiltração.

A próxima etapa é segurar a parte superior da parede vaginal posterior (ápice vaginal) usando uma pinça Allis. A elevação é importante para permitir fácil acesso sob a mucosa durante a próxima etapa (Fig. 9.27). A tesoura Metzenbaum é usada para criar um túnel posterior sob a mucosa (Fig. 9.28), e um corte longitudinal é feito começando da base em direção ao ápice vaginal (Fig. 9.29).

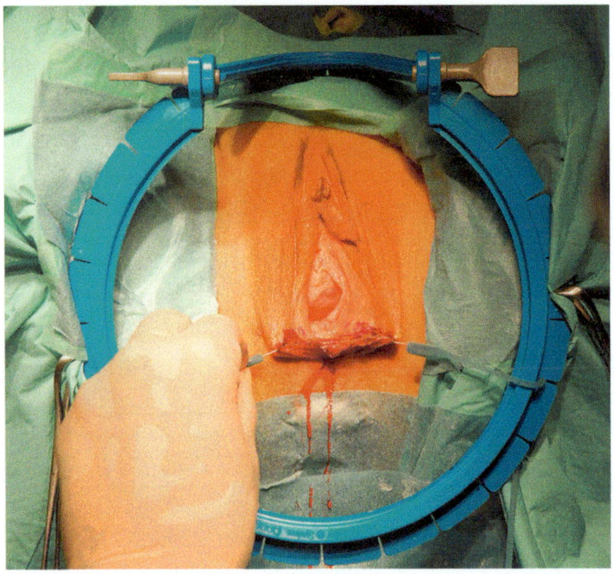

FIGURA 9.22 Colocação do gancho elástico.

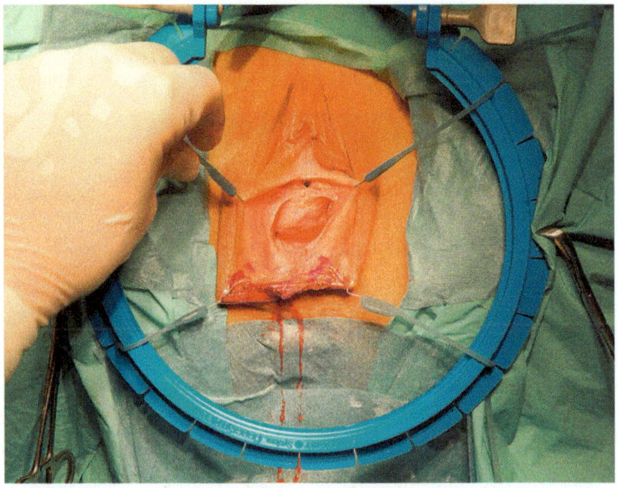

FIGURA 9.24 Colocação do gancho elástico.

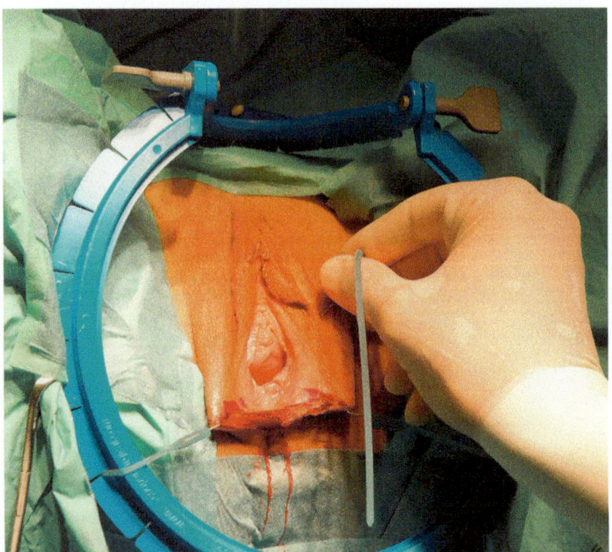

FIGURA 9.23 Colocação do gancho elástico.

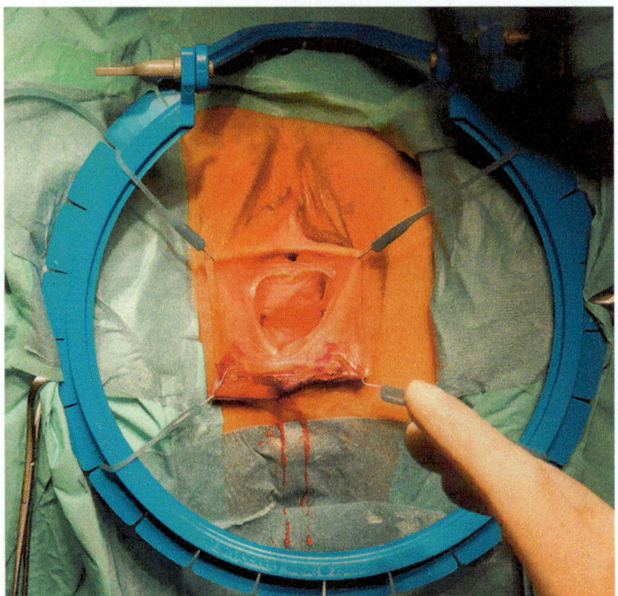

FIGURA 9.25 Colocação do gancho elástico.

Isso para onde colocamos a pinça Allis. O procedimento continua inicialmente com a fixação das abas laterais livres da parede vaginal, usando as pinças em forma de "T" de Pratt (Fig. 9.30). Em seguida, é realizada a dissecção do epitélio vaginal da parede vaginal posterior. Normalmente, isso pode ser feito com gazes umedecidas, *laser*, radiofrequência ou até mesmo diatermia simples.

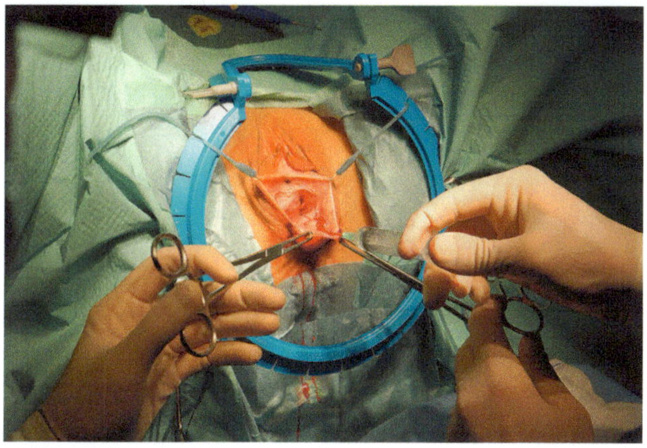

FIGURA 9.26 Infiltração submucosa com NaCl 0,09%. É usada uma agulha de 23 G.

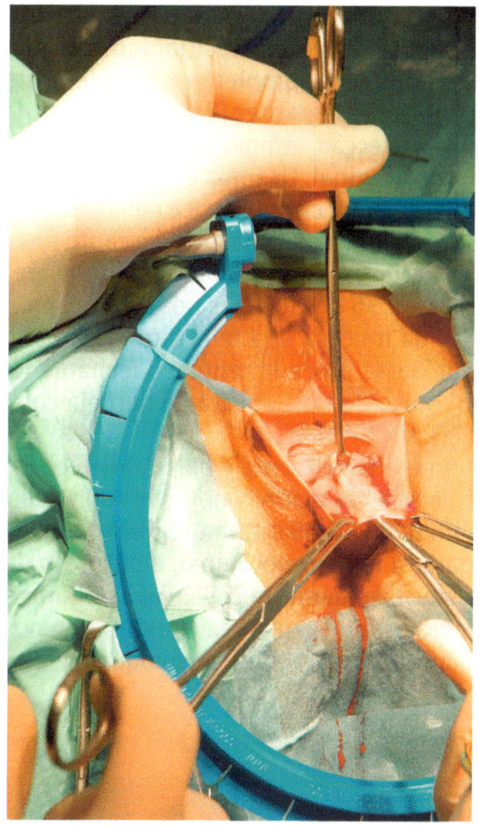

FIGURA 9.28 Criação de túneis.

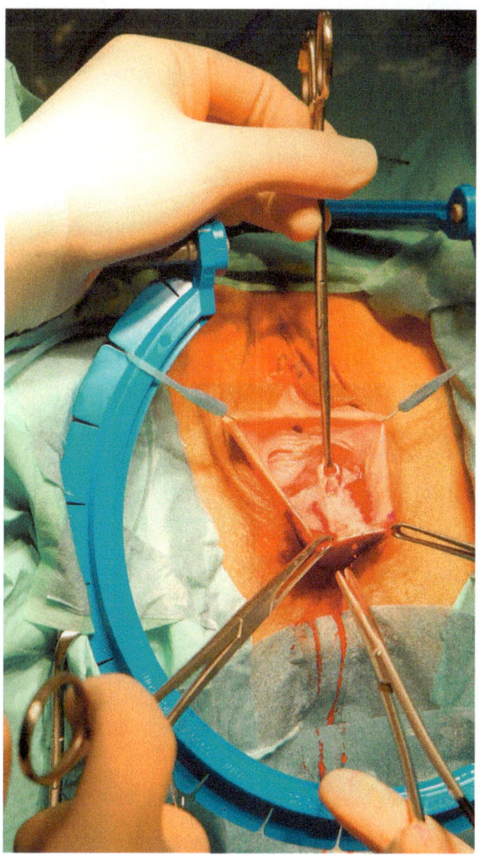

FIGURA 9.27 Elevação do ápice.

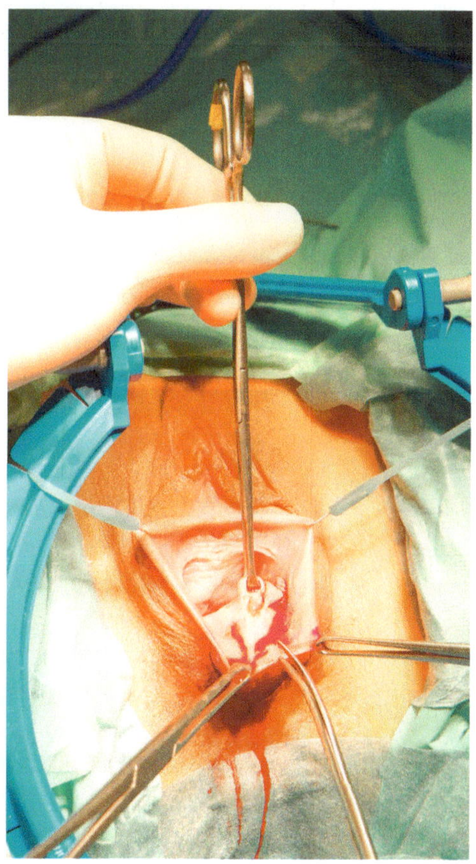

FIGURA 9.29 Incisão posterior.

(a) (b)

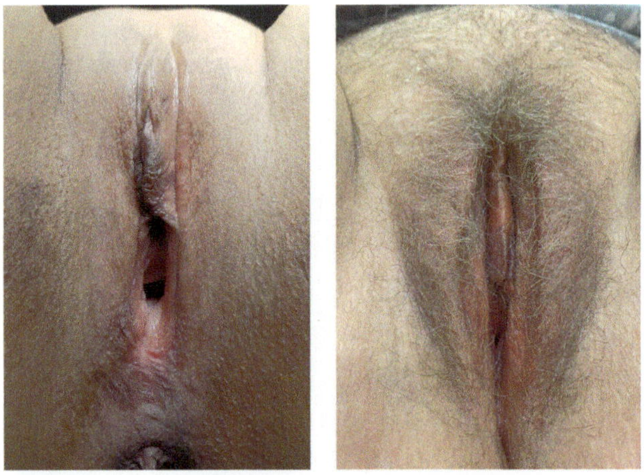

FIGURA 9.46 Caso 3: (a) antes e (b) depois da cirurgia.

COMPLICAÇÕES

Em geral, o procedimento raramente apresenta complicações. Entretanto, no intraoperatório, a complicação mais comum é a perfuração retal, e o cirurgião deve saber como reconhecê-la quando ocorrer e como lidar com ela. No pós-operatório, podem ocorrer algumas complicações:

- Infecções (que podem ser evitadas com a administração de antibióticos após a cirurgia)
- Cistite e uretrite
- Deiscência parcial da ferida
- Dor no períneo muito apertado
- Dor por excesso de correção do elevador do ânus
- Dispareunia
- Sangramento
- Fístula retovaginal [27,28]

(a) (b)

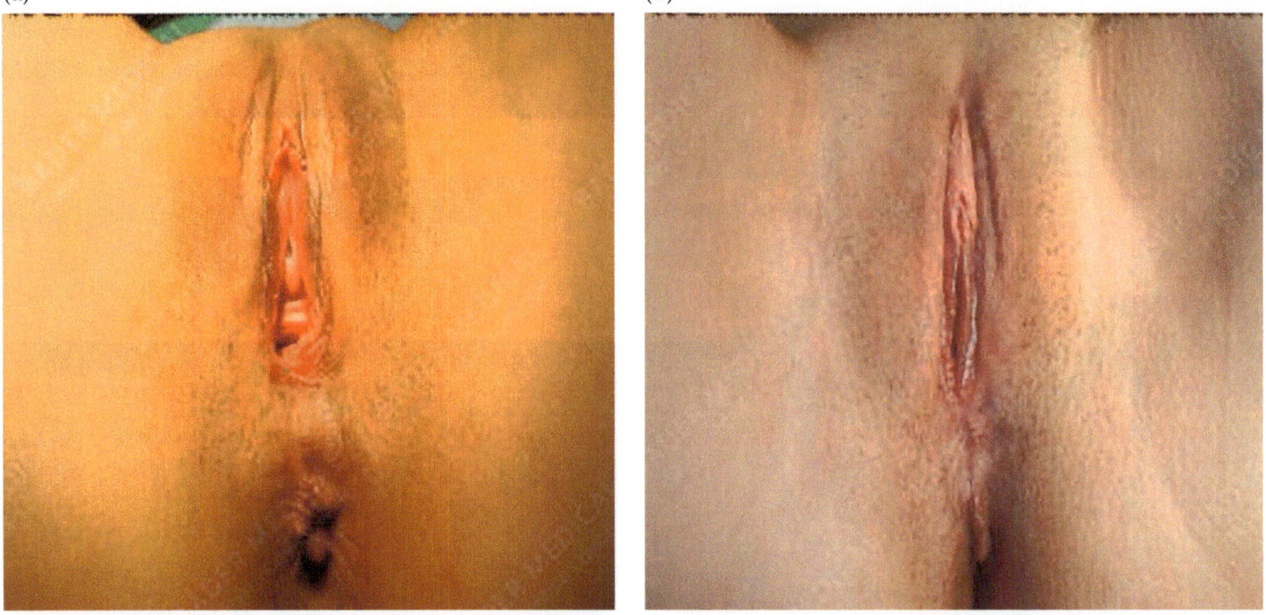

FIGURA 9.47 Caso 4: (a) antes e (b) depois da cirurgia.

ser prescrito, pois ajuda no processo de cicatrização. O plasma rico em plaquetas (PRP) também pode ser usado para melhorar a velocidade e a qualidade da cicatrização. O PRP pode ser aplicado imediatamente após a cirurgia e repetido quando a paciente comparecer após dois meses para a terceira consulta de acompanhamento. É aconselhável parar de fumar antes da realização da cirurgia. No entanto, é preciso esclarecer que a qualidade da cicatrização pode ser afetada. O cronograma padrão de acompanhamento pós-operatório é uma consulta uma semana após a cirurgia, um mês depois e mais uma consulta dois meses depois. Isso pode ser modificado com base no progresso da cicatrização e da recuperação.

Referências

1. Basson R, Berman J, Burnett A, et al. Report of the international consensus development conference on female sexual dysfunction: definitions and classifications. J Urol. 2000;163(3):888–893.
2. Pauls RN, Segal JL, Silva WA, et al. Sexual function in patients presenting to an urogynecology practice. Int Urogynecol J. 2006;17(6):576–580.
3. Ghanavatian S, Leslie SW, Derian A. Pudendal Nerve Block. StatPearls Publishing; Treasure Island, Florida, USA: 2020.
4. Chaturvedi R, Reddy R, Chakravarthy K. Neuropathic pain: pudendal nerve block. In: Banik RK (ed.), Anesthesiology In-Training Exam Review. Springer, Champagne, Illinois, USA. 2022; 319–322.

5. Vancaillie T, Eggermont J, Armstrong G, et al. Response to pudendal nerve block in women with pudendal neuralgia. Pain Med. 2012;13(4):596–603.
6. Choi SS, Lee PB, Kim YC, Kim HJ, Lee SC. C-arm-guided pudendal nerve block: a new technique. Int J Clin Pract. 2006;60(5):553–556.
7. Bellingham G, Peng WHP. Pudendal nerve blockade. In Jankovic D, Peng WHP, (eds.), Regional Nerve Blocks in Anesthesia and Pain Therapy: Traditional and Ultrasound-Guided Techniques 5E. Springer, Champagne, Illinois, USA2022; 737–751.
8. Kim SH, Song SG, Paek OJ, et al. Nerve-stimulator-guided pudendal nerve block by pararectal approach. Colorectal Dis. 2012;14(5):611–615.
9. Ricci P, Wash A. Pudendal nerve block by trans gluteal way guided by computed tomography in a woman with refractory pudendal neuralgia expressed like chronic perineal and pelvic pain. Arch Esp Urol. 2014;67(6):565–571.
10. Ploteau S, Perrouin-Verbe MA, Labat JJ, et al. Anatomical variants of the pudendal nerve observed during a transgluteal surgical approach in a population of patients with pudendal neuralgia. Pain Physician. 2017;20(1):E137–E143.
11. Levesque A, Bautrant E, Quistrebert V, et al. Recommendations on the management of pudendal nerve entrapment syndrome: a formalised expert consensus. Eur J Pain. 2022;26(1):7–17.
12. Zador G, Lindmark G, Nilsson BA. Pudendal block in normal vaginal deliveries. Acta Obstet Gynecol Scand Suppl. 1974;(34):51–64.
13. Kalava A, Pribish AM, Wiegand LR. Pudendal nerve blocks in men undergoing urethroplasty: a case series. Rom J Anaesth Intensive Care. 2017;24(2):159–162.
14. Scudamore JH, Yates MJ. Pudendal block – a misnomer? Lancet. 1966;1(7427):23–24.
15. Schierup L, Schmidt JF, Torp Jensen A, Rye BA. Pudendal block in vaginal deliveries. Mepivacaine with and without epinephrine. Acta Obstet Gynecol Scand. 1988;67(3): 195–197.
16. Antolak S, Antolak C, Lendway L. Measuring the quality of pudendal nerve perineural injections. Pain Physician. 2016;19(4):299–306.
17. Ford JM, Owen DJ, Coughlin LB, Byrd LM. A critique of the current practice of transvaginal pudendal nerve blocks: a prospective audit of understanding and clinical practice. J Obstet Gynaecol. 2013;33(5):463–465.
18. Leslie SW, Antolak S, Feloney MP, Soon-Sutton TL. Pudendal Neuralgia. StatPearls Publishing; Treasure Island (FL): 2022.
19. Anderson D. Pudendal nerve block for vaginal birth. J Midwifery Women's Health. 2014 Nov–Dec;59(6): 651–659.
20. Saloheimo AM. Paracervical block anaesthesia in labor. Acta Obstet Gynecol Scand. 1968;47(S5):1–21.
21. Aksoy H, Aksoy U, Ozyurt S, et al. Comparison of lidocaine spray and paracervical block application for pain relief during first-trimester surgical abortion: a randomised, double-blind, placebo-controlled trial. J Obstet Gynaecol. 2016;36(5):649–653.
22. Chanrachakul B, Likittanasombut P, O-Prasertsawat P, Herabutya Y. Lidocaine versus plain saline for pain relief in fractional curettage: a randomised controlled trial. Obstet Gynecol. 2001;98(4):592–595.
23. Gad C. Paracervical block. Acta Obstet Gynecol Scand. 1967;46(1):7–18.
24. Nyirjesy I, Hawks BL, Hebert TJE, et al. Hazards of the use of paracervical block anesthesia in obstetrics. Am J Obstet Gynecol. 1963;87:231–235.
25. Palomäki O, Huhtala H, Kirkinen P. A comparative study of the safety of 0.25% levobupivacaine and 0.25% racemic bupivacaine for paracervical block in the first stage of labour. Acta Obstet Gynecol Scand. 2005;84(10): 956–961.
26. Basol G, Kale A, Gurbuz H, Gundogdu EC, et al. Transvaginal pudendal nerve blocks in patients with pudendal neuralgia: 2-year follow-up results. Arch Gynecol Obstet. 2022;306(4):1107–1116.
27. Goodman MP, Placik OJ, Benson III RH, et al. A large multicenter outcomes study of female genital plastic surgery. J Sex Med. 2010:7(4 pt 1):1565–1577.
28. Iglesia BC, Yunteri-Kaplan I, Alinsod R. Female genital cosmetic surgery: a review of techniques and outcomes. Int Urogynecol J. 2013:24(12):1997–2009.

10 Perineoplastia

Piotr Kolczewski

INTRODUÇÃO

Um parto vaginal normal pode resultar no alargamento da vagina, esticando os tecidos e separando os músculos adjacentes. A frouxidão vaginal pós-parto pode criar uma abertura no períneo e reduzir a sensação de fricção, diminuindo a satisfação sexual [1,2]. Essa abertura também gera várias preocupações funcionais, incluindo aumento/excesso de secreções vaginais devido à exposição da mucosa e aprisionamento de ar vaginal, resultando em sons constrangedores durante a relação sexual [3]. Não menos importante é o fato da deterioração da estética vulvar. Não é de se admirar que 80,4% das mulheres uroginecologistas optariam pela cesárea eletiva [4].

Embora os procedimentos cirúrgicos de aperto vaginal não sejam novos, historicamente eles têm sido realizados para reparos após o parto, e não por questões sexuais ou estéticas [5]. Os poucos estudos realizados mostram que os procedimentos de endurecimento vaginal, inclusive a vaginoplastia e a perineoplastia, estão associados à melhora da função sexual com baixas taxas de complicações [1,3-5].

O aumento cirúrgico da altura do períneo e a redução de sua largura são chamados de perineoplastia. Na maioria dos casos, a perineoplastia é combinada com a colporrafia posterior como um reparo posterior (colpoperineoplastia), porque as retoceles isoladas são relativamente incomuns e são encontradas em aproximadamente 7% das mulheres que se apresentam para reparo cirúrgico [6].

A perineoplastia reduz o comprimento do hiato genital, aumenta o comprimento funcional da parede vaginal posterior, remove a pele perineal redundante e aperta o introito com a aproximação dos músculos perineais transversos superficiais e bulbocavernosos, além de restaurar a integridade do corpo perineal. Esse procedimento é ideal para pacientes com queixas de introito solto que estejam interessadas em melhorar a aparência e a função sexual do períneo pós-parto [5,7-9].

Embora as perineoplastias tenham sido realizadas há muito tempo e estejam associadas a taxas de complicações muito baixas, não há métodos cirúrgicos estabelecidos ou uniformes para a realização do procedimento. Além disso, não há diretrizes publicadas sobre os critérios de seleção de pacientes para perineoplastia [3].

De acordo com Pelosi, a aplicação errônea mais comum da perineoplastia é seu uso sem vaginoplastia na presença de frouxidão do canal vaginal [10]. No entanto, alguns autores pensam o contrário. Levando em conta que, nos procedimentos de excisão da mucosa vaginal, a fibrose e o tecido cicatricial levam à diminuição do fluxo sanguíneo para a vagina, resultando em secura vaginal e dispareunia [7]. Ulubay, em 2016, realizou a perineoplastia em um grupo de 38 mulheres com a sensação de vagina larga. Após a perineoplastia, a taxa de satisfação da paciente foi de 87,9%, e a taxa de satisfação (sensação positiva) de seus parceiros masculinos foi de 92,6%. O número de pacientes que disseram que recomendariam o procedimento a amigos também foi muito alto (87,9%). Os autores acreditam que a perineoplastia isolada, particularmente a fortificação do corpo perineal, não apenas remodela e reforça o períneo, mas também fornece suporte extra para a parede vaginal posterior. Embora perspicaz, esse estudo é limitado pelo pequeno tamanho da amostra de 38 mulheres e pela falta de questionários validados de qualidade de vida [7].

Na uroginecologia, a perineoplastia é realizada como um procedimento terapêutico para manter o suporte pélvico de nível 3 em casos de prolapso de órgãos pélvicos, de acordo com De Lancey [11]. Mais frequentemente, entretanto, o procedimento é realizado por razões estéticas e sexuais, a pedido da paciente, ou para extirpar cicatrizes perineais ou para tratamento de vestibulite vulvar e líquen escleroso vulvar com introito vaginal estenótico [12-14]. A perineoplastia também pode ser realizada para melhorar a satisfação sexual e diminuir a dispareunia causada pelo reparo incorreto da episiotomia [15].

HISTÓRIA

A cirurgia plástica vaginal e perineal começou com o reparo de lacerações perineais obstétricas completas. Com base nos dados disponíveis, essa operação foi sugerida pela primeira vez por Ambroise Pare no século XVI e realizada com sucesso por seu aluno Guillemeau [16].

Embora a Escola Francesa tenha iniciado a operação, chamada de perineauxese, perineossíntese e perineorrafia, foram os alemães liderados por Dieffenbach, professor de cirurgia em Berlim, e seu sucessor, Langenbeck, que lhe deram uma base sólida [17,18].

Naquela época, os suportes dos órgãos genitais eram um mistério. As causas dos prolapsos eram desconhecidas. O fechamento parcial da vagina foi planejado como um método de tratamento puramente empírico. Com um objetivo semelhante, pequenas áreas da parede vaginal foram desnudadas com uma faca. Um dos primeiros a fazer isso foi Fricke, de Hamburgo, em 1831 [16,19].

Tiras de diferentes formas e tamanhos foram retiradas de vários aspectos da vagina por Diffenbach, Friecke, Ireland, Velpeau, Roux, Stolz e outros. Todas essas operações receberam o nome de *elytrorrhaphy* (origem grega, uma costura da bainha ou cobertura) [16].

Entre os muitos que desenvolveram a colpoperineorrafia posterior na segunda metade do século XIX estão Sims, Emmet, Lawson, Martin, Schroder, Dolores e Hegar. Cada um deles modificou a forma da incisão, o método de sutura e outros detalhes. Hegar (1870) foi responsável pelo clássico desnudamento triangular. No início do século XX, a colpoperineorrafia era frequentemente referida como a operação de Hegar [16,20,21].

Historicamente, na década de 1880 – Emmet – e – na década de 1910 – Kelly descreveram o reparo posterior e a perineorrafia que ainda são realizados atualmente. Eles enfatizaram a realização da perineorrafia como um componente importante do reparo de prolapso posterior [22,23].

ANATOMIA CIRÚRGICA DA REGIÃO: CONSIDERAÇÕES E CONTROVÉRSIAS

A perineoplastia não consiste apenas em estreitar o introito vaginal por meio da excisão e da costura da pele perineal. Essa abordagem bastante comum resulta na criação de uma faixa de pele não anatômica que leva à dispareunia. Da mesma forma, o estreitamento do introito vaginal com fios pode produzir bons resultados estéticos, mas não é capaz de reconstruir o períneo porque não se refere à essência da perineoplastia, que é reforçar os músculos perineais e o corpo perineal.

Os músculos perineais formam o piso do períneo anterior e estão sujeitos a variações contínuas na pressão intra-abdominal. Eles respondem por meio de contração, uma ação mediada pelo reflexo tensão-períneo [24]. A contração do músculo perineal protege o períneo contra o aumento da pressão intra-abdominal com um aumento prolongado da pressão intra-abdominal que excede os limites fisiológicos normais (gravidez, parto vaginal). Os músculos perineais enfraquecem, subluxam e cedem, resultando na descida do períneo [24] (Figs. 10.1 e 10.2).

O principal objetivo da perineoplastia é a restauração do corpo perineal.

O corpo perineal é a influência dos músculos perineais e do esfíncter anal externo. É possível que, quando submetido à tensão de outras alterações estruturais, como lesão do elevador do ânus ou comprometimento fascial do colágeno, a influência dos músculos seja lentamente separada. Essa possibilidade é apoiada por um trabalho de dissecção de cadáveres que mostra a subluxação dos músculos que normalmente se fixariam no corpo perineal [25]. Vale ressaltar que, tradicionalmente, o corpo perineal tem sido considerado o tendão central do períneo. No entanto, foi demonstrado que esse é um termo errôneo, pois o corpo perineal é uma confluência de músculos e, histologicamente, não é um tendão [26].

É possível obter imagens claras do compartimento posterior do assoalho pélvico usando o ultrassom transperineal 2D. O corpo perineal pode ser medido no ultrassom 2D em seu comprimento, altura, perímetro e área. Um corpo perineal pequeno (menos de 2,4 cm^2) está fortemente associado ao prolapso do compartimento posterior [27].

Essas constatações apoiam o pensamento de Emmet e Kelly, que enfatizaram a importância da perineorrafia, ou seja, a reconstrução do corpo perineal no reparo do prolapso vaginal [22,23].

(a) (b)

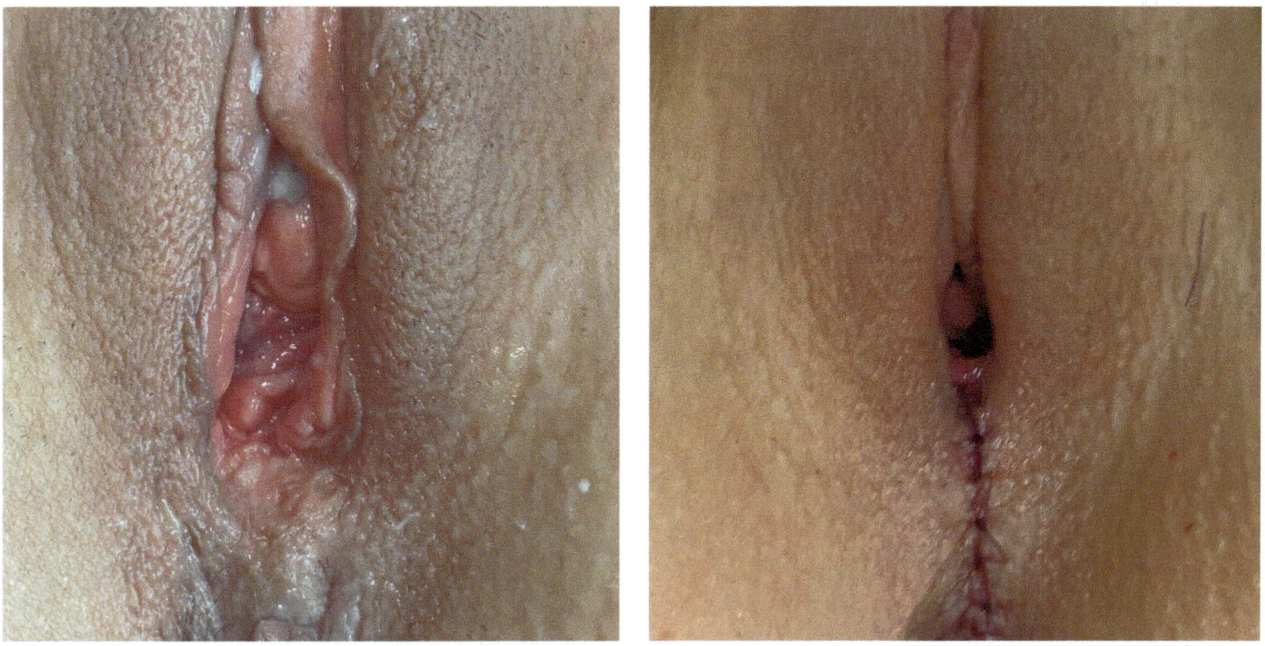

FIGURA 10.1 (a) Antes e (b) depois da operação.

(a) (b)

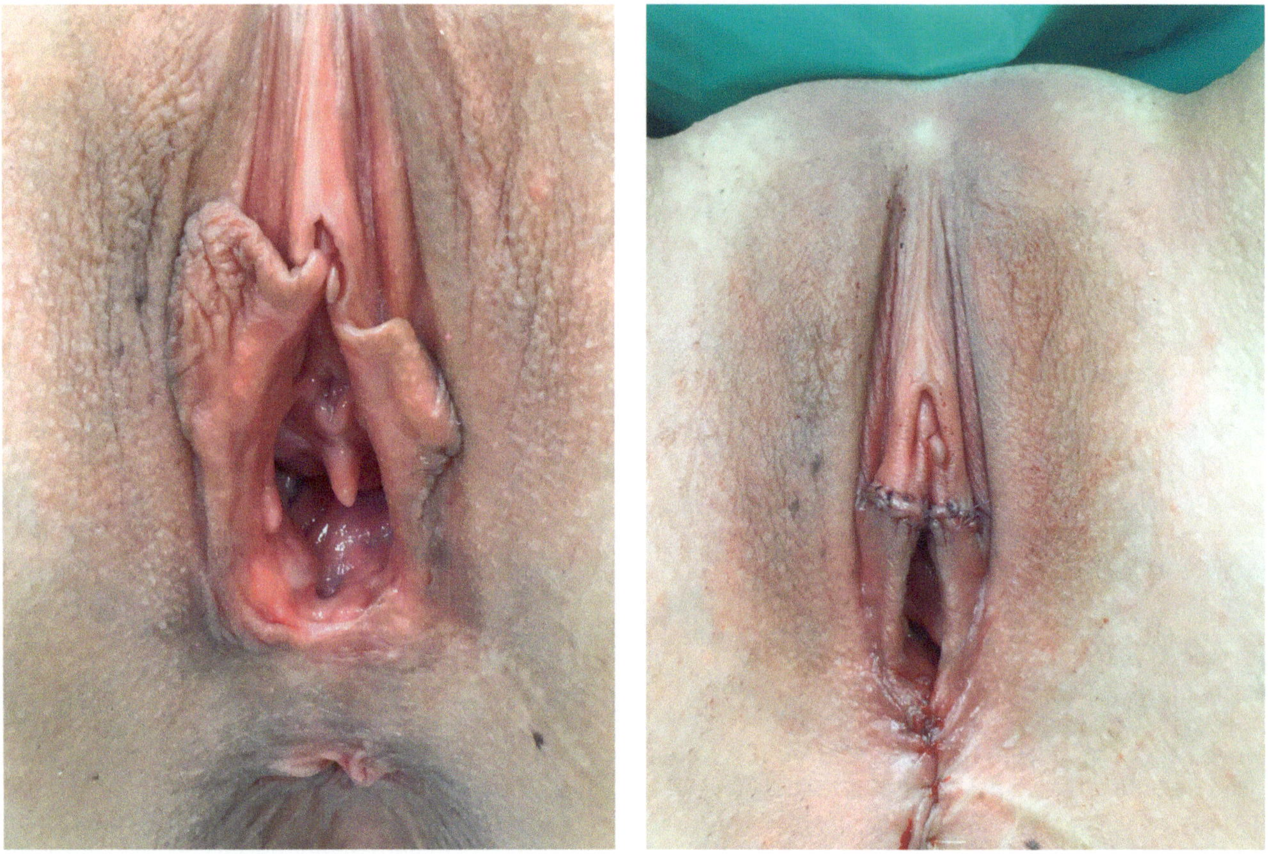

FIGURA 10.2 (a) Antes e (b) depois da operação.

Também é necessário esclarecer algumas confusões de nomenclatura com relação à chamada fáscia retovaginal, cujo reforço também faz parte da perineoplastia e da vaginoplastia. Os relatos na literatura ginecológica são variados, mas indicam um consenso crescente de que não existe uma verdadeira "fáscia retovaginal", "septo retovaginal" ou fáscia de Denonvilliers, e que esses termos devem ser abandonados. Histologicamente, o que os livros didáticos chamam de fáscia é uma camada fibromuscular da parede vaginal [28].

Da mesma forma, a fáscia pubovesicocervical não foi identificada como uma camada histológica separada da musculatura vaginal. Com relação à fáscia retovaginal (septo), o consenso é que não existe essa camada entre a parede vaginal posterior e a parede retal anterior [29].

INDICAÇÕES

A parte inferior da vagina posterior e o períneo estão intimamente relacionados em termos de anatomia e função; portanto, a perineoplastia é uma parte inerente da colpoperineoplastia no tratamento da maioria dos casos de prolapso da parede vaginal posterior e do períneo.

Além do reparo do prolapso, a perineoplastia, como um único procedimento, é comumente realizada para melhorar a função sexual, estreitando e reforçando em nível muscular um introito relaxado, bem como para tratar de preocupações estéticas da paciente. A excisão de cicatrizes sensíveis após o reparo de episiotomia também é uma indicação bastante comum [15].

CONTRAINDICAÇÕES

A perineoplastia deve ser adiada em mulheres que planejam ter um parto vaginal. Infecções ativas e patologias não diagnosticadas da pele vulvar devem ser esclarecidas e curadas antes da perineoplastia planejada [10].

A vulvodínia é uma contraindicação relativa, pois pode ser exacerbada pela cirurgia genital. Problemas com disfunção defecatória devem ser consultados por um cirurgião colorretal antes da cirurgia.

AVALIAÇÃO DO PACIENTE

Os pacientes cosméticos que desejam melhorar a aparência e, como no caso da perineoplastia, a função sexual, também devem estar completamente saudáveis.

Independentemente das considerações estéticas e das expectativas da paciente, o médico deve fazer um histórico médico e sexual completo e, em particular, determinar se há alguma disfunção na bexiga, no intestino ou no assoalho pélvico que possa afetar a cirurgia planejada. Devem ser feitas perguntas muito claras sobre a vida sexual, a presença ou ausência de orgasmos, o conforto sexual, a frouxidão vaginal e a lubrificação durante a relação sexual vaginal.

O períneo, sua altura, largura, tensão dos músculos perineais e elevadores do ânus, bem como o corpo perineal, devem ser avaliados detalhadamente. Para avaliar completamente os possíveis prolapsos de órgãos pélvicos, o exame deve ser realizado na posição ginecológica e em pé. A paciente é solicitada a tossir para avaliar a hipermobilidade da uretra e, durante a manobra de Valsalva, podemos avaliar o comportamento da vagina e do períneo sob tensão. O exame retal digital é necessário para avaliar a presença de retocele, perineocele e a espessura da junção retovaginal e do corpo perineal. A neurologia da área é avaliada verificando-se os reflexos clitoriano, bulbocavernoso e perineal ao esforço [10,24].

O uso de espelhos, dedos e dilatadores, bem como tirar fotos, é útil para ajudar os pacientes a entender o problema e visualizar o grau da cirurgia planejada.

Todos os dados coletados devem ser registrados, e o médico deve descrever o procedimento planejado de forma compreensível para o paciente.

FOTODOCUMENTAÇÃO

Na cirurgia plástica, a documentação fotográfica é essencial. Configurações padronizadas e condições de iluminação com fotos na mesma posição antes e depois do procedimento permitem que o cirurgião mostre os efeitos do procedimento planejado da forma mais objetiva possível. Fotografias de acompanhamento após 6 semanas e 6 meses são excelentes para a avaliação completa do processo de cicatrização e mudança da aparência da área operada.

CONSENTIMENTO INFORMADO DO PACIENTE

De acordo com a lei, o paciente deve ter tempo para analisar e discutir o consentimento informado detalhado para o procedimento.

MEDICAÇÃO E PREPARAÇÃO

As operações na genitália externa podem ser realizadas facilmente como procedimentos ambulatoriais, pois geralmente são realizadas sob anestesia local. Não é necessário pernoitar no local, mesmo após anestesia geral. Não é preciso dizer que o paciente deve poder entrar em contato com o cirurgião ou com a equipe designada o tempo todo em caso de emergência.

A perineoplastia e a cirurgia da genitália externa podem ser realizadas sob qualquer tipo de anestesia, mas, considerando o escopo do procedimento, a anestesia local parece ser a mais apropriada.

Em minha prática, 30 minutos antes da cirurgia programada, uma pomada com lidocaína a 15% é aplicada na pele do períneo e na vagina, o que torna a injeção local de anestesia quase indolor. A analgesia adequada deve ser prescrita antes de cada procedimento cirúrgico e deve ser continuada de acordo com as necessidades da paciente. O paracetamol e o cetoprofeno são mais comumente usados para essa finalidade. Quando os analgésicos de ação periférica não forem suficientes, vale a pena combiná-los com agentes de ação central.

A administração rotineira de antibióticos é, até certo ponto, contestada, mas a maioria dos cirurgiões na prática administra cefalosporina 1 hora antes da cirurgia como cobertura antibiótica de cobertura e continua por até 3 a 5 dias.

PERINEOPLASTIA: TÉCNICA

O paciente é colocado na posição de litotomia; aplica-se iodopovidona a 10% na pele, e o paciente é coberto com uma capa estéril. Durante o posicionamento, toma-se o cuidado de acolchoar todos os pontos de pressão para evitar lesões iatrogênicas. As meias de compressão durante o período perioperatório e os dispositivos de compressão pneumática intermitente são opcionais e devem ser considerados em pacientes com fatores de risco ou histórico de VVTA.

A incisão pode ser feita com qualquer instrumento de escolha do cirurgião. O autor do capítulo prefere uma unidade de radiofrequência de alta frequência (2,2 mhz), que permite o corte sem queimadura e também a coagulação mono e bipolar.

Na cirurgia plástica, a marcação é uma parte importante, e um princípio derivado da carpintaria – "medir duas vezes, cortar uma vez" – se encaixa perfeitamente aqui. O procedimento começa com a marcação da aba em V perineal e da aba em V invertido introital, usando tinta de marcador permanente estéril, que não escorre na pele úmida, para indicar as linhas de incisão. Os triângulos devem-se encontrar, dando ao padrão geral de excisão uma forma de diamante na borda da pele do períneo e da mucosa do introito vaginal, mantendo a continuidade da linha de Hart. Deve-se tomar cuidado para manter também o nível de contato desejado entre os grandes lábios. Esse ponto de transição deve ser cuidadosamente selecionado, pois definirá a nova posição da fúrcula posterior. A ponta da aba V introital deve ser colocada no nível dos remanescentes himenais e a aba perineal na margem anterior do esfíncter anal externo. Para avaliar os limites laterais do retalho em V, o cirurgião insere dois dedos da mão não dominante na vagina. A largura da ressecção pode ser confirmada aproximando-se as margens planejadas com uma pinça de tecido para garantir que elas possam ser aproximadas com tensão mínima. Se houver alguma dúvida quanto à largura da ressecção planejada, é melhor realizar uma ressecção menor para evitar o aperto excessivo e o risco de estenose introital e dispareunia.

A ressecção da pele perineal e da mucosa introital expõe a musculatura perineal subjacente, muitas vezes separada como resultado de um parto vaginal anterior. A identificação do bulboesponjoso, dos músculos superficiais perineais transversos, do esfíncter anal externo e dos defeitos do corpo perineal é essencial para obter o resultado desejado. A identificação da camada fibromuscular da parede vaginal não é necessária e é até mesmo impossível, porque nesse nível não há camadas separadas, mas sim uma confluência firme de músculos distendidos e da parede vaginal.

Após a identificação bilateral dos músculos bulboesponjosos, eles são reaproximados com o uso de múltiplas suturas profundas interrompidas de absorção retardada. Novamente, deve-se tomar cuidado para evitar o aperto excessivo para minimizar o risco de dispareunia. Em seguida, os músculos perineais transversais superfinais e o esfíncter anal externo são aproximados com duas ou três suturas de absorção retardada. A subdérmica é fechada com suturas absorvíveis 3-0 contínuas ou interrompidas e a pele e a mucosa com suturas absorvíveis 4-0 ou 5-0.

Veja também as Figuras 10.1 e 10.2.

CUIDADOS PÓS-OPERATÓRIOS

Os pacientes recebem uma prescrição pós-operatória de glicosídeo de Senna ou *plantago ovata* para evitar a constipação.

Todas as pacientes retornam para acompanhamento no primeiro dia de pós-operatório. Os pacientes são instruídos a enxaguar suavemente o períneo com água e sabão quatro vezes ao dia e após cada visita ao banheiro, para manter a área limpa, minimizar o risco de infecção e evitar a formação de crostas ao longo da incisão. Não é recomendável ficar de molho na banheira. Os pacientes retornam para as consultas de acompanhamento em 1 semana, 6 semanas e 3 meses. As pacientes são instruídas a abster-se de atividades físicas extenuantes por 4 semanas e a evitar o uso de tampões e relações sexuais por 6 semanas.

COMPLICAÇÕES INTRAOPERATÓRIAS

As complicações intraoperatórias com uma perineoplastia isolada são extremamente raras. A possível lesão do reto ou do canal anal pode ser facilmente evitada pelo exame retal completo antes do procedimento, que permite ao cirurgião avaliar a proximidade da parede retal e do canal anal. Deve-se tomar cuidado especial se houver perineocele.

COMPLICAÇÕES PÓS-OPERATÓRIAS

Entre as possíveis complicações, a cicatrização tardia da ferida e a separação parcial superficial da pele são as mais comuns. A separação superficial não requer reparo cirúrgico, e alguns cirurgiões, incluindo o autor, recomendam plasma rico em plaquetas para precipitar a cicatrização da ferida. A deiscência mais profunda requer reparo cirúrgico por meio de refrescamento e aproximação das bordas. Se a tensão após a renovação das bordas for muito alta, a ferida deve ser deixada para cicatrizar espontaneamente. A limpeza da área com solução salina a 10% e a aplicação de um curativo com argosulfan ou outros agentes para feridas de difícil cicatrização precipitam a formação de tecido de granulação saudável. Às vezes ocorre inchaço, que pode ser facilmente tratado com compressas frias. Se prolongado, doses baixas de esteroides orais são úteis.

Se ocorrer estenose introital, ela deve ser tratada primeiramente com dilatadores vaginais e massagem.

No caso de tratamento conservador ineficaz, a liberação perineal cirúrgica é necessária. Ela pode ser feita facilmente com anestesia local por meio de uma incisão vertical no meio de um períneo apertado e suturando a incisão transversalmente com suturas interrompidas.

REFERÊNCIAS

1. Dobbelair JMLCL, Van Landuyt K, Monstrey SJ. Aesthetic surgery of the female genitalia. Semin Plast Surg. 2011;25:130–4.
2. Jamali S, Abedi P, Rasekh A, et al. The long term effect of elective colpoperineoplasty on sexual function in the reproductive aged women in Iran. Int Sch Res Notices. 2014:1–5.
3. Kanter G, Jeppson PC, McGuire BL, et al. Perineorrhaphy: Commonly performed yet poorly understood. A survey of surgeons. IntUrogynecol J. 2015;26(12):1797–1801.
4. Wu JM, Hundley AF, Visco AG. Elective primary cesarean delivery: Attitudes of urogynecology and maternal-fetal medicine specialists. Obstet Gynecol. 2005;105(2):301–306.
5. Goodman MP. Female genital cosmetic and plastic surgery: A review. J Sex Med. 2011;8:1813–1825.
6. Olsen AL, Smith VJ, et al. Epidemiology of surgically managed pelvic organ props and urinary incontinence. Obstet Gynecol. 1997;89:501–506.
7. Ulubay M, Keskin U, Fidan U, et al. Safety, efficiency, and outcomes of perineoplasty: Treatment of the sensation of the wide vagina. Biomed Res Int. 2016;2495105:1–5.
8. Pardo JS, Solà VD, Ricci PA, Guiloff EF, Freundlich OK. Colpoperineoplasty in women with a sensation of a wide vagina. Acta Obstetricia et Gynecologica Scandinavica. 2006;85(9):1125–1127.
9. Kudish BI, Iglesia CB. Posterior wall prolapse and repair. Clin Obstet Gynecol. 2010;53:59Y71.
10. Hamori CA, Banwell P, Alinsod R. Female Cosmetic Genital Surgery. p. 165, 2017 Thieme.
11. DeLancey OL. Anatomic aspects of vaginal eversion after hysterectomy. Am J Obstetr Gynecol. 1992;166(6): 1717–1728.
12. Adamoand C, Corvi M. Cosmetic mucosal vaginal tightening (lateral colporrhaphy): Improving sexual sensitivity in women with a sensation of wide vagina. Plastic Reconstr Surg. 2009;123(6):212–213.
13. Rouzier R, Haddad B, Deyrolle C, Pelisse M, Moyal-Barracco M, Paniel B-J. Perineoplasty for the treatment of introital stenosis related to vulvar lichen sclerosus. Am J Obstetr Gynecol. 2002;186(1):49–52.
14. Goodman MP. Female cosmetic genital surgery. Obstetr Gynecol. 2009;113(1):154–159.
15. Woodward AP, Matthews CA. Outcomes of revision perineoplasty for persistent postpartum dyspareunia. Female Pelvic Med Reconstr Surg. 2010;16(2):135–139.
16. Jeffcoate TN. Posterior colpoperineorrhaphy. Am J Obstet Gynecol. 1959;77:490–502.
17. Dieffenbach JF. Dublin J. M. Sc. 12: 481, 183.
18. Dieffenbach JF. Lancet. 1838;1:810.
19. Fricke JCG. Ann. der Chirurg. Abtheil des allgemeinen Krankenha.uses. Hamburg. 2:142, 1R33.
20. Sims TM. Clinical Notes on Uterine Surgery, London, 1866, Robert Hardwicke. Hect. V.
21. Shaw WF. In: Munro Kerr JM, Johnstone R, Phillips HM, editors: Historical Review of British Obstetrics and Gynaecology 1800–1950, Edinburgh, 1954.

22. Kelly HA. Operative Gynaecology, London, 1898, Henry Kimpton.
23. Emmet TA. A study of the etiology of perineal laceration, with a new method for its proper repair. Gynecological Transactions, 1883.
24. Shafik A, El-Sibai O, Shafik AA, et al. Effect of straining on perineal muscles and their role in perineal support. Identification of the straining–perineal reflex. J Surg Res. 2003;112:162–167.
25. Shafik A, Ahmed I, Shafik AA, El-Ghamrawy TA, El-Sibai O. Surgical anatomy of the perineal muscles and their role in perineal disorders. Anat Sci Int. 2005;80(3):167–171.
26. Shafik A, Sibai OE, Shafik AA, Shafik IA. A novel concept for the surgical anatomy of the perineal body. Dis Colon Rectum. 2007;50(12):2120–2125.
27. Asfour V, Digesu GA et al. Ultrasound imaging of the perineal body: A useful clinical tool. Int Urogynecol J. 2020 Jun;31(6):1197–1202.
28. Kleeman SD, Westermann C, Karram MM. Rectoceles and the anatomy of the posterior vaginal wall: Revisited. Am J Obstet Gynecol. 2005;193:2050–2055.
29. Farrell SA, Dempsey T, Geldenhuys L. Histologic examination of "fascia" used in colporrhaphy. Obstet Gynecol. 2001;98:794–798.

11 Tratamento Reconstrutivo de Anomalias do Trato Genital Feminino

Elvira Bratila ▪ Diana-Elena Coamdasu

INTRODUÇÃO

As anomalias congênitas dos órgãos genitais femininos são definidas como desvios da anatomia normal do trato genital feminino, resultantes de defeitos embriológicos dos ductos mullerianos ou dos ductos paramesonéfricos. Em comparação a outras malformações, elas são relativamente menos comuns e constituem uma taxa de 5,5% na população em geral, 8% no grupo de mulheres afetadas pela infertilidade, 13,3% em pacientes com abortos espontâneos e 24,5% em pacientes que sofrem de infertilidade e aborto espontâneo.

Atualmente, a classificação ESHRE/ESGE é a mais comumente usada para descrever e diagnosticar anomalias congênitas ginecológicas femininas, enquanto suas técnicas de correção cirúrgica estão sendo constantemente aperfeiçoadas [1-3].

Diagnóstico

Exame Ginecológico

O exame ginecológico é essencial na avaliação clínica da paciente. É um método não invasivo, simples, fácil e de baixo custo. Ele nos fornece informações úteis no caso de anormalidades vaginais ou cervicais. Certas anomalias congênitas dos órgãos genitais femininos podem ser objetivamente diagnosticadas pela inspeção: aplasia, colo do útero duplo, septo vaginal longitudinal e hímen imperfurado.

A palpação (por exame bimanual ou exame retal no caso de aplasia vaginal) não oferece informações sobre a integridade da cavidade uterina e da parede uterina, mas pode fornecer informações sobre o corpo uterino (no caso do útero bicorno). A palpação oferece detalhes sobre a dilatação secundária à obstrução do fluxo menstrual no caso de hematocolpos ou hematometria.

No caso de amenorreia primária, a inspeção do exame da genitália externa deve ser feita cuidadosamente para detectar aplasia vaginal distal e distinguir o septo vaginal longitudinal completo do incompleto. O exame com espéculo ou com válvulas pode identificar o colo uterino duplo.

No caso de dor pélvica crônica com ou sem amenorreia primária, a palpação pode revelar uma massa pélvica secundária ao acúmulo de sangue menstrual (hematocolpos) [4,5].

O exame clínico é difícil em pacientes adolescentes virgens; por isso, o exame clínico não traz muitos detalhes diagnósticos.

Exame de Ultrassonografia

A ultrassonografia é um método frequentemente usado na clínica porque é acessível, simples, não irradia e fornece informações diagnósticas valiosas. Podemos medir o tamanho da cavidade uterina e do colo do útero, observar o contorno uterino e detectar patologias associadas (ovário, trompas, acúmulo de fluido no fundo de saco de Douglas, patologias uterinas benignas – fluidos, pólipos, adenomiose).

A ultrassonografia transperineal é usada especialmente em mulheres que não iniciaram a atividade sexual ou naquelas com hímen imperfurado ou hematocolpos.

A ultrassonografia 3D fornece informações de qualidade muito mais alta do que a ultrassonografia 2D, com precisão superior na medição das dimensões uterinas e cervicais e na identificação de possíveis patologias [6].

Exame de Ressonância Magnética

O exame de MRI é superior à ultrassonografia, fornecendo imagens nos três planos (sagital, coronal e transversal) (Fig. 11.1). Ela é capaz de detectar lesões ou

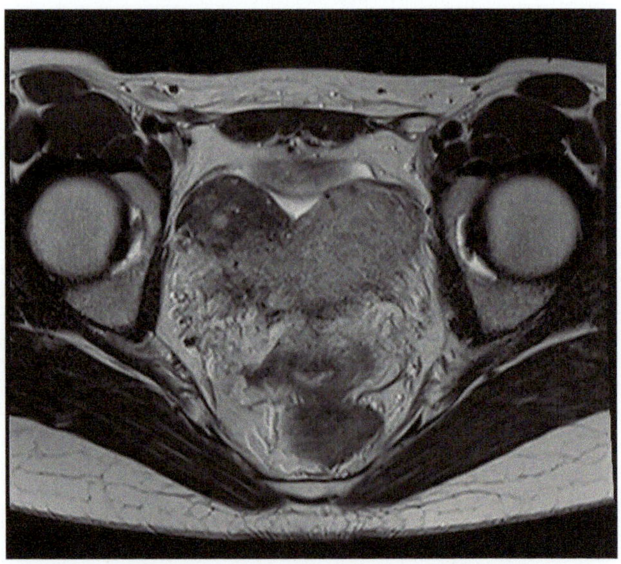

FIGURA 11.1 Agenesia uterina unilateral. O hemiútero está à esquerda, enquanto no lado oposto a matriz mulleriana é representada por um corno uterino rudimentar canaliculado.

anormalidades que não podem ser visualizadas em um exame de ultrassonografia de rotina. É o exame padrão-ouro em anormalidades obstrutivas uterocervicais [7].

Histeroscopia

A histeroscopia é um método diagnóstico e terapêutico usado com frequência. Ela fornece informações sobre as paredes vaginais, o canal cervical, a cavidade uterina e os óstios tubários. Patologias, como o útero em forma de "T", o útero septado e o útero bicorno, podem ser diagnosticadas e tratadas histeroscopicamente [8].

Laparoscopia

A laparoscopia diagnóstica é o método que fornece as informações mais valiosas sobre o contorno uterino, os ovários e os órgãos intraperitoneais adjacentes, bem como a condição e a patência das trompas de falópio. Em vez disso, a espessura da parede uterina ou a existência de um septo ou patologia intracavitária não pode ser estimada sem a abertura da cavidade [9].

GERENCIAMENTO

O tratamento cirúrgico das anomalias congênitas dos órgãos genitais femininos depende do tipo de malformação, de sua complexidade, dos sintomas e do desejo da paciente de manter ou recuperar a fertilidade. A maioria das malformações não graves pode ser tratada por histeroscopia, mas em casos avançados é necessária a laparoscopia ou, às vezes, a laparotomia e, em casos complexos, é necessária uma abordagem combinada por via vaginal e laparoscópica.

Hímen Imperfurado

O hímen imperfurado é a consequência da falta de canalização do polo inferior do platô vaginal e tem uma incidência de 1 em 1.000 a 2.000 mulheres.

A sintomatologia é causada pela falta de origem himenal, produzindo pseudoamenorreia com criptomenorreia (presente também no caso de septos vaginais transversais completos e agenesia do canal cervical). O início clínico é na puberdade, consistindo em dor cíclica intensa, com localização perineal e abdominal.

O exame clínico revela uma membrana himenal distendida e arroxeada, sugerindo hematocolpos. Em casos negligenciados, leva à hematometria e hematossalpinge, com sintomas de abdome agudo e dificuldade para urinar e defecar.

O tratamento padrão para o hímen imperfurado é cirúrgico. Recomenda-se a realização de incisões verticais simples, em "T", "X" ou em forma de cruz, para evacuar a coleção de sangue menstrual. O sangue enegrecido, modificado e abundante geralmente é evacuado. As incisões em forma de "X" têm o menor risco de interceptar a uretra e, portanto, são as mais recomendadas. Não é recomendável exercer pressão sobre o útero durante a cirurgia [10].

Septo Vaginal

O septo vaginal pode ser dividido em septo vaginal transversal ou longitudinal.

O **septo vaginal transverso** é diagnosticado por inspeção (vagina estreita, que não permite a visualização do colo do útero, hematometria) e por ressonância magnética.

O tratamento do septo vaginal transverso consiste em uma incisão no ponto médio do septo, com a ampliação da incisão inicial para evacuar o sangue. As pacientes com septo vaginal transverso geralmente associam segmentos de agenesia vaginal. (Consulte o Vídeo 11.1: Paciente com útero normal, agenesia cervical parcial e agenesia vaginal superior [U0C4V3]. A cirurgia foi feita por laparoscopia – excisão do colo do útero aplásico e da parte da aplasia vaginal, seguida de anastomose uterovaginal). Nesses casos, são necessárias intervenções mais trabalhosas, como a ressecção laparoscópica do septo vaginal, com toda a parte da agenesia vaginal para realizar a continuidade do trato genital – entre o colo do útero e a vagina [11].

O **septo vaginal longitudinal** é frequentemente associado a outras malformações genitais: septo uterino completo, útero didelfo ou útero bicorno.

O diagnóstico é estabelecido pelo exame do espéculo, com a ajuda do qual o septo longitudinal é visualizado diretamente, com/sem palpação de uma massa pélvica devido à obstrução da hemivagina. As pacientes apresentam dificuldades durante a relação sexual, com dispareunia importante. Geralmente, essas pacientes se apresentam na adolescência, com menarca fisiológica, queixando-se de dor unilateral progressiva, mensal, pélvica ou vaginal durante a menstruação.

O tratamento é cirúrgico. Pratica-se a excisão do septo vaginal, com suturas absorvíveis contínuas para enfrentar as bordas e controlar a hemostasia (às vezes pode levar à retração cicatricial das paredes vaginais, com dispareunia secundária). O septo uterino, se associado, pode ser ressecado histeroscopicamente [12].

Agenesia Vaginal

A **ausência congênita da vagina** está presente em 90% dos casos como parte de uma anomalia congênita mais complexa, mais frequentemente no caso da síndrome de Mayer-Rokitanski-Kuster-Hauser. Caracteriza-se pela ausência congênita da vagina; um útero rudimentar bicorno, não canalizado; e trompas de falópio e ovários normais. As pacientes apresentam fenótipo feminino normal, características sexuais secundárias, cariótipo e funções endócrinas normais (as anormalidades do desenvolvimento embriológico aparecem após a 9ª semana).

O exame local revela uma vulva normal ou hipoplásica, com o orifício uretral visível. Sob a origem uretral, há uma pequena depressão semelhante a um *cul de sac* (introito vaginal). Nas formas incompletas, a vagina curta tem um comprimento de 1 a 3 cm e termina em um "dedo de luva".

O exame bimanual confirma a ausência do útero ou, às vezes, duas pequenas formações sólidas oblíquas e paramedianas podem ser palpadas, conectadas por uma faixa horizontal, consistindo em um útero rudimentar e bicorno.

A laparoscopia é a investigação padrão-ouro, tanto diagnóstica quanto terapêutica, e revela cornos de Muller completos e rudimentares, próximos a uma banda endopélvica mediana. Distalmente, eles continuam com trompas de falópio normais e, geralmente, ovários normais.

O exame de ultrassonografia pode detectar anormalidades associadas dos rins e do trato urinário, na maioria das vezes rim único, rim em ferradura e ectopia renal intrapélvica uni ou bilateral.

O tratamento é recomendado após a puberdade, alguns meses antes do início da vida sexual. É necessária a construção de uma neovagina/vagina artificial por meio de uma vaginoplastia ou da técnica de neocolpoese [13].

O método de vaginoplastia de Frank, mais comumente usado no passado, consiste em dilatações progressivas da vagina rudimentar durante 3-4 semanas, criando finalmente um canal de 6-7 cm de comprimento, mantido por autoaplicação local durante a noite de aplicadores de moldes. Para obter os melhores resultados com essa técnica, geralmente é necessário um canal inicial de 1 a 3 cm de comprimento da parede vaginal rudimentar.

A vaginoplastia de Wharton consiste em uma ampla clivagem do espaço retovaginal, hemostasia cuidadosa e colocação de um guia no espaço recém-formado, que é mantido até que o epitélio do vestíbulo vaginal deslize para dentro do canal recém-formado e complete a epitelização. Os riscos são muito altos e incluem danos ao reto e à bexiga, infecções, necrose de decúbito, retração da cicatriz e falha do procedimento.

A vaginoplastia McIndoe é caracterizada pela clivagem do espaço intervesicorretal, no qual é inserido um cilindro de 8 a 12 cm de comprimento e 3 cm de diâmetro, com uma extremidade inferior plana, sobre o qual é aplicado um enxerto de pele livre, coletado da coxa. Duas semanas depois, a guia é removida, e o paciente é aconselhado a continuar a usar diariamente um cilindro elástico por mais 5 a 6 meses, após os quais é recomendada a relação sexual regular. As complicações intraoperatórias são frequentes e incluem lesões na uretra, na bexiga e no reto, hemorragia e abertura acidental da cavidade peritoneal. As complicações pós-operatórias incluem fístulas de decúbito, infecções por rejeição do enxerto, infecções do trato urinário, cicatrizes viciosas e retração tardia da cicatriz da vagina recém-criada.

A vulvovaginoplastia de Williams consiste na construção de uma vagina artificial com tecidos coletados dos lábios e do períneo [14].

Outros procedimentos cirúrgicos de reconstrução vaginal incluem o uso de pele, intestino e peritônio como enxertos ou diferentes enxertos biológicos pré-fabricados.

Agenesia Vaginal Total com Útero Funcional

A sintomatologia consiste na retenção de sangue na cavidade uterina e nas trompas de falópio, e possível refluxo para a cavidade peritoneal.

O tratamento é representado por histerovestibulostomia (clivagem vesicorretal até o colo do útero) e incisão do útero com evacuação do sangue acumulado.

O colo do útero é abaixado até o espaço clivado anterior e aberto por via vaginal, com suas bordas fixadas na mucosa vestibular.

Agenesia Vaginal Parcial

Os sintomas da agenesia vaginal parcial incluem o aparecimento, após a puberdade, de hematometria e hematocolpos que causam dor no abdome inferior e no períneo.

O tratamento consiste na incisão transversal da mucosa vestibular (em casos de aplasia baixa) ou da mucosa da vagina (em casos de aplasia média ou alta), com ampla dissecção do espaço intervesicorretal, identificação do colo do útero e sua anastomose nas bordas da mucosa [15].

Agenesia Cervical

Agenesia Bilateral Simétrica

A anomalia consiste em dois cornos de Muller rudimentares, sem túneis, ligados a trompas de falópio normais, enquanto o colo do útero e a vagina estão ausentes (síndrome de Mayer-Rokitanski-Kuster-Hauser).

Agenesia Bilateral Assimétrica

Esse tipo de anomalia é muito raro. Nesse caso, parte de um corno uterino ou ambos são tunelizados até níveis desiguais e variados, enquanto o colo do útero está ausente ou o canal cervical está ausente.

Clinicamente, ela se manifesta após a puberdade por amenorreia primária e dor cíclica devido ao refluxo de sangue menstrual através das trompas de falópio para o peritônio. O tratamento consiste na remoção cirúrgica dos cornos rudimentares.

Agenesia Unilateral

Nesse tipo de anomalia, em um lado há um hemiútero (unicornulado), enquanto no lado oposto há uma agenesia mulleriana variável.

- O útero unicornuado verdadeiro carece completamente do canal de Muller contralateral
- O útero pseudounicornuado consiste em um hemiútero em um lado, enquanto no lado oposto a matriz mulleriana é representada por um corno uterino canaliculado rudimentar, sem cérvix ou um corno uterino e cérvix canaliculados, mas não conectados à vagina uterina permeável ou um corpo uterino rudimentar com cérvix canaliculada, conectado a uma vagina isolada, sem a porção inferior

Clinicamente, ela se manifesta na puberdade por meio de dismenorreia intensa, às vezes com sinais de irritação peritoneal, enquanto entre as menstruações geralmente há dor pélvica permanente causada pelo refluxo da endometriose peritoneal.

O exame vaginal estabelece a presença de hemiútero permeável e uma formação de tamanho variável, flutuante e dolorosa no caso de hemi-hematocérvix ou hemi-hematocolpos, que aumenta de tamanho durante a menstruação [16].

Malformações Congênitas do Útero

Didelfia Útero

O útero didelfo surge por meio do desenvolvimento separado dos dois canais de Muller, causando a formação de dois úteros independentes, com duas cérvices e duas cavidades vaginais separadas por um septo sagital. As trompas de falópio estão presas à porção externa dos cornos. Normalmente, o útero didelfo é acompanhado por uma vagina dupla e as cavidades uterinas são independentes (ambas podem suportar uma gravidez, mas a incidência de abortos espontâneos é alta). Com menos frequência, uma vagina pode ser obstruída, com hematocolpos nesse lado, hematometria e hemoperitônio cíclico. A histerossalpingografia realizada sucessivamente nos dois canais cervicais mostra duas cavidades uterinas independentes e as trompas de falópio correspondentes. A laparoscopia diagnóstica mostra os dois úteros separados por um septo reto-bexiga.

O tratamento no caso de hematometria por aplasia cervical em um útero consiste em sua anastomose com o útero permeável ou sua remoção. No caso de uma vagina impermeável, uma hemi-histerectomia pode ser realizada no lado obstruído [17].

Útero Unicornuado

Ocorre devido à ausência de desenvolvimento e alongamento de um ducto de Muller. Frequentemente, há um corno uterino rudimentar contralateral, que pode ou não se comunicar com o útero unicornuado. O endométrio ativo no caso de um corno fechado pode-se tornar sintomático com dor cíclica unilateral. As pacientes com útero unicornuado têm uma taxa mais alta de infertilidade e endometriose. Ele também está associado à incontinência cérvico-isquêmica e a uma alta taxa de abortos espontâneos, partos prematuros ou abortos no segundo trimestre.

O exame clínico revela um útero obviamente desviado. A histerossalpingografia mostra uma cavidade tubular desviada com uma única trompa de Falópio. A ultrassonografia mostra melhor o desenvolvimento de um corno rudimentar.

Do ponto de vista do tratamento, não há abordagens cirúrgicas para aumentar o útero unicorno. No caso de uma gravidez obtida no útero unicorno, pode ser recomendada a cerclagem profilática ou a inserção de pessário [18].

Útero Bicorno

O útero bicorno é caracterizado por uma anormalidade simétrica (os cornos nem sempre são iguais), produzida pelo preenchimento do tecido muscular no espaço entre os cornos uterinos e pela falta de reabsorção do septo sagital entre os dois canais cervicais, causando um útero bicorno bicervical (com uma vagina única ou dupla, através de um septo longitudinal; ambas as vaginas podem ser permeáveis ou apenas uma, causando hematocolpos e, às vezes, agenesia do rim no lado obstruído). Se ocorrer a reabsorção do septo entre os dois canais cervicais, forma-se um útero bicorno unicervical.

O diagnóstico é estabelecido por primeira intenção por meio de histerossalpingografia, mostrando um canal cervical único, continuado com duas cavidades fusiformes orientadas divergentemente, em um ângulo obtuso. No caso de útero bicervical bicorno, se as duas cavidades forem injetadas simultaneamente, o aspecto é semelhante ao unicervical. Se apenas um colo do útero for injetado, a imagem se assemelha à de um útero unicornuado. O exame vaginal mostra uma única vagina e cérvix ou uma vagina septada e duas cérvices de tamanhos desiguais. Se os dois cornos uterinos forem desiguais, o menor pode ser confundido com uma tireoide ou um tumor adjacente.

A sintomatologia inclui dispareunia no caso de uma vagina septada, abortos espontâneos repetidos em idades cada vez maiores da gravidez e nascimentos prematuros com apresentações anormais.

O tratamento cirúrgico é indicado somente se a mulher for diagnosticada com infertilidade primária, sem outra causa identificada [19].

As três categorias de pacientes descritas anteriormente requerem intervenção cirúrgica somente se tiverem um histórico de perda recorrente da gravidez ou de partos prematuros.

Metroplastias por diferentes procedimentos (Strassman, Jones, TeLinde etc.), possivelmente com drenagem retrógrada e terapia antibiótica profilática, foram descritas. A gravidez é permitida a partir de um ano após a cirurgia, como medida profilática, embora as taxas de ruptura uterina sejam baixas [20].

As metroplastias histeroscópicas geralmente são indicadas no caso de úteros septados com a base de implantação do septo não muito espessa. Nos últimos anos, as metroplastias histeroscópicas se tornaram o tratamento cirúrgico padrão-ouro para qualquer tipo de útero septado. A metroplastia de duplo controle, histeroscópica e laparoscópica também pode ser realizada para maior segurança [21].

Útero Septado

É formado pela falta de reabsorção ou reabsorção incompleta do septo mediano, resultante da ligação dos dois canais mullerianos, causando um útero totalmente septado (do fundo do útero até o orifício externo e frequentemente associado ao septo vaginal longitudinal) ou um útero septado corpóreo (somente a cavidade uterina) ou um útero subseptado. O colo do útero não é duplo, mas possivelmente é dividido em dois por um septo vaginal longitudinal.

Os sintomas incluem dismenorreia, abortos recorrentes e apresentações anormais no nascimento. O exame ginecológico revela um septo vaginal total, dividindo o colo do útero em duas metades, às vezes irregulares ou parciais. Se o útero for septado, ele pode ser identificado acidentalmente durante uma curetagem, uma cesárea ou qualquer inspeção uterina.

Na histerossalpingografia com injeção simultânea dos dois canais cervicais (no caso de útero totalmente septado), os dois hemicanais cervicais e ístmicos com trajetória paralela são identificados, continuando com uma cavidade uterina, que forma um ângulo agudo. A histerossalpingografia, no caso de útero septado corpóreo, mostra um único canal cervical com dois cornos espaçados pela espessura do septo, mas sempre em um ângulo agudo. A laparoscopia identifica um único útero, com sulco médio-sagital no fundo uterino, de profundidade variável [8].

Uma variedade de útero septado incompleto, com reabsorção do septo mediano no nível ístmico, fazendo com que as duas cavidades se comuniquem entre si, era conhecida anteriormente como útero comunicante. Nesse caso, a histerossalpingografia revela uma imagem em forma de "X", com divergência dos dois canais cervicais e hemicavidades uterinas em um ângulo agudo. É frequentemente associada a septos longitudinais vaginais completos ou incompletos. Raramente, uma das vaginas está obstruída, causando hematocolpos, e há aplasia renal no mesmo lado [20].

EXPERIÊNCIA PESSOAL NO TRATAMENTO RECONSTRUTIVO DE MALFORMAÇÕES CONGÊNITAS UTEROVAGINAIS COMPLEXAS

Do nosso ponto de vista, os objetivos da cirurgia ginecológica reconstrutiva no caso de anomalias congênitas devem ser a restauração das funções vulvovaginal e uterina e também a restauração da aparência normal para um aspecto cosmético ideal.

Nossa experiência clínica com o diagnóstico e o tratamento cirúrgico de anomalias congênitas ginecológicas inclui o tratamento bem-sucedido de malformações uterocervicovaginais complexas. As mais difíceis de tratar são as malformações associadas às anomalias cervicais C3/C4 e à aplasia vaginal V3/V4.

Ao abordar a malformação uterocervicovaginal complexa, os objetivos do tratamento são a restauração da função menstrual e a preservação da fertilidade, já que estamos tratando de mulheres jovens nulíparas. Devido à nossa experiência no tratamento desses tipos de malformações complexas e variadas, geralmente não temos um procedimento operatório padrão. Isso nos permite personalizar cada abordagem de acordo com cada paciente em particular. Mesmo assim, geralmente definimos algumas etapas padrão do procedimento no pré-operatório para preparar melhor a cirurgia.

As técnicas de reconstrução vaginal são múltiplas e variadas, e foram descritas anteriormente.

O uso de enxertos biológicos acelulares para fins de reconstrução ginecológica é frequente em nossa prática. Os enxertos acelulares podem ser usados em qualquer procedimento em que haja falta de substância que precise ser restaurada. É por isso que ele apresenta bons resultados na criação de uma neovagina após a dissecção cuidadosa do espaço reto-bexiga. Ele é colocado com suturas absorvíveis e, em poucos dias, começa a colonizar com fibroblastos em sua malha, estimulando a formação de uma nova mucosa vaginal. Durante esse período, a paciente é instruída a usar um expansor vaginal durante a noite e parcialmente durante o dia. Os resultados em termos de função sexual são muito bons nessas pacientes. (Veja o Vídeo 11.2: Neocolpoese com enxerto acelular em um caso [U5C4V4].) Outra intervenção cirúrgica que aborda a agenesia vaginal é um procedimento imaginado por nós; o princípio desses procedimentos consiste na tração gradual das paredes vaginais aplásticas.

A tração contínua na parede vaginal aplástica é feita pelas estruturas mullerianas aplásticas ou pelo útero, dependendo da malformação uterina associada. Em diferentes casos, temos um útero normal ou um útero anormal – unicornuato, bicornuato com corno rudimentar ou agenesia cervical (Fig. 11.2).

É um método de pressão no qual a vagina aplástica é gradualmente alongada por meio da aplicação de maior tração na abóbada vaginal pelas estruturas mullerianas. Independentemente da malformação uterina ou cervical presente, o princípio da intervenção consistiu na reanastomose do colo do útero ou, dependendo do caso, da estrutura de Muller à mucosa vaginal. Além disso, independentemente da extensão da área de agenesia vaginal, por meio da tração contínua dos remanescentes de Muller durante o tempo, foi alcançado um comprimento de 7 a 9 centímetros da vagina em 45 dias. Para manter um calibre vaginal normal, as pacientes são aconselhadas a usar expansores de silicone no pós-operatório, diariamente no primeiro mês e depois apenas durante a noite por 4 a 5 meses.

Ao operar anomalias ginecológicas congênitas complexas, o cirurgião deve ter em mente um conjunto de etapas. Em primeiro lugar, é preciso estabelecer a forma de abordagem: vaginal combinada com laparoscopia, laparoscópica ou robótica apenas ou por laparotomia, dependendo das características de cada caso.

Depois de entrar na cavidade peritoneal e explorar a aparência para um diagnóstico detalhado da anomalia, é muito importante identificar e dissecar os ureteres bilateralmente. Nesses casos com anatomia alterada, muitas vezes apresentando aderências pélvicas graves ou lesões de endometriose por menstruação retrógrada, é crucial identificar e dissecar o ureter porque temos de dissecar a bexiga do tecido conjuntivo agenético até chegarmos à mucosa vaginal. Os ureteres podem ter anatomia diferente também por associação a anomalias congênitas urológicas, frequentes nessa categoria de pacientes, tornando sua identificação ainda mais importante.

A próxima etapa cirúrgica é representada pela dissecção cuidadosa da bexiga e do reto, afastando-os do tecido conjuntivo encontrado na área aplástica. Esses espaços são frequentemente difíceis de dissecar, pois são muito aderentes devido à anatomia anormal. A abordagem laparoscópica tem a vantagem do pneumoperitônio na dissecção,

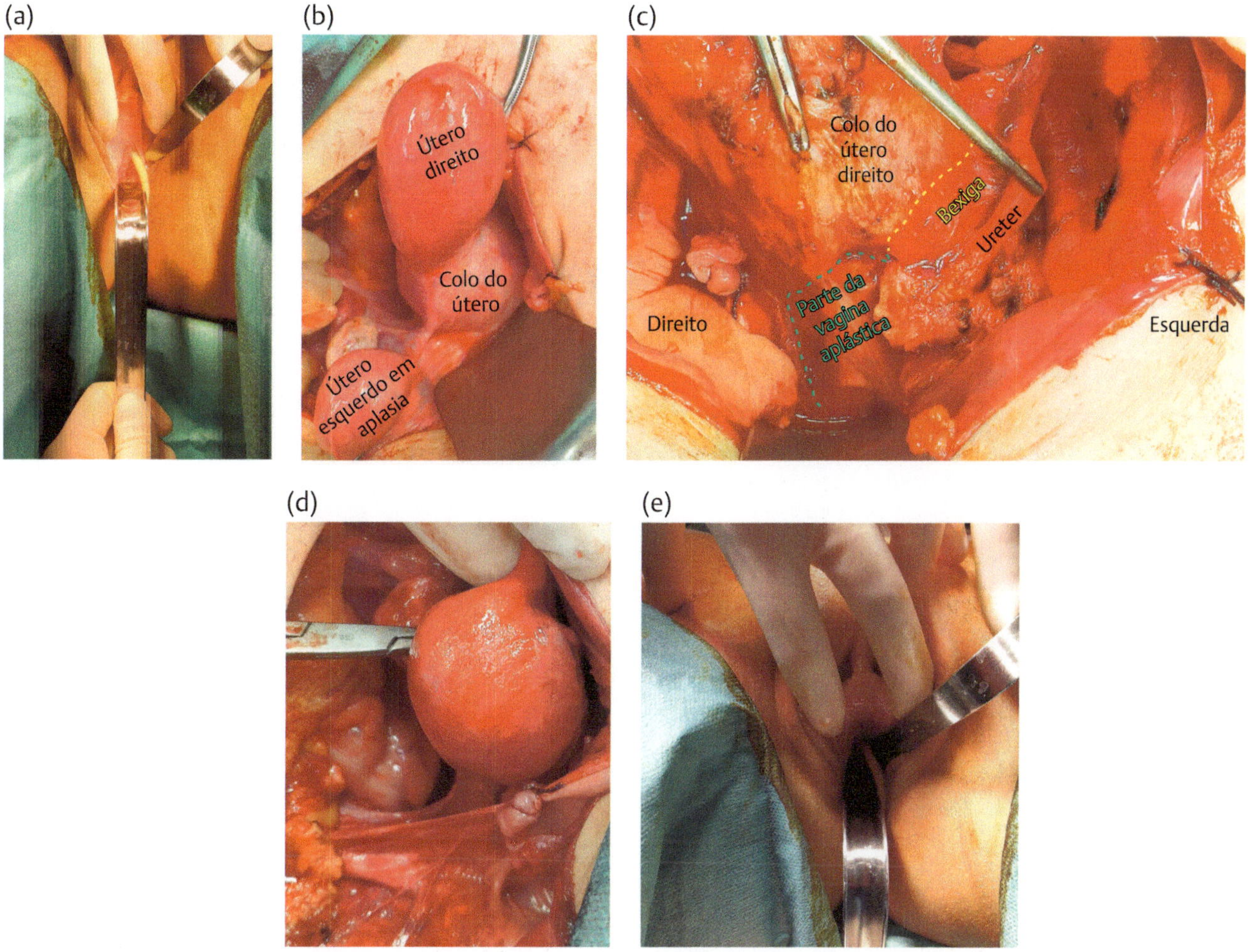

FIGURA 11.2 Aspecto intraoperatório em um caso com hemiútero direito e corno esquerdo rudimentar, aplasia cervical unilateral, aplasia vaginal (U4C3V4). (a) Aspecto inicial: da vagina agênica; (b) aspecto inicial do útero bicorpóreo; (c) dissecção bilateral dos ureteres, dissecção da bexiga da parte agênica da vagina; (d) aspecto final: reanastomose do hemiútero direito com a parte inferior da vagina agênica; (e) aspecto final intraoperatório da vagina.

o que melhora a localização do plano de clivagem e usa o CO_2 para a dissecção do gás que guia o cirurgião.

A próxima etapa cirúrgica é reconectar o útero ou a cérvix à vagina para estabelecer uma continuidade normal. É muito importante que, nessa anastomose, sempre insiramos a mucosa vaginal dentro do colo do útero ou do útero para evitar estenose.

Após a realização da cirurgia, a paciente é instruída a ter relações sexuais com 6 a 8 semanas de pós-operatório ou a usar um expansor vaginal (Fig. 11.3).

Nos casos mais graves e complexos de anomalias congênitas uterocervicovaginais, classificadas como C4, V3 ou V4, os princípios da cirurgia reconstrutiva devem abordar a restauração da continuidade do trato genital. A reconstrução nesses casos pode ser realizada usando diferentes tipos de enxertos, conforme descrito anteriormente, ou tração contínua das estruturas mullerianas na vagina aplástica. Nossa técnica envolve, na maioria dos casos, a reconstrução vaginal por meio da tração constante e contínua dos remanescentes de Muller. Isso causa o alongamento das paredes vaginais, criando, com o tempo, uma vagina de comprimento normal. Consideramos essa opção superior ao uso de enxertos para criar uma neovagina, pois evita a maioria das complicações específicas. Como a dissecção não é tão extensa quanto no caso do enxerto, os riscos de sangramento, infecção e dano visceral são menores, com resultados superiores para a paciente em longo prazo. É por isso que consideramos nossa técnica ideal para lidar com essa categoria de pacientes.

Concluindo, acreditamos que as malformações uterocervicovaginais complexas devem ser tratadas por pessoal especializado, com experiência nessa patologia e alta habilidade cirúrgica. As anomalias ginecológicas congênitas podem ser tratadas pelo cirurgião pediátrico, uma vez que se manifestam na puberdade, pelo ginecologista, pelo cirurgião plástico, uma vez que distorcem com mais frequência a aparência normal da anatomia vulvovaginal, ou pelo urologista, uma vez que se associam frequentemente a anomalias renais e do trato urinário. No entanto, consideramos que um cirurgião supraespecializado nessa patologia, como uroginecologista ou cirurgião ginecológico estético, é necessário para oferecer o melhor atendimento a esses pacientes e padronizar o atendimento no futuro.

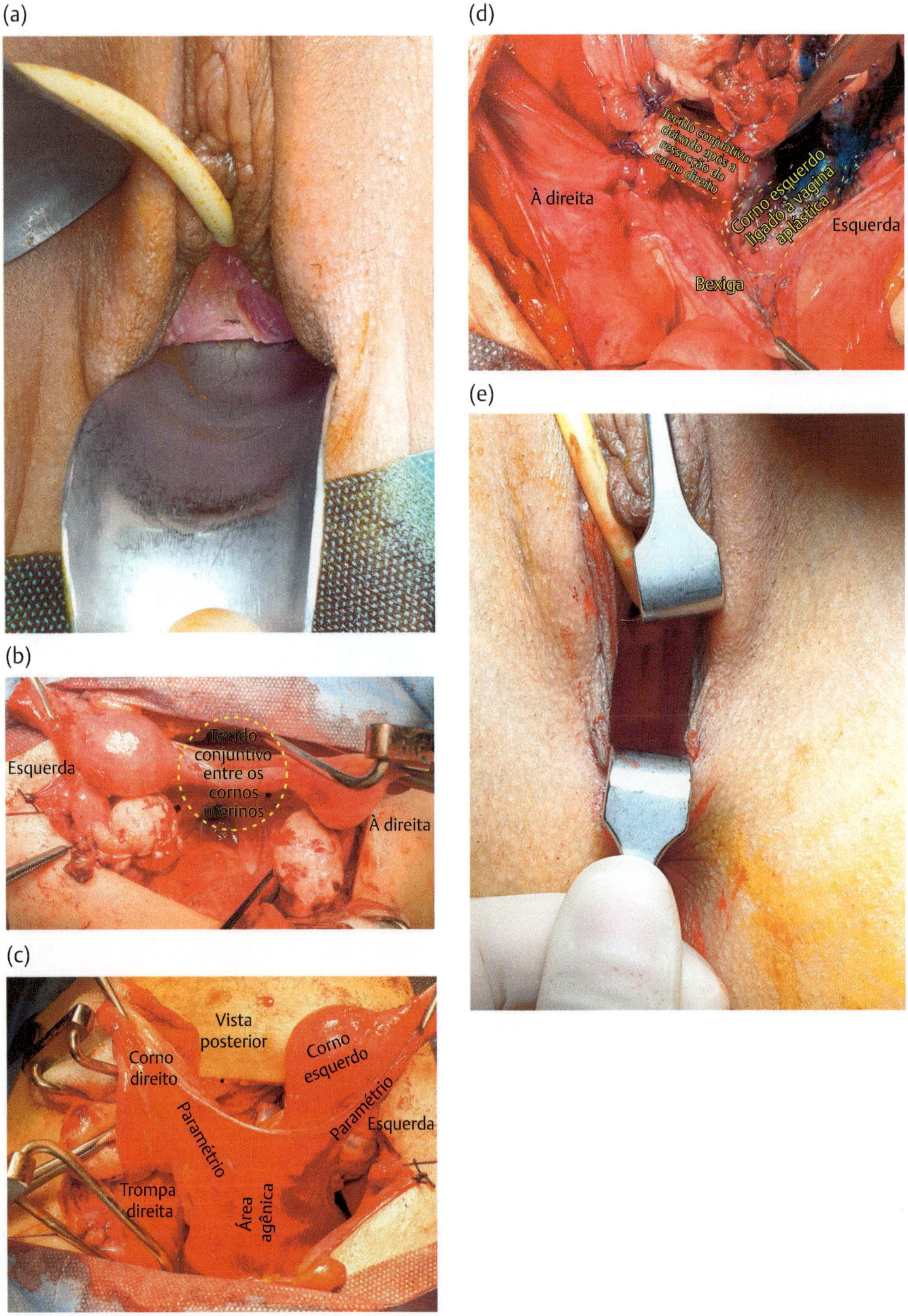

FIGURA 11.3 Aspectos intraoperatórios em um caso (U5C4V4). (a) Aspecto vaginal inicial; (b) Aspecto intra-abdominal inicial; (c) Vista posterior – dois cornos uterinos, bexiga e reto dissecados da área de agenesia; (d) Aspecto intra-abdominal final: reanastomose do corno esquerdo com a vagina aplástica; (e) Aspecto vaginal final.

REFERÊNCIAS

1. The ESHRE/ESGE consensus on the classification of female genital tract congenital anomalies, Grigoris F. Grimbizis, et al. Hum Reprod. 2013;28(8):2032–2044
2. The Thessaloniki ESHRE/ESGE consensus on diagnosis of female genital anomalies, Grigoris F. Grimbizis, et al. Hum Reprod. 2016;31(1):2–7.
3. Grimbizis GF et al. Clinical approach for the classification of congenital uterine malformations. Gynecol Surg. 2012;(9):119–129.
4. Saravelos SH, Cocksedge KA, Li T-C. Prevalence and diagnosis of congenital uterine anomalies in women with reproductive failure: a critical appraisal. Human Reprod Updat. 2008;14:415–419.
5. Acien P, Acien MS-FM. Complex malformations of the female genital tract. New types and revision of classification. Hum Reprod. 2004;19:2377–2384.
6. Rock JA, Roberts CPJH. Congenital anomalies of the uterine cervix: lessons from 30 cases managed clinically by a common protocol. Fertil Steril. 2010;94:1858–1863.
7. Ludwin A, Pityński K, Ludwin I, et al. Two- and three-dimensional ultrasonography and sonohysterography versus hysteroscopy with laparoscopy in the differential diagnosis of septate, bicornuate, and arcuate uteri. J Minim Invasive Gynecol. 2013;20(1):90–99.
8. Ledele L, Dorta M, Brioschi D, Massari CCG. Magnetic resonance evaluation of double uteri. Obs Gynecol. 1989;74(6):844–847.
9. Letterie GS. Management of congenital uterine abnormalities. Reprod Biomed Online. 2011;23(1).
10. Fedele L, Bianchi S, Zanconato G, Berlanda NB. Laparoscopic removal of the cavitated noncommunicating rudimentary uterine horn: surgical aspects in 10 cases. Fertil Steril. 2005;83.
11. Trawbrigde LC, Crough NS, Cutner ASCS. Obstructive Mullerian anomalies and modern laparoscopic management. J Pediatr Adolesc Gynecol. 2007;20:195–200.
12. Garcia RF. Z plasty for correction of congenital transverse vaginal septum. Am J Obs Gynecol. 1967;99(8).
13. Rall K, Barresi G, Wallwiener D, Brucker SYSA. Uterine rudiments in patients with Mayer-Rokitansky-Kuster-Hauser syndrome consist of typical uterine tissue types with predominantly basalis-like endometrium. Fertil Steril. 2013;99(5):1392–1399.
14. Mayer MRRDL. Rokitansky Kusher Hauser syndrome – fertility and treatment. Fertil Steril. 2010;94(5).
15. Edmonds DK et al. Congenital malformations of the genital tract and their management. Best Pract Res Clin Obs Gynaecolo. 2003;17(1).
16. Grimbizis GF, Campo R. Congenital malformations of the female genital tract: the need for a new classification system. Fertil Steril. 2010 Jul;94(2):401–407.
17. Dhar H, Razek YA, Hamdi I. Uterus didelphys with obstructed right hemivagina. Oman Med J. 2011;26(6).
18. Khati NJ. Frazier AA. Brindle KA. The unicornuate uterus and its variants. J Ultrasound Med. 2012;31(2).
19. Kcgme MH. Metroplasty versus expectant management for women with recurrent miscarriage and a septate uterus. Cochrane Database Syst Rev. 2011;6.
20. Gmgaf EJ. Treatment of twenty two patients with complete uterine and vaginal septum. Minim Invasive Gynecol. 2012;19(1).
21. Mollo A, De Franciscis P, Colacurci N, et al. Hysteroscopic resection of the septum improves the pregnancy rate of women with unexplained infertility: a prospective controlled trial. Fertil Steril. 2009;91:2628–1631.

12 Enxerto de Microgordura e Nanogordura no Rejuvenescimento Genital

Sophie Menkes

INTRODUÇÃO

A estética e a função dos órgãos genitais femininos se tornaram uma preocupação especial para as mulheres na última década. As mulheres optam por alterar sua anatomia genital para obter prazer sexual, reduzir o desconforto e superar dificuldades funcionais. A síndrome geniturinária da menopausa (GSM) é um distúrbio muito comum que está relacionado principalmente ao processo natural de envelhecimento, especialmente após a menopausa [1] ("GSM" substituiu o termo anterior "atrofia vulvovaginal"). A GSM é definida como uma série de sinais e sintomas associados a uma diminuição nos níveis de estrogênio e outros esteroides sexuais, causando alterações na vulva, vagina, uretra e bexiga [1].

Os sintomas da GSM são secura vaginal, queimação, irritação, perda de lubrificação, frouxidão, desconforto e dor. As consequências incluem infecções vaginais, cistite, disúria e dispareunia. Os efeitos físicos do GSM incluem a diminuição da proliferação epitelial, a diminuição da síntese de glicogênio, a eliminação da flora pélvica normal (*Lactobacillus*) devido aos níveis de pH muito altos e à diminuição da vascularização. Esses efeitos acabam por reduzir a transudação e as secreções vaginais [1]. A função dos grandes lábios, que são grandes e macios durante a juventude, é envolver e proteger os outros órgãos reprodutivos externos. No entanto, os grandes lábios perdem volume e se dilatam com a idade, causando alterações na vulva; assim, os pequenos lábios, a vagina e a uretra deixam de ser protegidos, levando a infecções vaginais, cistite, dor e desconforto [2]. Em mulheres na pós-menopausa, a prevalência de secura vaginal, dispareunia e infecções do trato urinário varia entre 27% e 55%, 32% e 42%, e 4% e 15%, respectivamente. Essas alterações podem ter um impacto negativo significativo na qualidade de vida [1]. Também parece haver uma insatisfação geral entre as mulheres em relação à aparência de sua área genital, que foi reforçada pela popularidade da depilação, das tendências da moda e das fotografias de nudez nas mídias sociais. Os problemas relacionados a essa insatisfação, entretanto, podem não se limitar apenas às mulheres; eles podem afetar ambos os indivíduos em um relacionamento [1].

Até 50% das mulheres na menopausa sofrem de pelo menos um dos sintomas clínicos associados à GSM e são afetadas em termos de qualidade de vida e atividade sexual [3]. Esse assunto continua sendo um tabu [1]. Os únicos tratamentos convencionais, além do uso de cremes e lubrificantes durante a relação sexual, são as terapias de reposição hormonal, que são prescritas quando não há contraindicação, e os estrogênios tópicos [4]. O objetivo do nosso tratamento é regenerar a área vulvovaginal e restaurar a trofia e a função dos grandes lábios, visando aumentar a hidratação e a estimulação da mucosa vaginal, a flora pélvica normal (*Lactobacillus*), a transudação ideal e o pH ácido. Para isso, estão disponíveis várias ferramentas que envolvem o uso de ácido hialurônico, plasma rico em plaquetas (PRP) ou *lasers* [5]. As técnicas de enxerto de microgordura e nanogordura foram introduzidas no Forever Institute há alguns anos.

A técnica de enxerto de nanofatores busca aumentar a vascularização, a neocolagênese e a regeneração de tecidos. As células-tronco derivadas do tecido adiposo (ADSC) desempenham um papel fundamental no rejuvenescimento, e sua natureza multipotente pode não ser a única vantagem [6]. Essas células também secretam fatores estimulantes, como citocinas, fatores quimiotáticos, remodeladores extracelulares, fatores de crescimento e seus inibidores. Esses fatores têm funções muito complexas, e foi relatado que os fatores bioativos produzidos pelas ADSC são responsáveis pelo efeito regenerativo [7].

MATERIAIS E MÉTODOS

Um total de 50 mulheres foi incluído neste estudo entre janeiro de 2017 e junho de 2018. Mulheres na menopausa com ausência de menstruação por ≥ 12 meses foram incluídas neste estudo. As mulheres foram excluídas se tivessem usado cremes/comprimidos vaginais de estrogênio ou hidratantes/lubrificantes vaginais no período de um mês antes da inscrição no estudo. Este estudo foi conduzido de acordo com os padrões de boas práticas médicas (ICH-E6) e os princípios da Declaração de Helsinque. Todas as pacientes que participaram do estudo assinaram um formulário de consentimento detalhado.

O procedimento de enxerto de *microfat* e *nanofat* foi realizado sob anestesia local. A anestesia foi induzida por infiltração com solução de Klein (500 mL de solução salina normal, 50 mL de lidocaína a 2%, 1 mL de adrenalina 1:1000 e 15 mL de bicarbonato de sódio a 8,4%). Em seguida, após a desinfecção com iodopovidona, a gordura foi aspirada no nível mais superficial possível para recuperar o número máximo de células-tronco da coxa medial, face interna do joelho ou abdome inferior. Para a coleta de gordura, usamos o *kit* HAPI FAT® (Benew Medical, Genebra, Suíça); uma cânula 14 G de 130 mm foi conectada a uma seringa Luer-lock de 10 cc, e pequenos lóbulos de adipócitos foram coletados sob baixa pressão negativa por meio de um sistema de válvula de conexão de bloqueio de gordura e um tubo conectado a uma bolsa PureGraft® 50.

PROCEDIMENTO DE ENXERTO PURO

Esse procedimento foi realizado em um sistema fechado, e a quantidade de gordura coletada variou de 30 mL a 50 mL. Cada amostra de 10 mL de gordura que foi aspirada e insuflada na bolsa PureGraft® foi lavada com 10 mL de solução salina estéril. No final do procedimento, foram coletados 40 mL de gordura para obter aproximadamente 20 mL de tecido microgorduroso.

A emulsificação da microgordura para obter uma suspensão de nanogordura foi realizada usando o *kit* Tulip® (Tulip Medical Products, San Diego, CA); esse processo incluiu três conectores (2,4; 1,4 e 1,2 mm) e envolveu a troca entre duas seringas de 20 cc conectadas entre si por um conector Luer-lock fêmea para fêmea por mais de 30 passagens para cada filtro. O filtro final incluiu um dispositivo Tulip NanoTransfer 600/400 μm, e apenas uma passagem foi usada para obter um produto puro com o menor número possível de fibras; o produto pode ser facilmente injetado por meio de uma cânula de 25 G ou agulha de 30 G.

Esperava-se que um total de 8 mL de suspensão de nanofatores fosse recuperado a partir de 10 mL de microfatores. A essa suspensão, foi adicionado 20% de PRP, que foi preparado com sangue do paciente, seguido de centrifugação em duas etapas usando um Duografter II (Fidia®, Trento, Itália). As plaquetas foram contadas com um analisador Horiba ABX Micro® ES60 (Axonlab, Baden, Suíça) para garantir a qualidade adequada para o enxerto de *nanofat*.

Vinte por cento do PRP foi adicionado à suspensão de microgorduras. O PRP foi misturado por uma passagem entre duas seringas de 20 cc e, em seguida, a emulsão foi imediatamente transferida usando uma seringa de 1 cc. Essa suspensão de microgordura e PRP foi então injetada em cada lábio maior. Foi usada uma cânula de 18 G (80 mm); foi usado um ponto de entrada na parte superior de cada grande lábio e foi aplicada uma técnica retrógrada. A anestesia local foi administrada com 2 mL de docaína-epinefrina a 2%, que foi injetada em cada grande lábio com uma agulha 34 G. Um total de 12 mL da suspensão de microgordura-PRP foi injetado sob os dartos na camada de gordura subcutânea.

Após a administração de anestesia local 1 hora antes com gel uretral de lidocaína 5 mL, 9,6 mL da suspensão de nanofat-PRP foram injetados na vagina com uma agulha 30 G (13 mm): o vestíbulo, as paredes lateral e posterior e a área do ponto G em ambos os lados da uretra foram injetados com uma técnica multiponto. Essas injeções foram realizadas de forma muito superficial, com aproximadamente 0,5 a 1 mm de profundidade, em um ângulo de 10°, para não ser muito superficial e perder o produto, mas não ser muito profunda a ponto de injetar no reto.

O procedimento durou aproximadamente 2 horas e foi indolor. Foram observadas apenas complicações menores, que incluíram vermelhidão e edema entre os dias 2 e 4, além de hematomas e dor no local doador. Não foram usados antibióticos. Os pacientes foram orientados a evitar o uso de aspirina e medicamentos anti-inflamatórios por uma semana; abster-se de natação, sauna e banho turco por uma semana; evitar esportes, como ciclismo e equitação por cinco dias; e abster-se de atividades sexuais por cinco dias.

AVALIAÇÃO CLÍNICA E ACOMPANHAMENTO DO PACIENTE

O impacto dos sintomas foi medido por meio de duas escalas. Primeiro, o Índice de Saúde Vaginal (VHI) (veja o apêndice), que é um índice de secura vaginal [8]. O VHI mede o pH vaginal, a elasticidade, o volume de secreção, a integridade epitelial e os níveis de hidratação com uma escala de classificação de cinco itens (classificações entre zero e cinco). A Female Sexual Distress Scale-Revised (FSDS-R) mede a angústia sexual em mulheres [9]. A FSDS-R é composta por 13 itens, e cada item exige uma resposta que é classificada de 0 a 4 (nunca [0], raramente [1], ocasionalmente [2], frequentemente [3] ou sempre [4]). Para o VHI, a variação nas pontuações varia de 0 a 25; uma pontuação superior a 15 é normal. Para o FSDS-R, a variação nas pontuações varia de 0 a 52; uma pontuação > 11 pode discriminar efetivamente entre mulheres com e sem sofrimento sexual. Os questionários pertinentes foram preenchidos anonimamente em papel, sob a supervisão de um assistente no Forever Institute. O exame para a pontuação do VHI foi realizado por um médico independente. Foram feitas perguntas para avaliar se as pacientes apresentavam maior autoestima e redução do desconforto e das dificuldades funcionais, além de melhora no orgasmo e no desejo sexual após o tratamento. Após o exame com um espéculo, foi feita a medição do pH (Ellen® pH-Control, Estocolmo, Suécia). O volume de secreção, a integridade do epitélio, a hidratação e a elasticidade foram medidos por inspeção visual e com a palpação da mucosa vaginal usando o dedo indicador.

ANÁLISE ESTATÍSTICA

Os valores são apresentados como a média ± desvio-padrão. As médias foram comparadas usando o *teste t* de Student. O $p < 0{,}05$ indicou significância estatística. A representação gráfica dos dados e as análises estatísticas foram realizadas com o *software* GraphPad versão 7.0.

RESULTADOS

A idade média das pacientes deste estudo foi de 53 (45-63) anos, o número médio de gestações foi de 2,6 ± 1,2, e o número médio de partos vaginais foi de 1,8 ± 1,2. O acompanhamento foi realizado 1, 3, 6, 12 e 18 meses após o tratamento. Após aproximadamente 4 semanas, as pacientes começaram a sentir uma melhor hidratação no nível da mucosa. Foi observada uma mudança significativa nos escores do VHI (Fig. 12.1) e do FSDS-R (Fig. 12.2).

O VHI mede o pH vaginal, a elasticidade, o volume de secreção, a integridade epitelial e os níveis de hidratação. O escore médio do VHI aumentou de 3,35 ± 1,46 no pré-tratamento para 6,35 ± 1,53 um mês após o tratamento ($p < 0,0001$); três meses após o tratamento, o escore do VHI aumentou ainda mais, para 9,15 ± 1,73 ($p < 0,0001$) (Fig. 12.1).

Os escores do FSDS-R também mostraram uma mudança significativa na saúde sexual dos pacientes. A pontuação média do FSDS-R no pré-tratamento foi de 32,9 ± 9,5; um mês após o tratamento, a pontuação diminuiu significativamente (23,7 ± 9,05, uma melhora de 28%; $p < 0,05$) e três e seis meses após o tratamento, a pontuação diminuiu significativamente ainda mais (15,2 ± 7,02, uma melhora de 53%, e 4,2 ± 4,28, uma melhora de 87%, respectivamente, $p < 0,0001$). A pontuação ficou estável de 6 a 12 meses (4,2 ± 4,28, $p < 0,0001$), mas, aos 18 meses após o tratamento, diminuiu ainda mais (3,4 ± 3,65, $p < 0,0001$) (Fig. 12.2). Aos 6 meses após o tratamento, para ambas as escalas, os dados referentes a 80% dos pacientes pareciam normalizados.

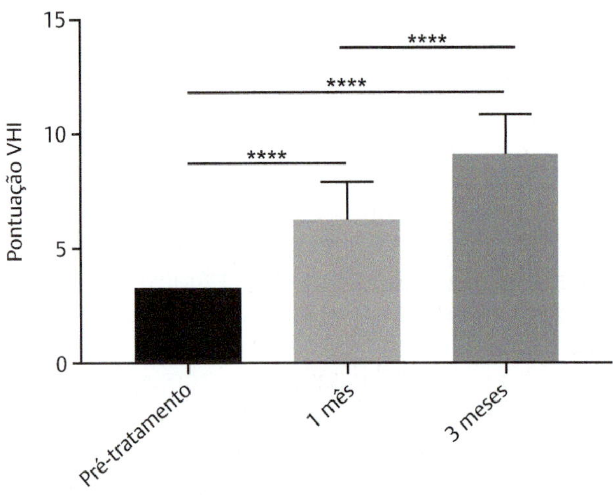

FIGURA 12.1 Alteração média do VHI desde o pré-tratamento de 1 a 3 meses após o tratamento. Os resultados representam a média ± desvio- padrão. ****p < 0,0001.

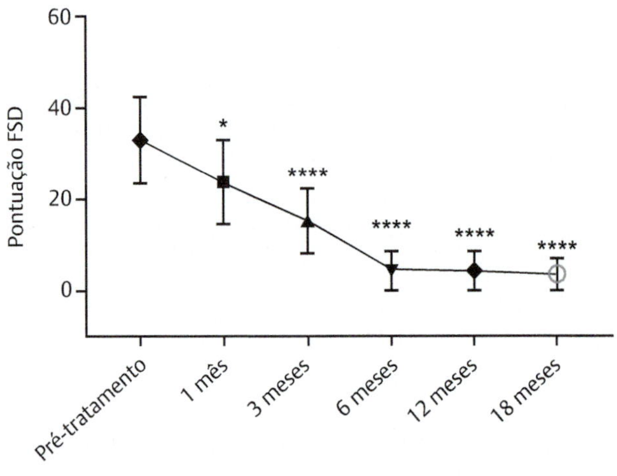

FIGURA 12.2 Pontuação de Sofrimento Sexual Feminino (FSD) da linha de base pré-tratamento para 1, 3, 6, 12 e 18 meses após o tratamento. Os resultados representam a média ± desvio-padrão. *p < 0,05; ****p 0,0001.

Houve um benefício especial do tratamento observado para a secura e a dispareunia. As pacientes experimentaram uma melhora nos sintomas de GSM, função sexual e sensação vaginal, conforme descrito no questionário FSD-R.

A análise das imagens pré e pós-procedimento indicou a obtenção de um efeito de elevação na região vulvar. Todas as pacientes confirmaram mudanças na textura, elasticidade, firmeza, rugas finas e hidratação da pele, juntamente com um efeito regenerativo. Os resultados de quatro casos são relatados nas Figuras 12.3 a 12.6.

Não foram observados efeitos colaterais importantes no presente estudo. Complicações menores, inclusive vermelhidão e edema, foram observadas entre os dias 2 e 4. Todas as pacientes apresentaram hematomas e dor no local doador, mas apenas uma paciente (2%) apresentou vermelhidão e edema dos grandes lábios. Os efeitos colaterais foram avaliados por um médico independente. Não foram observados infecções, cistos de gordura ou granulomas após o tratamento ou durante o período de acompanhamento.

DISCUSSÃO

Assim como em outras partes da pele, devido à falta de hormônios, o envelhecimento dos grandes lábios se manifesta pela diminuição do volume, rugas, perda de elasticidade e discromia. A perda de volume também pode expor os pequenos lábios, causando desconforto, ressecamento e problemas estéticos. Os resultados deste estudo mostraram que a injeção de *microfat* e *nanofat* alterou os sintomas de ressecamento vulvovaginal. O escore VHI aumentou significativamente em 1-3 e 6 meses após o tratamento, mostrando uma melhora na troficidade vaginal. Além disso, o escore FSDS-R melhorou significativamente em 28%, 53%, 87%, 87% e 89% em 1, 3, 6, 12 e 18 meses após o tratamento, respectivamente, indicando que os efeitos perduraram ao longo do tempo. Embora a pontuação do VHI seja propensa à subjetividade em relação à hidratação e à elasticidade, a pontuação do FSD-R funciona bem em relação à angústia sexual. Com um tratamento, os pacientes se beneficiaram de mudanças significativas que perduraram ao longo do tempo. Os tratamentos descritos neste estudo podem ser uma abordagem útil para o gerenciamento da GSM.

Desde sua introdução, o *lipofilling* tem-se tornado cada vez mais popular. Várias mudanças foram feitas nos procedimentos de coleta, processamento e injeção de gordura. Muitas técnicas foram propostas para a remoção do tecido adiposo. Coleman *et al.* [10] descreveram uma técnica para minimizar o trauma das células adiposas. Em 2013, Tonnard *et al.* introduziram uma técnica de enxerto de *nanofat*, em que a emulsificação foi usada para dissociar mecanicamente o tecido adiposo, mantendo a matriz extracelular com todas as células nucleadas, incluindo as células-tronco já presentes [11]. Enquanto a macrogordura é caracterizada por lóbulos de gordura com um diâmetro de 2,4 mm, a microgordura é caracterizada por aqueles com um diâmetro de 1 mm [12]. A cânula usada para enxerto de microgordura no estudo de Alharbi *et al.* tem 2 mm de diâmetro com uma ponta romba e quatro orifícios de 600 μm para colher pequenos lóbulos [13].

(a) (b)

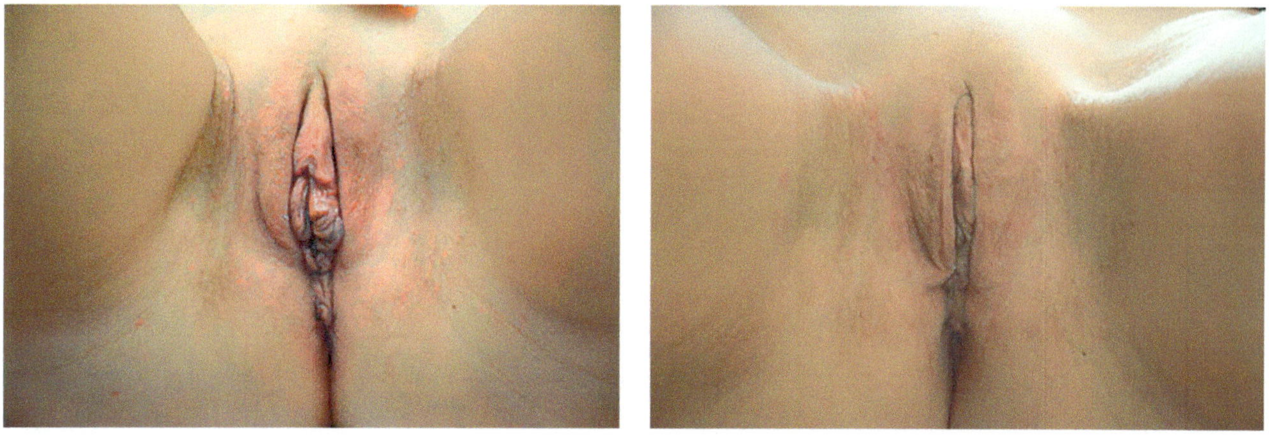

FIGURA 12.3 (a) Uma mulher de 55 anos de idade antes do tratamento com 6 mL de *microfat*-PRP injetados em cada grande lábio e 9,6 mL de *nanofat*-PRP injetados nas paredes vaginais. (b) Resultado 18 meses após o tratamento.

(a) (b)

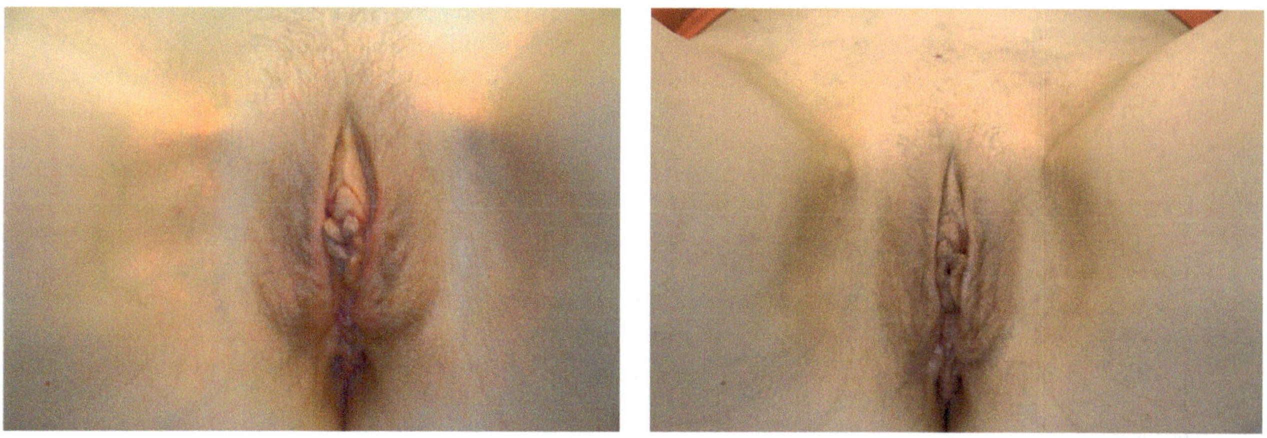

FIGURA 12.4 (a) Uma mulher de 58 anos de idade antes do tratamento com 6 mL de *microfat*-PRP injetados em cada grande lábio e 9,6 mL de *nanofat*-PRP injetados nas paredes vaginais. (b) O resultado 18 meses após o tratamento.

(a) (b)

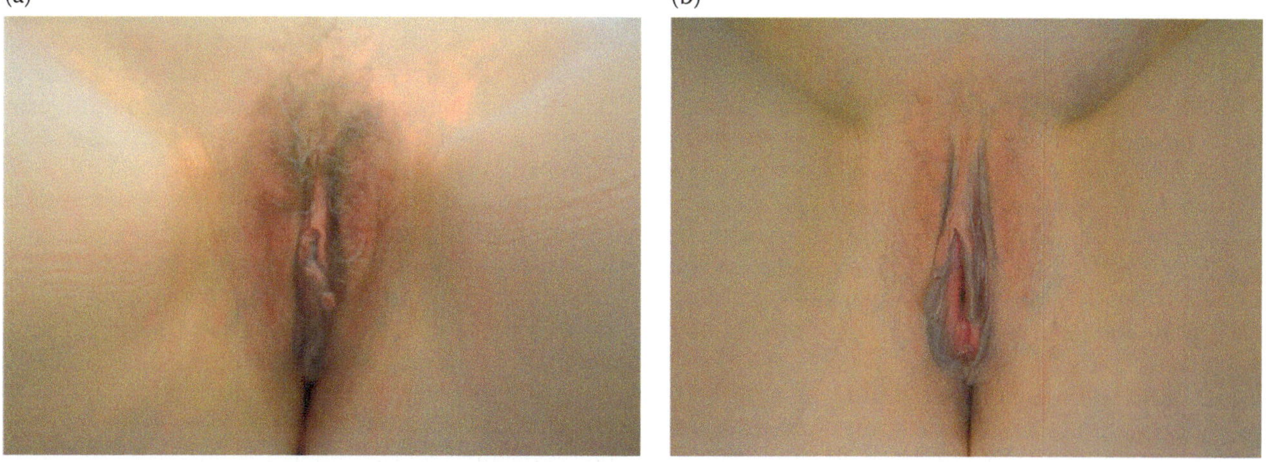

FIGURA 12.5 (a) Uma mulher de 53 anos de idade antes do tratamento com 6 mL de *microfat*-PRP injetados em cada grande lábio e 9,6 mL de *nanofat*-PRP injetados nas paredes vaginais. (b) O resultado 18 meses após o tratamento.

(a) (b)

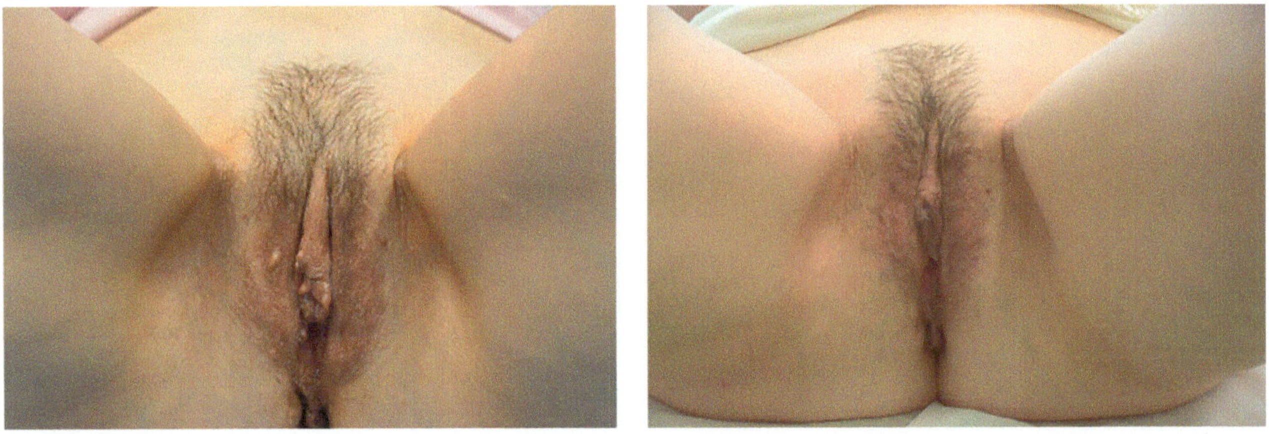

FIGURA 12.6 (a) Uma mulher de 54 anos de idade antes do tratamento com 6 mL de *microfat*-PRP injetados em cada grande lábio e 9,6 mL de *nanofat*-PRP injetados nas paredes vaginais. (b) O resultado 18 meses após o tratamento.

A microgordura é usada para aumentar a troficidade e para enchimento. A *nanofat* é obtida passando-se a *microfat* emulsionada entre duas seringas. Depois de 30 passagens para cada conector, a gordura se torna emulsionada e aparece esbranquiçada. A gordura emulsionada é então filtrada por um filtro superfino para obter a nanogordura [14]. Os transplantes de nanofatores são desprovidos de células adiposas maduras, e a arquitetura nativa é interrompida. No entanto, observou-se que os nanoenxertos mantêm um rico suprimento de células-tronco adiposas e muitas outras células progenitoras com um fenótipo resistente. Trivisonno *et al.* mostraram que a aspiração de tecido adiposo com uma microcânula pode ser um método minimamente invasivo para obter números clinicamente relevantes de células estromais e vasculares que podem ser usadas para procedimentos de transplante autólogo e para promover a regeneração de tecidos e a neovascularização [15]. Neste estudo, as ADSC foram coletadas do lipoaspirado das regiões do abdome e do quadril de seis doadoras saudáveis. Para a coleta de tecido adiposo, foram comparadas duas opções: (1) uma cânula de ponta arredondada com 170 mm de comprimento, 3 mm de diâmetro e uma única porta de sucção elíptica na lateral próxima à sua extremidade distal (diâmetro da porta: 3 × 9 mm); ou (2) uma cânula de infiltração de ponta arredondada com 170 mm de comprimento, 2 mm de diâmetro e 5 portas redondas colocadas em espiral ao longo das laterais do eixo distal da cânula (diâmetro de cada porta: 1 mm)

Também foi demonstrado em um estudo recente que > 90% das células permaneceram viáveis após o procedimento de ruptura mecânica. A contagem total de células nucleadas também está na faixa do que é obtido pela extração regular da Fração Vascular Estromal (SVF) sem o procedimento de *nanofat*; com mais de 300 amostras processadas usando as diretrizes de boas práticas de fabricação, foi encontrado um valor médio comparável. Por fim, o número de ADSC também é semelhante ao obtido sem o procedimento de *nanofat*. No geral, os dados confirmam que o procedimento de *nanofat* não danifica as células contidas no tecido adiposo, mantendo a viabilidade celular e o número de ADSC. Nesse mesmo estudo, a biópsia de pele realizada na zona pós-tratamento mostrou um aumento no colágeno (fibras de colágeno mais densas e mais largas) e fibras elásticas (controle: 171 ± 9,5; *nanofat*: 266 ± 17,3; $p < 0,005$) na derme superficial. As zonas tratadas também apresentaram um aumento da celularidade dérmica (principalmente fibroblastos; controle: 59,6 ± 6,8; *nanofat*: 90,6 ± 3,05; $p < 0,03$) e da densidade vascular (controle: 15,6 ± 0,5; *nanofat*: 26,6 ± 3,05; $p < 0,01$) na derme superficial [14].

Em uma paciente com sequelas de episiotomia e um impacto em sua vida sexual, foi relatado anteriormente que a lipoaspiração e a injeção de PRP-HA foram eficazes para o rejuvenescimento vulvovaginal. Além disso, os resultados desse estudo mostraram mudanças na troficidade vaginal [16]. Um estudo realizado por Kim *et al.* relatou resultados semelhantes; eles descobriram que a injeção de PRP e a lipoaspiração foram eficazes em uma paciente com atrofia vulvovaginal e líquen escleroso [17]. Wei *et al.* também demonstraram que, em vários casos clínicos, os enxertos de nanofatores levaram a uma melhora na qualidade da pele 6 meses após a cirurgia [18]. Mesguich *et al.* relataram uma melhora nas linhas de expressão após o tratamento com o processo de *nanofat*. Além disso, os resultados de tolerância confirmaram a segurança da injeção intradérmica de gordura emulsionada. Não foram observadas reações eritematosas ou inflamatórias nos pacientes [19].

Houve um estudo interessante sobre lipoenxertia com PRP para restaurar os grandes lábios em uma paciente de 67 anos com atrofia vaginal e líquen escleroso [17]. Um total de 40 cc de gordura autóloga misturada com PRP foi transferido para os grandes lábios. O *lipofilling* com PRP aliviou os sintomas clínicos. A plenitude e o tônus ausentes foram corrigidos, e o volume aumentado foi bem mantido. As lesões brancas irregulares de líquen escleroso nos pequenos lábios também melhoraram.

A eficácia do enxerto de microgordura e nanogordura para o rejuvenescimento vulvovaginal não foi avaliada anteriormente. Aqui, foram obtidos bons resultados usando microgordura e nanogordura com PRP, com mudanças significativas na área genital. A microgordura e a gordura emulsionada, como a nanogordura, parecem ser uma alternativa simples aos processos de terapia celular e à preparação da SVF. A desagregação mecânica oferece um inóculo celular melhor do que os métodos convencionais de dissociação enzimática, usando 10 vezes menos tecido adiposo como material inicial e proporcionando um rendimento celular maior [20]. A injeção de adipócitos fragmentados presentes na gordura emulsionada e as citocinas liberadas podem ter um efeito estimulante na diferenciação e regeneração do tecido [21]. Além disso, um aumento na síntese de elastina e na remodelação dérmica pode ser induzido pela atividade secretora de células-tronco mecanicamente estimuladas pelo processo de emulsão [22-24].

Foi demonstrado que a adição de PRP autólogo ao tecido adiposo resulta em uma melhor preservação da estrutura dos adipócitos, proporcionando um forte suprimento de sangue, criando um microambiente *in vivo* ideal para a proliferação de células-tronco derivadas do tecido adiposo e promovendo interações celulares e o crescimento e a diferenciação do tecido adiposo [25]. O PRP surgiu recentemente como uma nova matriz para melhorar a sobrevivência do enxerto de gordura. O PRP é um produto biológico autólogo derivado do sangue do paciente, em que, após a centrifugação, é obtida uma fração de plasma com uma concentração de plaquetas maior do que a do sangue circulante. Esse processo está ganhando popularidade na medicina regenerativa devido ao seu potencial para estimular e acelerar a cicatrização de tecidos [26-28]. O PRP autólogo pode, portanto, ser usado como um sistema de entrega para aplicações de engenharia de tecidos *in vivo*. De fato, muitas substâncias ativas estão presentes nos grânulos α das plaquetas; essas substâncias podem estimular a revascularização de um gel enriquecido com adipócitos e constituir uma matriz tridimensional, permitindo a disposição dos adipócitos em uma organização espacial adequada. Assim, o PRP estimula a proliferação de células-tronco adiposas e do tecido adiposo *in vitro*. Essas células-tronco geralmente estão presentes no tecido adiposo removido e, portanto, geralmente estão presentes nos enxertos de gordura [29,30]. Kakudo *et al.* demonstraram que o PRP ativado contém grandes quantidades de PDGF-AB e TGF-β1, que promovem a proliferação de células-tronco humanas derivadas do tecido adiposo e de fibroblastos dérmicos humanos *in vitro* [31].

Seis meses após o tratamento, 80% dos nossos pacientes obtiveram pontuação > 15 para VIH e < 11 para FSD-R, mas o limite desses sistemas de pontuação é sua subjetividade. Mesmo que os resultados relatados pelo paciente sejam o fator mais relevante (ou seja, critérios como a satisfação do paciente, o conforto e a retomada de uma vida sexual plena), também precisamos de medidas objetivas. Os resultados das duas escalas que mostram mudanças na hidratação, secreções e pH são sinais indiretos de que o tratamento foi eficaz. No entanto, estudos adicionais precisam ser realizados para validar nossos resultados. O processo de enxertia deve incluir testes objetivos de qualidade da pele com um cutômetro para medir a melhora, a elasticidade e a firmeza dos grandes lábios, e biópsias da mucosa vaginal para confirmar histologicamente o aumento dos componentes fibrilares da matriz extracelular e da espessura do epitélio vaginal.

Mas o efeito regenerativo está relacionado à capacidade de diferenciação e proliferação da célula ou se deve à sua atividade parácrina? Vários estudos indicam que o mecanismo de ação terapêutica das células-tronco estromais mesenquimais (MSC) é mediado principalmente por fatores parácrinos liberados pelas MSC, como os exossomos. Os exossomos são vesículas extracelulares nanométricas que são transferidas para células-alvo para comunicação entre células.

Essas microvesículas extracelulares liberadas pelas células parecem ser os principais componentes do secretoma celular [32]. Ainda mais recentemente, os papéis funcionais dos exossomos estão sendo investigados. Os exossomos de células-tronco mesenquimais parecem ser opções de tratamento interessantes para o crescimento do cabelo, mas também para a melhoria da pele, em termos de rugas, manchas, inflamação, cicatrizes etc.

O tampão de lavagem tópica é um produto autólogo, que foi aplicado de manhã e à noite na pele por 3 meses; ele apresenta resultados muito promissores. Novos estudos estão em andamento, tendendo a provar que, mesmo após a interrupção da aplicação do creme, o efeito regenerativo continua. Embora os exossomos derivados de MSC (exossomos de MSC) estejam sendo propostos como novas terapias livres de células para várias doenças humanas, os estudos que avaliam a segurança e a toxicidade dos exossomos de MSC são limitados [33].

Os resultados sobre a pele e o cabelo acabaram de ser publicados e também são muito promissores. Um estudo clínico, após aprovação do comitê de ética, na indicação de atrofia vaginal pós-quimioterapia após câncer de mama, será iniciado na Clínica Nescens.

CONCLUSÕES

Atualmente, há muitas maneiras de rejuvenescer a área vulvovaginal, mas o enxerto de microgordura e nanogordura parece oferecer uma melhora significativa e duradoura com um único tratamento e um procedimento autólogo. Além disso, a microgordura e a nanogordura se integram naturalmente aos tecidos do hospedeiro, e não há efeitos colaterais importantes. Os efeitos de longo prazo precisam ser avaliados mais detalhadamente, mas os resultados iniciais parecem muito promissores. Os exossomos têm vários recursos benéficos para a regeneração de tecidos, como a capacidade angiogênica, a síntese de colágeno e a regulação da inflamação. Com o uso de exossomos, as limitações atuais dos tratamentos de pele e mucosas podem ser superadas. Além disso, essas vesículas extracelulares podem ser integradas a vários campos, como o tratamento do câncer e as vacinas. Espera-se que, em breve, os exossomos forneçam uma nova plataforma para curar várias doenças e cânceres.

FINANCIAMENTO

Os autores não receberam nenhum apoio financeiro para a pesquisa, autoria e publicação deste artigo.

Os autores declaram não haver conflito de interesses.

REFERÊNCIAS

1. Farrell AE. Genitourinary syndrome of menopause. Aust Fam Physician. 2017;46(7):481–484.
2. Palacios S, Mejía A, Neyro JL. Treatment of the genito-urinary syndrome of menopause. Climacteric. 2015; 18(Supp 1):23–29.
3. Van der laak JA, De Bie LM, De Leeuw H, et al. The effect of Replens on vaginal cytology in the treatment of post-menopausal atrophy: cytomorphology versus computerized cytometry. J Clin Pathol. 2002;55:446–451.
4. Cumming GP, Herald J, Moncur R, et al. Women's attitudes to hormone replacement therapy, alternative therapy and sexual health: a web-based survey. Menopause Int. 2007;13:79–83.
5. Wańczyk-Baszak J, Woźniak S, Milejski B, et al. Genitourinary syndrome of menopause treatment using lasers and temperature-controlled radiofrequency. Prz Menopauzalny. 2018 Dec;17(4):180–184.
6. Charles-de-Sa L, Gontijo-de-Amorin NF, Maeda Takiya C, et al. Antiaging treatment of the facial skin by fat graft and adipose-derived stem cells. Plast Reconstr Surg. 2015 Apr; 135(4):999–1009.
7. Crisan M, Yao S, Casteilla L et al. Perivascular origin for mesenchymal stem cells in multiple human organs. Cell Stem Cell. 2008;3:301–313.
8. Bachmann G. Urogenital ageing: an old problem newly recognized. Maturitas. 1995;22:S1–S5.
9. Derogatis L, Clayton A, Lewis-D'Agostino D, et al. Validation of the female sexual distress scale-revised for assessing distress in women with hypoactive sexual desire disorder. J Sex Med. 2008;5:357–364.
10. Coleman SR. Structural fat grafts: the ideal filler? Plast Reconstr Surg. 2006 Sep;118(3 Suppl):108S–120S.
11. Tonnard P, Peeters G, Hamdi M, et al. Nanofat grafting: basic research and clinical applications. Plast Reconstr Surg. 2013;132:1017–1026.
12. Gause TM, Kling RE, Sivak WN, et al. Particle size in fat graft retention: a review on the impact of harvesting technique in lipofilling surgical outcomes Adipocyte. 2014 Oct–Dec;3(4):273–279.
13. Alharbi Z, Opländer C, Almakadi S, et al. Conventional vs. micro-fat harvesting: how fat harvesting technique affects tissue-engineering approaches using adipose tissue-derived stem/stromal cells. J Plast Reconstr Aesthet Surg. 2013 Sep;66(9):1271–1278.
14. Menkes S, Mariotta L, Soldati G, et al. Subcutaneous injections of nanofat adipose derived stem cell grafting in facila rejuvenation. Plast Reconstr Surg Glob Open. 2020;8:e2550.
15. Trivisonno A, Di Rocco G, Canistra C. Harvest of superficial layers fat with microcannula and isolation of adipose tissue-derived stromal and vascular cells. Aesthet Surg J. 2014;34:601–613.
16. Aguilar P, Hersant B, SidAhmed-Mezi M, et al. Novel technique of vulvo-vaginal rejuvenation by lipofilling and injection of combined platelet-rich-plasma and hyaluronic acid: a case-report. Springerplus. 2016 Jul 26;5(1):1184.
17. Kim SH, Park ES, Kim TH. Rejuvenation using platelet-rich plasma and lipofilling for vaginal atrophy and lichen sclerosus. J Menopausal Med. 2017 Apr;23(1):63–68.
18. Wei H, Gu SX, Liang YD, et al. Nanofat derived stem cells with platelet-rich fibrin improve facial contour remodeling and skin rejuvenation after autologous structural fat transplantation. Oncotarget. 2017 Jul 31;8(40):68542–68556.
19. Mesguich Batel F, Bertrand B, Magalon J, et al. Treatment of wrinkles of the upper lip by emulsified fat or "Nanofat": biological and clinical study about 4 cases. Ann Chir Plast Esthet. 2018 Feb;63(1): 31–40.
20. Sese B, Sammartin JM, Ortega B, et al. Nanofat cell aggregates: a nearly constitutive stromal cell inoculum for regenerative site-specific therapies. Plast Reconstr Surg. 2019;144:1079.
21. Bertheuil N, Chaput B. A novel and effective strategy for the isolation of adipose-derived stem cells: minimally manipulated adipose-derived stem cells for more rapid and safe stem cell therapy. Plast Reconstr Surg. 2015;135 (2):454–455.
22. Vezzani B, Shaw I, Lesme H, et al. Pericyte content and secretory activity of microfragmented human adipose tissue compared to enzymatically derived stromal vascular fraction. Stem Cells Transl Med. 2018 Dec;7(12): 876–886.
23. Banyard DA, Sarantopoulos CN, Borovikova AA, et al. Phenotypic analysis of stromal vascular fraction after mechanical shear reveals stress-induced progenitor populations. Plast Reconstr Surg. 2016;138(2): 237e–247e.
24. Osinga R, Menzi NR, Tchang LA, et al. Effects of intersyringe processing on adipose tissue and its cellular components: implications in autologous fat grafting. Plast Reconstr Surg. 2015;135(6):1618–1628.
25. Pires Fraga FM, Nishio RT, Ishikawa RS, et al. Increased survival of free fat grafts with platelet-rich plasma in rabbits. J Plast Reconstr Aesthet Surg. 2010;63(12): e818–e822.
26. Oh DS, Cheon YW, Jeon YR, et al. Activated platelet-rich plasma improves fat graft survival in nude mice: a pilot study. Dermatol Surg. 2011;37:619–625.
27. Nakamura S, Ishihara M, Takikawa M, et al. Platelet-rich plasma (PRP) promotes survival of fat grafts in rats. Ann Plast Surg. 2010;65:101–106.
28. Rodriguez-Flores J, Palomar-Gallego MA, Enguita-Valls AB, et al. Influence of platelet rich plasma on the histologic characteristics of the autologous fat graft to the upper lip of rabbits. Aesthetic Plast Surg. 2011;35:480–486.
29. Marx RE. Platelet-rich plasma (PRP): what is PRP and what is not PRP? Implant Dent. 2001;10:225–228.
30. Jin R, Zhang YG. Does platelet-rich plasma enhance the survival of grafted fat? An update review. Int J Clin Exp Med. 2013;6:252–258.
31. Kakudo N, Minakata T, Mitsui T, et al. Proliferation-promoting effect of platelet-rich plasma on human adipose-derived stem cells and human dermal fibroblasts. Plast Reconstr Surg. 2008;122(5):1352–1360.
32. Yang GH, Lee YB, Kang D, et al. Overcome the barriers of the skin: exosome therapy. Biomaterials Research. 2021;25:22.
33. Ha DH, Kim HK, Lee J, et al. Mesenchymal stem/ stromal cell-derived exosomes for immunomodulatory therapeutics and skin regeneration. Cells. 2020;9(5): 1157.

13 Nanofat

O-Shot na Área do Ponto G

Claudio Catalisano ▪ Mario Goisis

DEFINIÇÕES

O *Nanofat* é um concentrado de células-tronco e fatores de crescimento com uma capacidade extraordinária de regenerar e reparar tecidos. Ele pode ser obtido por meio do uso de um Enxerto Dérmico (DG) e preparado com filtros especiais. Podemos colher DG de várias partes do corpo humano, como o abdome (sob a pele) e a parte lateral das costas (sob a pele).

O ponto G (ou ponto de Grafenberg) é uma área sensível da parede vaginal que, se estimulada, pode produzir grande excitação sexual. Foi nomeado por Grafenberg, em 1950 [1], embora, talvez, ao identificar essa área específica do canal vaginal, ele não tivesse a intenção de revolucionar a anatomia. No entanto, é uma parte anatômica genuína, presente e reconhecível em todas as mulheres? Obviamente, é difícil demonstrar esse conceito, porque a excitação sexual é uma experiência privada. No entanto, muitos ensaios e estudos científicos já foram publicados [2], incluindo um estudo anatômico usando ecografia que demonstra que existe, na parede vaginal anterior, uma área que, durante a relação sexual ou autoerotismo, pode produzir orgasmo feminino [3]. Pode ser muito difícil provar com certeza que o ponto G existe, mas muitos estudos científicos em que grupos de mulheres foram questionados revelam que uma alta porcentagem de mulheres tem conhecimento dele [4-10].

PRP O-SHOT

Estudos psicossexuais também mostraram que mais de 10% das mulheres nunca experimentaram o orgasmo [11]. A partir desse ponto de partida, Runels foi pioneiro em um novo tratamento específico, o plasma rico em plaquetas (PRP) O-Shot, em que o sangue de um paciente é colhido, centrifugado (primeiro para separar os glóbulos vermelhos e depois para concentrar as plaquetas) e injetado de volta no paciente na forma de plasma rico em plaquetas [12,13]. A lógica desse procedimento é introduzir fatores de crescimento, presentes nas células plaquetárias, na zona erógena do clitóris e nas glândulas de Skene parauretrais para promover o aumento do prazer sexual.

As plaquetas são fragmentos de células no sangue que iniciam o processo de coagulação por meio de fatores de crescimento – proteínas capazes de estimular as células-tronco mesenquimais, que, por sua vez, podem iniciar ou reiniciar a produção celular. O clitóris geralmente tem cerca de 8.000 nervos, mas tem menos em muitas mulheres [14-16,17]. As glândulas de Skene produzem uma secreção durante a atividade sexual feminina, que se espalha para fora da vagina, mas a quantidade de secreção não é a mesma em todas as mulheres. Algumas mulheres não têm essa "ejaculação feminina", e 10% não conseguem ter orgasmo algum (Figs. 13.1 e 13.2) [18-25]. Portanto, o procedimento de Runels visa produzir novos nervos no clitóris e novas células nas glândulas de Skene para aumentar suas secreções [26,27].

A partir de 2014, Runels realizou milhares de tratamentos, e uma grande porcentagem de pacientes desenvolveu um aumento significativo de sua satisfação sexual [12,13]. No entanto, deve-se observar que a legislação que abrange a injeção de PRP varia entre os territórios e, em algumas jurisdições, seu uso não é permitido no consultório particular de um profissional médico, portanto, o tratamento pode não estar disponível como uma opção para todos os profissionais.

O *NANOFAT* O-SHOT

A partir desse ponto de partida, os autores desenvolveram um novo tipo de injeção no ponto G de fatores de crescimento e células-tronco mesenquimais – o *nanofat* O-Shot [28]. Se o resultado final do PRP O-Shot é uma melhor satisfação sexual para o paciente, essa técnica deve ter os mesmos resultados, porque a gordura corporal (tecido adiposo) contém quantidades altas semelhantes dos mesmos estimuladores celulares [29].

O Vídeo 13.1 mostra a coleta de gordura. Nosso objetivo é ter uma quantidade mínima de gordura dérmica para preparar por filtração e obter uma preparação mais fluida para injetar. A solução de Klein é uma mistura de solução salina (500 mL), lidocaína (10 mL 2%) e bicarbonato de sódio. O paciente é preparado, deitado na cama. Injetamos a solução de Klein para obter anestesia. Usando uma cânula de aspiração (o sistema Va Clock), coletamos uma quantidade de enxerto dérmico (cerca de 50 mL). Esse procedimento é muito fácil e não é desconfortável para o paciente.

O Vídeo 13.2 mostra o processo de infiltração para transformar a gordura em microgordura e, finalmente, em nanogordura. Nosso *kit* tem três tipos de filtros. A primeira gordura colhida é a macrogordura (através do filtro maior), que não é útil para injeção. Por meio de um segundo filtro (maior), produzimos microgordura. Um

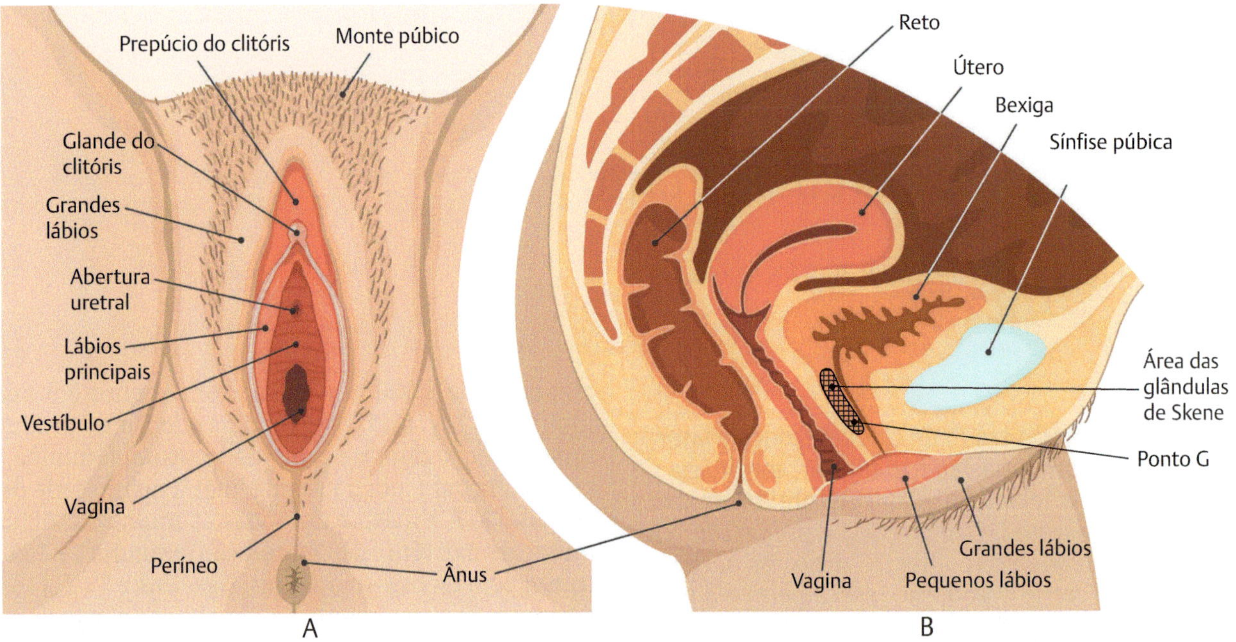

FIGURA 13.1 (A) Os órgãos genitais externos femininos. (B) Os órgãos internos femininos, mostrando a área do ponto G, no local das glândulas de Skene. Devemos considerar que a genitália externa, o clitóris, os pequenos e grandes lábios e as glândulas de Skene compõem o Sistema de Orgasmo Feminino [12] e, juntos, são responsáveis pelo melhor prazer sexual.

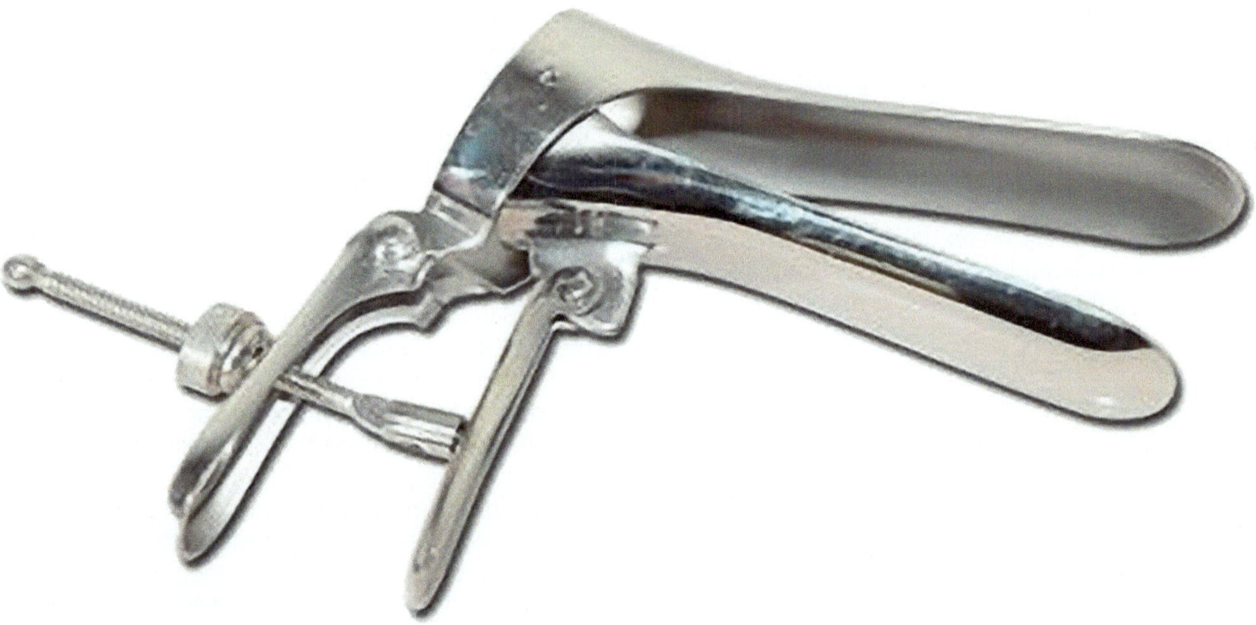

FIGURA 13.2 Esse espéculo ranhurado tem a vantagem de não precisar ser girado na vagina para acessar o ponto em que queremos aplicar a injeção.

terceiro filtro transforma a microgordura em nanogordura, uma solução muito fluida que pode ser injetada com uma agulha muito pequena. A microgordura é adequada para preenchimento, e podemos usar esse tipo se for necessário para o procedimento cosmético de aumento dos lábios vulvares.

O estágio final é a injeção por seringa. Um espéculo nem sempre é necessário, mas pode ser útil. Vários tipos de espéculo podem ser usados, mas o tipo mostrado na Figura 13.2 é feito de metal e pode ser modificado, criando-se uma ranhura na válvula superior, por onde se introduz a agulha.

A anestesia nem sempre é necessária, porque a agulha é muito pequena, mas muitas pacientes preferem a anestesia. Quando as pacientes precisam de anestesia, pede-se que apliquem creme EMLA no clitóris e na parede vaginal superior 30 minutos antes de iniciar o procedimento.

Para o procedimento de injeção (consulte o Vídeo 13.3), é usada uma seringa com uma agulha pequena. Esse procedimento não é desconfortável, mas algumas pacientes preferem ter anestesia tópica local com creme de lidocaína. A solução de *nanofat* é injetada nos lados direito e esquerdo do clitóris (1 mL de cada lado) e na parede vaginal superior próxima ao meato uretral (2 mL de cada lado), perto das glândulas de Skene. Para evitar uma injeção intrauretral, é possível fazer um cateterismo.

Os fatores de crescimento presentes na *nanofat* estimularão as células-tronco mesenquimais a produzirem novos nervos sensíveis no clitóris; a *nanofat* também produz mais células muciparosas nessas glândulas, que produzem a "ejaculação" feminina, o que resulta em maior produção de fluidos.

É muito difícil dizer quanto tempo é necessário para produzir novos nervos ou mais ejaculação feminina e, portanto, finalmente, o aumento da satisfação sexual. Assim como a experiência de Runels com o uso de PRP [12], encontramos uma boa resposta a essa técnica de nanofatores com relação à ausência de efeitos colaterais adversos; no entanto, após 3 meses, cerca de 10% dos pacientes não relatam nenhuma melhora em seu prazer sexual (dados não publicados). São necessários mais estudos de acompanhamento com um número maior de pacientes para estabelecer com mais firmeza os resultados desse procedimento seguro e sem riscos.

REFERÊNCIAS

1. Grafenberg E, The role of urethra in female orgasm. Int J Sexology. 1950;3:145–148.
2. Puppo V, Anatomy and physiology of the clitoris, vestibular bulbs, and labia minora with a review of the female orgasm and the prevention of female sexual dysfunction. Clin Anat. 2013 Jan;26(1):134–152.
3. Jannini EA, Buisson O, Alberto Rubio-Casillas A, Beyond the G-spot: Clitourethrovaginal complex anatomy in female orgasm. Nat Rev Urol. 2014 Sep;11(9):531–538.
4. Ellibeş Kaya A, Çalışkan A, Women self-reported G-spot existence and relation with sexual function and genital perception. Turk J Obstet Gynecol. 2018;15:182–187.
5. Puppo V, Embryology and anatomy of the vulva: The female orgasm and women's sexual health. Eur J Obstet Gynecol Reprod Biol. 2011 Jan;154(1):3–8.
6. Emhardt E, Siegel J, Hoffman L, Anatomic variation and orgasm: Could variations in anatomy explain differences in orgasmic success? Clin Anat. 2016 Jul;29(5):665–672.
7. Maratos YK, Gombergh R, Cornier E, et al., The G-spot: An observational MRI pilot study. BJOG. 2016 Aug;123(9):1542–1549.
8. Herold C, Motamedi M, Hartmann U, et al., G-spot augmentation with autologous fat transplantation. J Turk Ger Gynecol Assoc. 2015 Jul 14;16(3):187–188.
9. Ostrzenski A, The G-spot anatomical structure spotted. J Sex Med. 2018 May;15(5):803.
10. Puppo V, Gruenwald I, Does the G-spot exist? A review of the current literature. Int Urogynecol J. 2012 Dec;23(12):1665–1669.
11. Symonds T, Kingsberg SA, James A Simon JA, et al., Symptoms and associated impact in pre- and postmenopausal women with sexual arousal disorder: A concept elicitation study. J Sex Med. 2023;27;20(3):277–286.
12. Runels C, Activate the Female Orgasm System: The Story of O-Shot. CreateSpace, Scotts Valley, CA, USA, 2013.
13. Runels C, Melnick H, Debourbon E, et al., A pilot study of the effect of localized injections of autologous platelet rich plasma (PRP) for the treatment of female sexual dysfunction. J Women's Health Care. 3:169. 10.4172/ 2167-0420.1000169.
14. Kamina P, Anatomie Clinique: Organes Urinaires Et Génitaux, Pelvis, Coupes Du Tronc, 3rd Edition. Maloine, Paris, 2008.
15. Ceccaroni M, Fanfani F, Ercoli A, Innervazione viscerale e somatica della pelvi femminile: Testo-Atlante di Anatomia Chirurgica con tavole anatomiche originali. Il Giornale di Chirurgia – Journal of the Italian Association of Hospital Surgeons. 2007;28(11):458.
16. Yeung J, Pauls RN, Anatomy of the vulva and the female sexual response. Obstet Gynecol Clin North Am. 2016 Mar;43(1):27–44.
17. Pan S, Leung C, Shah J, et al., Clinical anatomy of the G-spot. Clin Anat. 2015 Apr;28(3):363–367.
18. Pastor Z, Chmel R, Differential diagnostics of female "sexual" fluids: A narrative review. Int Urogynecol J. 2018 May;29(5):621–629.
19. Rabinerson D, Horowitz E, G-spot and female ejaculation: Fiction or reality? Harefuah. 2007 Feb;146(2): 145–147, 163.
20. Rodriguez FD, Camacho A, Bordes SJ, et al., Female ejaculation: An update on anatomy, history, and controversies. Clin Anat. 2021 Jan;34(1):103–107.
21. Dwyer PL, Skene's gland revisited: Function, dysfunction and the G spot. Int Urogynecol J. 2012 Feb;23(2): 135–137.
22. Hines TM, The G-spot: A modern gynecologic myth. Am J Obstet Gynecol. 2001 Aug;185(2):359–362.
23. Miller CE, G-spot: The facts to the fantasy. BJOG. 2014 Oct;121(11):1340.
24. Thabet SMA, New findings and concepts about the G-spot in normal and absent vagina: Precautions possibly needed for preservation of the G-spot and sexuality during surgery. J Obstet Gynaecol Res. 2013 Aug;39(8):1339–1346.
25. Pauls RN, Anatomy of the clitoris and the female sexual response. Clin Anat. 2015 Apr;28(3):376–384.
26. Aloe L, Rita Levi-Montalcini: The discovery of nerve growth factor and modern neurobiology. Trends Cell Biol. 2004 Jul;14(7):395–399.
27. Tocci A, Forte L, Mesenchymal stem cell: Use and perspectives. Hematol J. 2003;4(2):92–96.
28. Catalisano C, Enriched nanofat injection vs PRP injection (presentation). Focus: Regenerative medicine for the genital area, IMCAS World Congress 2020, Paris.
29. Miana VV, Prieto González EA, Adipose tissue stem cells in regenerative medicine. Ecancermedicalscience. 2018;12:822.

14 Himenoplastia

Piotr Kolczewski

INTRODUÇÃO

A himenoplastia, ou a restauração cirúrgica do hímen, é um dos procedimentos vulvovaginais menos descritos na cirurgia plástica, sem nenhum padrão cirúrgico que tente restaurar a capacidade do hímen de sangrar durante a relação sexual na noite de núpcias de um casal [1,2]. Embora controversa do ponto de vista ético e social, a himenoplastia é atualmente oferecida em muitos países [3], e sua demanda está aumentando nos países ocidentais, especialmente após sucessivas ondas de imigração. De acordo com a BBC, a himenoplastia ganhou popularidade nos últimos anos, especialmente entre as mulheres jovens. As clínicas particulares que oferecem o procedimento, que é legal no Reino Unido, não coletam dados sobre o número de mulheres que se submeteram ao procedimento, mas estima-se que aproximadamente 9.000 mulheres pesquisaram o procedimento no Google, em 2019. Mohammad Masood, diretor da MAS Gynecology Clinic em Londres, disse no jornal britânico *Metro* que o número de mulheres que buscaram o procedimento quadruplicou em comparação aos 6 anos anteriores [4].

ANATOMIA E HISTOLOGIA

Batizado com o nome do deus do casamento na mitologia grega clássica (Hymenaios), o hímen é uma estrutura semelhante a uma membrana que separa o canal vaginal do vestíbulo vaginal. Ele tem duas bordas: uma borda anexa ou aderente, e uma borda livre ao redor da origem do hímen. A borda livre é geralmente irregular, festonada ou dentada ou dividida em vários dedos. A origem himenal pode assumir diferentes formas. Pode ser semilunar, falciforme, cubiforme ou septada. A maior parte do hímen é formada por tecido conjuntivo fibroso coberto nas superfícies vulvar e vaginal por epitélio escamoso estratificado. É composto de tecido conjuntivo vascular coberto nas superfícies vaginal e vulvar por epitélio escamoso estratificado [5].

O suprimento vascular do hímen é rico, especialmente próximo à borda livre, onde os vasos estão dilatados e ingurgitados. Vários capilares foram observados penetrando no epitélio de cobertura e atingindo suas camadas superficiais. A vascularização é a causa do sangramento, às vezes grave, que ocasionalmente acompanha as lesões de defloração [5]. O hímen não é ricamente suprido por fibras nervosas. Verificou-se que o suprimento nervoso é relativamente rico na parte anexa, detectado com dificuldade na parte média e ausente na borda livre [5].

A quantidade de fibras elásticas é variável. Alguns hímens eram ricos em fibras elásticas, enquanto outros eram formados principalmente por fibras colágenas. Isso corrobora a observação clínica de que o hímen tem consistência e elasticidade variáveis. Às vezes, ele se rompe facilmente, enquanto em certas ocasiões é elástico, permitindo a relação sexual sem se romper [5].

FUNÇÃO DO HÍMEN HUMANO

De acordo com a maioria das fontes, as fêmeas humanas são o único animal que possui um hímen [6-9].

A função dessa estrutura é desconhecida [7,8]. Até o final da vida fetal da mulher, o lúmen da vagina é separado da cavidade do seio urogenital pelo hímen. Durante o período perinatal, ele se rompe e permanece como uma dobra de membrana mucosa ao redor da entrada da vagina. A falha na perfuração da extremidade inferior da vagina resulta no bloqueio da vagina e na condição conhecida como hímen imperfurado [9]. Alguns autores sugerem que o hímen é uma estrutura embriológica que foi mantida no período juvenil [6].

Com o maior desamparo dos bebês humanos em relação a outros grandes símios [10], a infecção decorrente da incapacidade de limpar a área vaginal pode ser uma causa significativa de mortalidade. Dessa forma, qualquer estrutura que limitasse a entrada de material fecal ou outros materiais na vagina seria favorecida pela seleção natural. O hímen, que persiste nos bebês, foi, portanto, adaptado para ter uma função protetora [11].

CULTURA, ÉTICA E DIREITO

Presume-se que o hímen seja rompido durante a primeira relação sexual, e acredita-se que sua condição intacta represente a virgindade. No entanto, o hímen pode ser rompido ou rasgado involuntariamente em várias circunstâncias, incluindo a inserção vaginal de objetos, como tampões, atividades esportivas vigorosas, procedimentos cirúrgicos e queda sobre objetos pontiagudos [12].

Nas culturas em que a garantia da virgindade da mulher é uma pré-condição para o casamento, a falta dessa prova na primeira relação conjugal é uma fonte de vergonha para a mulher e sua família e pode levar ao divórcio e à violência contra ela [13]. A evidência de uma noiva pode ser mostrada, por exemplo, na exibição pública do lençol ensanguentado do leito nupcial [14]. Mesmo nos tempos modernos, as meninas solteiras suspeitas de terem perdido a virgindade podem correr o risco, em algumas comunidades, de serem vítimas de "crimes de honra" nas mãos de seus familiares.

A solicitação de reparo de um hímen, seja ele rompido em uma relação sexual voluntária, forçada ou coagida, como em um estupro ou sem relação sexual, não é necessariamente uma escolha puramente cosmética análoga ao aumento dos seios e à lipoaspiração. Ela pode servir a propósitos mais dignos e protetores do que a vaidade pessoal [12].

Por motivos puramente médicos, a reconstrução do hímen não tem indicação médica. O procedimento não oferece nenhum benefício médico, portanto, não há uma relação favorável entre benefício e risco. Pode haver um benefício para a saúde, tendo em mente a descrição da Organização Mundial da Saúde (OMS) de "saúde" como um estado de "bem-estar físico, mental e social e não apenas a ausência de doença ou enfermidade" [15].

Os ginecologistas com habilidades suficientes que forem solicitados a realizar o procedimento devem eticamente levar em conta as consequências de sua recusa. Essas consequências incluem a expulsão das mulheres de suas famílias e comunidades, o fim do noivado, o divórcio, a violência pessoal e, em sua forma mais extrema, o chamado "crime de honra", geralmente cometido por membros próximos da família. Foi relatado, por exemplo, que quase 2.000 mulheres paquistanesas foram mortas em nome da honra entre 2004 e 2007, constituindo mais de nove assassinatos por semana [16]. No entanto, afirma-se que o procedimento reduziu a taxa de crimes de honra em 80% no Egito nos últimos anos [17].

Os profissionais capazes de realizar o procedimento que, no entanto, se opuserem, por exemplo, por motivos de consciência em relação ao engano, são obrigados pela Diretriz 14(4) das diretrizes do Comitê de Ética da FIGO sobre encaminhamento adequado [18] a "dar prioridade à vida, à saúde e ao bem-estar de seus pacientes".

Embora haja evidências de que 40% a 50% de todas as mulheres de diferentes origens culturais não tenham nenhuma perda de sangue no primeiro coito [19], isso não parece alterar a importância atribuída à mancha do leito nupcial. Portanto, não são apenas as mulheres que não são mais virgens que temem a noite de núpcias. A busca para esconder a falta de virgindade tem uma longa história. Portanto, em muitas culturas, as mulheres são secretamente instruídas por mulheres mais velhas sobre como usar o engano em caso de falta de perda de sangue, por exemplo, escondendo um pequeno saco cheio de sangue animal ou uma agulha no vestido de noiva para fazer uma punção no dedo, ou usando um lençol manchado de sangue que as mulheres mais velhas da família guardavam para as mais jovens [20-23]. Um método mais severo consiste em aplicar urtigas ou outras ervas alguns dias antes do casamento para deixar a vagina crua, seca e vulnerável. As mulheres que migraram para os países ocidentais muitas vezes não têm acesso a essas informações transgeracionais sobre como garantir o sangramento nupcial ou imitar a virgindade [24].

A fé no mito de que um hímen intacto prova a virgindade ainda é tão implícita que, em muitos países, os pais decidem que suas filhas sejam "oficialmente certificadas" como virgens por um ginecologista [25]. Na literatura científica, entretanto, há um amplo consenso de que a suposição arcaica de que a virgindade pode ser diagnosticada pelo exame genital externo [26] é mais um mito [27,28]. Por exemplo, em um estudo foi constatado que em 19% das adolescentes sexualmente ativas o hímen não apresentava rasgos, fendas ou entalhes [28].

De acordo com uma análise muito interessante feita por Bianca R. Van Moorst [3], o aconselhamento adequado e a conscientização das mulheres que buscam a himenoplastia são cruciais. Para a maioria das mulheres que participaram do estudo conduzido pela equipe de Van Moorst, o aumento do conhecimento e da autoconfiança adquiridos durante o aconselhamento significou que elas puderam decidir contra a cirurgia, mesmo que, a princípio, tenham considerado que era a única solução para o problema que estavam enfrentando. A minoria das mulheres que ainda achava que a operação era necessária estava muito feliz por tê-la feito, apesar do fato de que muitas vezes tinham de recorrer a alguns "truques" para imitar a virgindade. Após um extenso aconselhamento, apenas 24 das 82 mulheres (29%) inscritas no estudo decidiram ser operadas.

Em sua recente declaração de posicionamento, o RCOG (Royal College of Obstetricians & Gynecologists) se opõe veementemente às práticas de teste de virgindade e himenoplastia, alegando que nenhuma delas é medicamente necessária em qualquer circunstância [29]. O RCOG declarou: "Acreditamos que tanto o teste de virgindade quanto a himenoplastia deveriam ser proibidos no Reino Unido. Nenhum dos procedimentos tem qualquer benefício médico e ambos são práticas prejudiciais que criam e exacerbam crenças sociais, culturais e políticas que atribuem um falso valor a mulheres e meninas em relação ao fato de terem ou não um histórico sexual. No entanto, temos certeza de que em nenhuma circunstância os procedimentos clínicos devem ser realizados com o único objetivo de proteger uma paciente dessa forma. Em vez disso, os profissionais da área médica devem seguir os protocolos apropriados para encaminhar mulheres e meninas que se percebam em risco de violência à polícia e aos serviços sociais. Os serviços públicos mais amplos também devem contar com recursos adequados para proteger esses indivíduos vulneráveis. O RCOG acredita que a disponibilidade atual desses procedimentos está contribuindo para enraizar os mitos sobre a virgindade que estão levando as pessoas a procurar o teste de virgindade e a himenoplastia em primeiro lugar. Ao remover a disponibilidade desses procedimentos, por lei, a capacidade daqueles que atualmente tentam infringir a autonomia corporal e as liberdades sexuais de mulheres e meninas será significativamente limitada".

TÉCNICAS CIRÚRGICAS

O objetivo da cirurgia é produzir um estreitamento da abertura introital com aperto temporário, que pode ser obtido de várias maneiras.

Reduções Luminais

Essa abordagem para a reconstrução de remanescentes himenais dilacerados parece ser mais anatômica, intuitiva e fácil de executar, sendo a mais popular. A redução luminal pode ser executada de várias maneiras. A remoção simples da camada epitelial das bordas dos fragmentos himenais

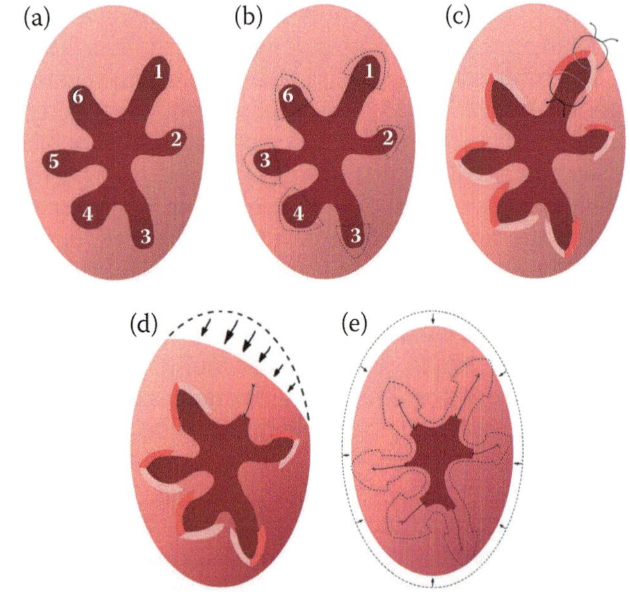

FIGURA 14.1 Redução luminal pela técnica de Goodman: (a) fendas identificadas ao longo da periferia do anel himenal; (b) pequenas excisões em forma de diamante na base de cada fenda; (c) tecidos desnudados aproximados com suturas; (d) o fechamento da excisão em forma de diamante diminui a circunferência externa e o tamanho do lúmen; (e) o fechamento de todas as excisões diminui o lúmen do introito vaginal. (De Placik OJ, Hymenoplasty, em Hamori CA *et al.*, *Female Cosmetic Genital Surgery*, Thieme, Nova York, 2017, com permissão).

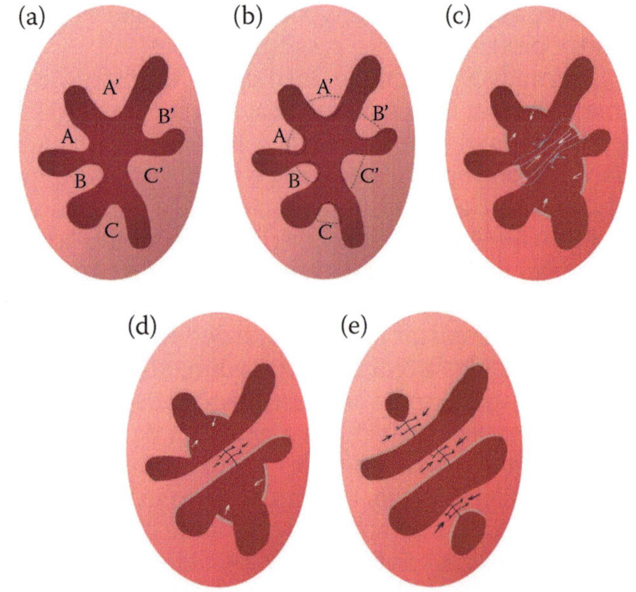

FIGURA 14.2 Redução do lúmen por meio da desnudação de remanescentes opostos: (a) fragmentos opostos identificados; (b) as pontas dos remanescentes são desnudadas cirurgicamente por meio da excisão do epitélio; (c) os tecidos desnudados nos fragmentos opostos são aproximados com suturas; (d) primeira aderência cirúrgica concluída; (e) após outras aderências cirúrgicas, o lúmen está obstruído, mas não aumentou de diâmetro. (De Placik OJ, Hymenoplasty, em Hamori CA, *et al.*, *Female Cosmetic Genital Surgery*, Thieme, Nova York, 2017, com permissão).

opostos e a sutura das camadas externa (vestibular) e interna (vaginal), resultando em aderências dos fragmentos himenais, parecem ser a abordagem mais comum [1,2].

Outra opção dada por Goodman é diminuir o calibre do introito por meio de múltiplas excisões em forma de diamante da mucosa nas fendas entre os remanescentes himenais, seguidas de aproximação da esquerda para a direita [30] (Fig. 14.1).

A redução do lúmen também pode ser obtida apenas desnudando o epitélio e costurando os remanescentes himenais opostos, criando aderências transluminais [31] (Fig. 14.2).

Wei *et al.* [32] foram um pouco mais longe, considerando as técnicas de aderências como transitórias devido à deiscência que ocorre com frequência, resultante da natureza incruenta do hímen. Essa técnica foi usada em 125 pacientes em um centro chinês, e apenas uma paciente apresentou uma complicação pós-operatória precoce na forma de sangramento incontrolável. Em seu método denominado STSI (*Suturing Tree Stratum of the Introitus*), a borda do hímen é removida de acordo com a linha projetada, e a ressecção é continuada a uma profundidade de 0,5-1,0 cm na direção da vagina para expor a camada de fáscia sob a mucosa himenal. O método STSI resseca o hímen transversalmente e sutura a ferida em uma direção vertical, o que aumenta a área da ferida e, portanto, aumenta o suprimento de sangue. De acordo com os autores, a alta taxa de cicatrização (91,9%) resulta da camada adicional de fáscia que pode aumentar o suprimento de sangue e suportar a maior parte da tensão entre as três camadas. Outra característica é que a mucosa himenal (o primeiro e o terceiro estrato) é suturada com sutura de colchão, que geralmente é considerada uma técnica favorável para a cicatrização da incisão (Fig. 14.3).

Outra técnica foi recentemente descrita por Eserdag *et al.* [33], denominada Técnica de Aperto Vestíbulo-Introital (VITT), que inclui uma incisão em forma de diamante no vestíbulo com a base na linha média posterior e no canto superior, 2 a 3 cm acima do hímen. Os ângulos são acomodados de acordo com o grau de aperto, e a camada submucosa é fechada do ápice para baixo, envolvendo a mucosa vaginal, e os aspectos posteriores e anteriores dos carbúnculos himenais são suturados separadamente. A taxa de satisfação das pacientes foi de 99,3%. Os autores afirmam que a técnica se parece com uma "perineoplastia menor", mas levando em conta a anatomia envolvida, podemos defini-la como vaginovestibuloplastia. Com essa técnica, aproximadamente 69% das mulheres relataram sangramento com a penetração sexual, enquanto foi relatado que apenas 34% das virgens se lembram de sangramento na primeira relação sexual [34]. No comentário do VITT [35], o Dr. Placik afirma que: "[...] esse método efetivamente dobra a ocorrência de sangramento, o que levanta a questão: estamos tentando reproduzir um evento que seria esperado, mas que não teria ocorrido sem a nossa intervenção? Para crédito dos autores, essa questão pode agora ser levantada à luz de seu relatório, mas reforça ainda mais a necessidade de aconselhamento pré-operatório" (Fig. 14.4).

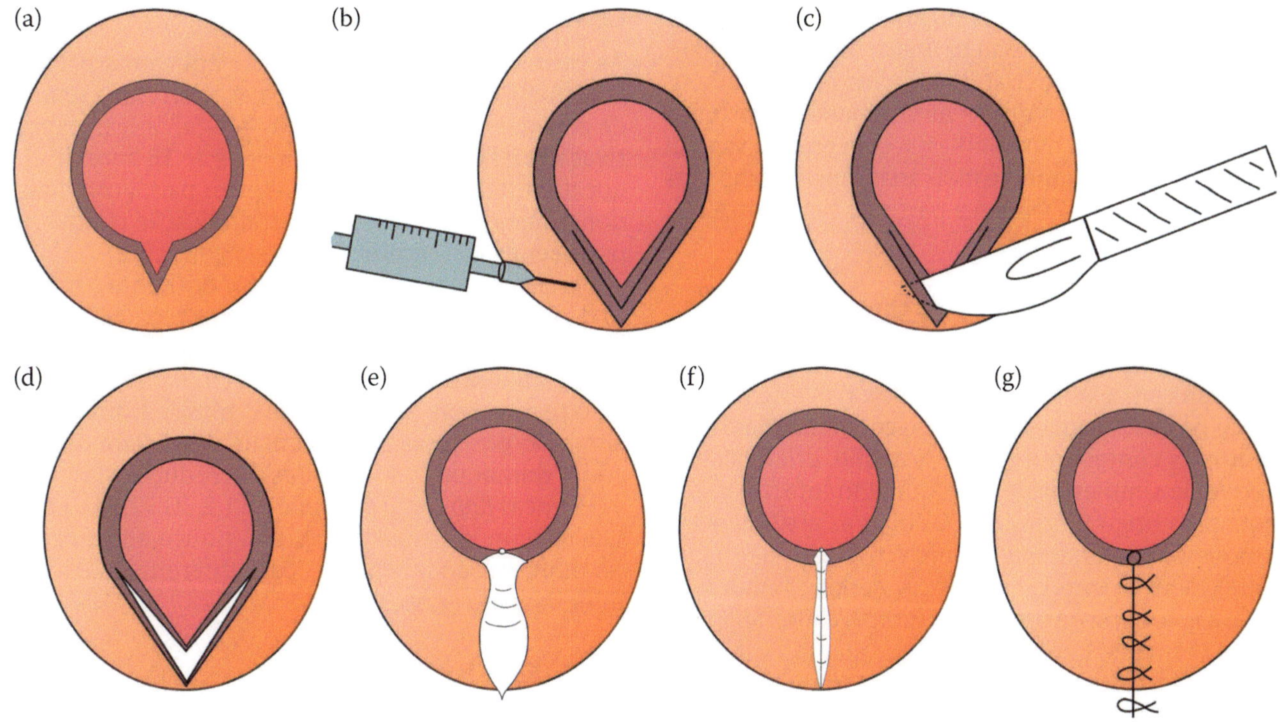

FIGURA 14.3 Redução luminal pelo método STSI: (a) fissura localizada; (b) anestesia local; (c) ressecção da borda do hímen; (d) ressecção continuada a uma profundidade de 0,5-1,0 cm na direção da vagina para expor a camada fascial; (e) sutura da parte superior do terceiro estrato; (f) sutura continuada até que a abertura himenal seja pequena o suficiente; (g) resultado final após a conclusão da sutura. (Da Ref. [32], com permissão).

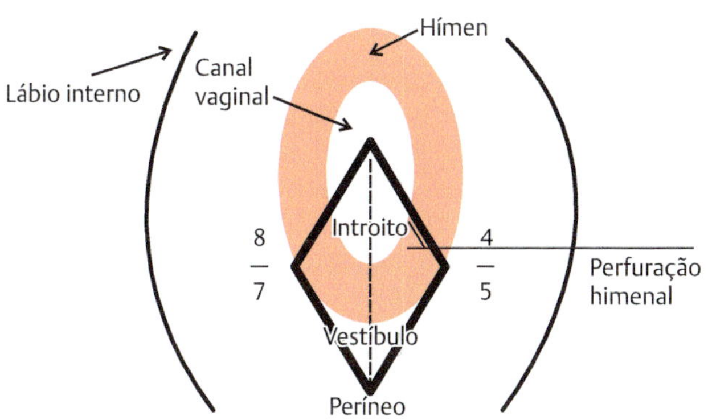

FIGURA 14.4 Técnica de aperto vestibulointroital. (Da Ref. [33], com permissão).

Técnicas de Sutura Única (Himenorrafia)

A ideia por trás dessas técnicas é criar um orifício vaginal mais estreito sem remover a camada epitelial e criar aderências duradouras de fendas himenais; portanto, elas devem ser consideradas pouco antes do casamento, em menos de 15 dias. Isso pode ser feito por meio de uma simples sutura dos remanescentes himenais adjacentes [4] ou por um método de cerclagem submucosa [36]. Nessa abordagem muito inteligente descrita por Ou [36], a sutura foi passada no sentido horário na submucosa até a posição de 12 horas, onde a agulha foi puxada para fora. Em seguida, a agulha foi reintroduzida no mesmo pequeno poro de onde saiu, e a sutura foi passada no sentido horário de volta à posição original de 6 horas. A agulha foi então puxada pelo poro original da agulha. As extremidades da sutura foram amarradas em torno de um dilatador Hegar de 12 mm para formar um hímen anular, e a amarração foi colocada sob a mucosa.

Dada a natureza temporal do procedimento, El Hennawy recomenda simplificar o procedimento colocando apenas uma sutura transluminal do *catgut*, aproximadamente 3 a 7 dias antes do coito esperado [37].

TÉCNICAS DE RETALHO

A himenoplastia com retalho vaginal é baseada em retalhos da mucosa vaginal levantados da parede vaginal anterior logo atrás dos pequenos lábios [38]. De acordo com o autor, tendo realizado o método *flap* em 11 pacientes, dois *flaps* foram baseados proximalmente, e seus dois *flaps* opostos foram baseados distalmente. Esses *flaps* foram sobrepostos de forma cruzada. O método *flap* cria uma estrutura mucosa espessa semelhante a uma rede dentro e ao redor do introito. A técnica parece controversa, com um risco potencial de estenose vaginal iatrogênica e risco subsequente de dispareunia. Ela deve ser considerada como uma segunda opção quando os remanescentes himenais são insuficientes ou ausentes no caso de agenesia vaginal [39].

A himenoplastia com retalho himenal é descrita pelo Dr. Placik como uma "adesão cirúrgica modificada" [31]. O objetivo do método é criar um mínimo de três aderências de retalho dos remanescentes himenais opostos. A ideia é semelhante à himenoplastia com retalho vaginal acima, mas definitivamente mais anatômica graças à recriação de um "novo" hímen a partir de remanescentes himenais.

NÃO CIRÚRGICO: HÍMENS E RESERVATÓRIOS ARTIFICIAIS

De acordo com a Wikipédia, um hímen artificial é um tipo de prótese frequentemente acompanhada de reservatórios contendo líquido vermelho, criada com o objetivo de simular um hímen humano intacto, geralmente para fingir virgindade. Os hímens artificiais são feitos de um material que, quando inserido adequadamente, adere ao interior da vagina, dando temporariamente a aparência de um hímen intacto e liberando um líquido vermelho que parece sangue quando submetido à pressão. Os himens artificiais encomendados pela Internet de varejistas sediados na China por consumidores do Egito indignaram os políticos conservadores desse país, que exigiram que o produto fosse proibido [40-43].

PREPARAÇÃO, ACONSELHAMENTO, INDICAÇÕES E CONTRADIÇÕES

De acordo com a OMS, por motivos puramente médicos, a reconstrução do hímen não tem indicação médica. O procedimento não oferece nenhum benefício médico e, portanto, não há uma relação benefício-risco favorável [15], mas devemos levar em conta todo o histórico cultural mencionado anteriormente e agir no melhor interesse da paciente.

A paciente deve ser informada de que, às vezes, os hímens de mulheres sexualmente ativas não apresentam rasgos, fendas ou entalhes [28], bem como o fato de que 40%-50% de todas as mulheres de diferentes origens culturais não apresentam nenhuma perda de sangue no primeiro coito [19]. O cirurgião também deve destacar que, mesmo que ela tenha recuperado um hímen intacto, a possibilidade de sangramento durante a primeira relação sexual é de aproximadamente 50% [3,12,32].

O aconselhamento convincente baseado em evidências pode fazer com que a maioria das mulheres que planejam o procedimento decida contra a cirurgia, mesmo que, a princípio, elas tenham considerado que era a única solução para o problema que estavam enfrentando [3].

Indicações

Conforme mencionado anteriormente, a reconstrução do hímen não tem indicação médica e é realizada por motivos culturais somente a pedido da paciente.

Contraindicações

As contraindicações à cirurgia se aplicam a pacientes com menstruação ativa, menstruação atrasada sem teste de gravidez de sangue, infecções genitais ativas, expectativas irreais e pacientes com menos de 18 anos de idade que não estejam acompanhadas pelos pais. Vulvodínia ou dor crônica na área é uma contraindicação relativa, pois pode ser exacerbada pela cirurgia genital [2].

O cirurgião também deve levar em conta o momento do coito previsto, que determina a técnica cirúrgica. Para pacientes que desejam integridade estrutural e precisam que o hímen esteja intacto na inspeção visual, o reparo deve ser realizado 3 meses antes da "consumação dos votos matrimoniais" [31]. Para obter um efeito duradouro, as variações das reduções luminais e as técnicas *flap* serão adequadas [1,2,30,32,34]. Aquelas que exigem um reparo "rápido", pouco antes da noite de núpcias, são adequadas para diferentes versões de himenorrafia [4,36,37].

ANESTESIA E ANTIBIÓTICOS

O procedimento pode ser realizado com anestesia local, geral e raquidiana, dependendo da solicitação do paciente e da complexidade da técnica cirúrgica [1,2,4,31,36,38].

A maioria dos autores recomenda a administração de um antibiótico no perioperatório e sua continuação até o quinto dia pós-operatório [1,31,33,38].

CUIDADOS PÓS-OPERATÓRIOS

O Dr. Placik recomenda o uso de bolsas de gelo durante as primeiras 24 a 48 horas e um regime analgésico padrão. Os cuidados com a ferida consistem em irrigação suave após urinar e defecar. Os pacientes são incentivados a tomar banho de chuveiro, mas não devem se banhar [31].

Após a intervenção, os pacientes devem ser orientados a evitar o seguinte [4]:

- Divisões laterais ou *straddle*
- Aumento da pressão abdominal
- Banheiros
- Absorvente interno
- Autoexame para verificar a integridade do hímen
- Relações sexuais com penetração, que podem comprometer os resultados

FALHAS E COMPLICAÇÕES

A maioria dos autores relata que as complicações são pequenas; no entanto, os riscos cirúrgicos do procedimento incluem deiscência da ferida, infecção, cicatrização, distorção do orifício vaginal externo e criação de um introito excessivamente pequeno, levando à obstrução do fluxo vaginal e hematocolpos, dispareunia e sentimentos de culpa [2].

Na apresentação da maior série conhecida de pacientes submetidas a diferentes métodos de himenoplastia/himenorrafia [4], entre as 518 pacientes, apenas

3 (0,5%) apresentaram uma complicação precoce na forma de hemorragia ativa que exigiu hemostasia cirúrgica. Das 227 mulheres que não foram submetidas a uma himenorrafia, nenhuma falha foi relatada, e todas as pacientes que tiveram relações sexuais dentro de 15 dias após o procedimento apresentaram sangramento vaginal.

As seguintes complicações foram documentadas entre as 204 himenoplastias com o uso de retalhos himenais: 5 falhas (0,025%), 20 casos de deiscência da ferida antes do casamento (0,1%), 5 casos de penetração vaginal difícil que exigiram correção cirúrgica (0,01%) e 3 casos de hemorragia que exigiram cirurgia devido a rasgos durante a penetração vaginal (0,025%) [4].

Das 99 himenoplastias usando retalhos vaginais, apenas uma falha (0,1%) foi relatada; no entanto, a paciente não seguiu as recomendações de cuidados pós-cirúrgicos. Cinco (0,05%) das pacientes foram submetidas a um segundo procedimento para ressecar cicatrizes apertadas, 10 mulheres (0,1%) relataram penetração vaginal difícil, exigindo ressecção cirúrgica das suturas, e duas tiveram sangramento vaginal devido a uma laceração, exigindo a retomada do procedimento [4]. O autor enfatiza que nenhuma complicação obstétrica foi relatada no grupo examinado [4].

REFERÊNCIAS

1. Prakash V. Hymenoplasty—how to do. Indian J Surg. 2009;71:221–223.
2. Vojvodic M et al. Luminal reduction hymenoplasty: a Canadian experience with hymen restoration. Aesthet Surg J. 2018;38(7):802–806.
3. Bianca R van Moorst et al. Backgrounds of women applying for hymen reconstruction, the effects of counselling on myths and misunderstandings about virginity, and the results of hymen reconstruction. Eur J Contracept Reproduct Health Care. 2012 Apr;17(2):93–105.
4. Abelelilah L et al. Hymen restoration: an experience from a Moroccan center. Aesthet Surg J. 2021;41(12): NP2053–NP2059.
5. Mahran M, Saleh AM. The microscopic anatomy of the hymen. Anat Rec. 1964:313–318.
6. Hobday AJ, Haury L, Dayton PK. Function of the human hymen. Med Hypotheses. 1997;49:171–173.
7. Bufley N. The evolution of concealed ovulation. Am Nat. 1979;114:835–858.
8. Smith RL. Human sperm competition. In: Smith RL, ed. Sperm Competition and the Evolution of Animal Mating Systems. New York: Academic Press, 1984:601–659.
9. Katchadorian HA. Biological Aspects of Human Sexuality, 4th edn. Fort Worth, Texas: Holt, Rinehart & Winston, 1990:453.
10. Leutenegger W. Encephalization and obstetrics in primates with particular reference to human evolution. In: Armstrong E, Falk D, eds. Primate Brain Evolution: Methods and Concepts. New York: Plenum Press, 1982:85–95.
11. Fisher HE. The Sex Contract: The Evolution of Human Behavior. New York: William Morrow, 1982.
12. Cook RJ, Dickens BM. Hymen reconstruction: ethical and legal issues. Int J Gynecol Obstet. 2009;107:266–269.
13. Welchman L, Hossain S, eds. "Honour": Crimes, Paradigms and Violence against Women. London: Zed Books, 2005.
14. Roberts H. Reconstructing virginity in Guatemala. Lancet. 2006;367(9518):1227–1228.
15. World Health Organization. Preamble to the Constitution, para. 1. Accessed from: https://www.who.int/about/governance/constitution.
16. Solberg KE. Killed in the name of honour. Lancet. 2009;373(9679):1933–1934.
17. Kandela P. Egypt's trade in hymen repair. Lancet. 1996;347(9015):1615.
18. FIGO Ethics Committee. Ethical guidelines on conscientious objection. Ethical Issues in Obstetrics and Gynecology. London: FIGO, 2006:24–26.
19. Loeber O. Over het zwaard en de schede; bloedverlies en pijn bij de eerste coïtus; Een onderzoek bij vrouwen uit diverse culturen. [About the sword and the sheet; blood loss and pain at first coitus. A study of women with different cultural backgrounds.] Tijdschrift voor Seksuologie. 2008;32:129–137.
20. Gomiddleeast.com. Afraid that you won't bleed on your wedding night? Accessed 13 August 2011 from: www.gomiddleeast.com/tag/bleeding-on-wedding-night/.
21. Blank H. Virgin: The Untouched History. New York: Bloomsbury, 2007: 89–91.
22. Medievalists.net. How to cheat on a virginity test. Accessed from: https://www.medievalists.net/2016/06/how-to-cheat-on-a-virginity-test/.
23. Islamicgarden.com. The myth of the hymen continues. Accessed 13 August 2011 from: www.islamicgarden.com/mythhymen.html.
24. Gürsoy E, Gülsen Vural G. Nurses' and midwives' views on approaches to hymen examination. Nurs Ethics. 2003;10:485–494.
25. Parla A. The 'honor' of the state: virginity examinations in Turkey. Feminist Stud. 2001;27:65–88.
26. Curtis E, Lazaro CS. Appearance of the hymen in adolescents is not well documented. BMJ. 1999;318:605. 27.
27. Rogers DJ, Stark M. The hymen is not necessarily torn after sexual intercourse. BMJ. 1998;317:414.
28. Emans SJ, Woods ER, Allred EN, Grace E. Hymeneal findings in adolescent women: the impact of tampon use and consensual sexual activity. J Pediatr. 1994; 125:153–160.
29. RCOG position statement. Virginity testing and hyme-noplasty. Accessed at: www.rcog.org.uk/media/qlxh3wro/rcog-virginity-testing-hymenoplasty-position-statement-august-2021.pdf.
30. Goodman MP. Female genital cosmetic and plastic surgery: a review. J Sex Med. 2011;8(6):1813–1825.
31. Placik OJ. Hymenoplasty. In: Hamori CA et al. Female Cosmetic Genital Surgery. New York: Thieme, 2017: 190–199.
32. Wei S-Y, Li Q, Li S-K, Zhou C-D, Li F-Y, Zhou Y. A new surgical technique of hymenoplasty. Int J Gynaecol Obstet. 2015;130(1):14–18.
33. Eserdag S. A new practical surgical technique for hymenoplasty: primary repair of hymen with vestibulo-introital tightening technique (VITT). Aesthet Sur J. 2021 Feb 12;41(3):333–337.
34. Paterson-Brown S. Should doctors reconstruct the vaginal introitus of adolescent girls to mimic the virginal state? Education about the hymen is needed. BMJ. 1998;316(7129):461.
35. Placik O. Commentary on: a new practical surgical technique for hymenoplasty: primary repair of hymen with vestibulo-introital tightening technique. Aesthet Sur J. 2021 Feb 12;41(3):338–343.
36. Ou MC, Lin CC, Pang CC, Ou D. A cerclage method for hymenoplasty. Taiwan J Obstet Gynecol. 2008;47: 355–356.
37. El Hennawy M. Hymenoplasty. Accessed from: www.powershow.com/view/3b58f5-MjAzZ
38. Saraiya HA. Surgical revirgination: four vaginal mucosal flaps for reconstruction of a hymen. Indian J Plast Surg. 2015;48:192–195.

39. Kimberley N, Hutson JM, Southwell BR, Grover SR. Vaginal agenesis, the hymen, and associated anomalies. J Pediatr Adolesc Gynecol. 2012;25:54–58.
40. Wikipedia. Artificial hymen. Accessed from: https://wikipedia.org/wiki/Artificial_hymen.
41. Hymen shop. Accessed from: https://hymenshop.com
42. CNNGo. The unlikely Chinese product that could start a trade war. Archived October 10, 2009 at: https://profilpelajar.com/article/Artificial_hymen.
43. CBS News. Egyptian lawmakers want to ban fake hymen. Accessed from: www.cbsnews.com/news/egyptian-lawmakers-want-to-ban-fake-hymen/.

15 Implicações Psicológicas na Ginecologia Estética

Um Caso de Transtorno Dismórfico Corporal

Stelios Kiosses

INTRODUÇÃO

O transtorno dismórfico corporal (BDD) é uma condição grave de saúde mental que muitas vezes não é reconhecida. Como a popularidade dos procedimentos cosméticos continua a aumentar, é cada vez mais provável que os médicos encontrem pacientes com BDD. A identificação precisa, a avaliação e os procedimentos de seleção adequados são essenciais, levando em conta as considerações éticas e legais envolvidas nos tratamentos estéticos desses pacientes.

É verdade que quando a doença mental está relacionada à imagem corporal, as condições em que geralmente pensamos são a anorexia ou outros transtornos alimentares. Entretanto, cinco vezes mais prevalente do que a anorexia, o menos conhecido BDD é a causa de níveis ainda mais altos de comprometimento psicológico. Descrito pela primeira vez por um psiquiatra italiano, Enrico Morselli, em 1891 [1], o BDD foi inicialmente descrito como "dismorfofobia", mas esse termo é usado com menos frequência atualmente: "O paciente dismorfofóbico é infeliz no meio de suas rotinas diárias, em qualquer lugar e a qualquer momento, ele é pego pela dúvida da deformidade".

A imagem corporal abrange percepções, pensamentos e sentimentos sobre o corpo influenciados por fatores de desenvolvimento, percepção e socioculturais [2]. Os pacientes que sofrem de BDD têm a sensação de que são feios em algum aspecto de sua aparência, apesar de geralmente terem uma aparência normal. Eles podem achar que alguma parte de seu corpo é muito pequena, muito grande ou tem o formato errado. Em geral, as outras pessoas não veem o que o paciente com BDD vê e, se virem, perceberão apenas uma anormalidade mínima e normal. O BDD pode ser mais prevalente em pacientes que se apresentam para cirurgia estética do que se acredita. Uma revisão recente da literatura psicológica constatou que a prevalência de BDD em pacientes de cirurgia plástica é de 13,2%, apesar dos casos frequentemente subdiagnosticados e subnotificados [3,4].

O BDD foi inicialmente chamado de "síndrome da feiura imaginada" e também foi chamado de "síndrome dismórfica", "hipocondríase dermatológica" e "dismorfofobia" [5]. As áreas mais comuns de preocupação para quem sofre de BDD são as orelhas, o nariz, o formato da boca, o tamanho e o formato dos seios, das nádegas ou da genitália. Quando uma pessoa sofre de BDD, ela se preocupa continuamente com sua aparência e está convencida de que as outras pessoas percebem que ela é deformada de alguma forma. Com frequência, atribuem quaisquer outras dificuldades que tenham em suas vidas ao que consideram ser sua deformidade gritante.

Embora o BDD seja principalmente uma condição de saúde mental, as pessoas afetadas por ele frequentemente consultam cirurgiões plásticos, profissionais de estética, dermatologistas e outros profissionais de saúde em busca de soluções para as deformidades físicas percebidas.

AS ESTATÍSTICAS

A ocorrência mundial estimada de BDD varia entre 1,7% e 3,3%, e taxas de prevalência notavelmente altas foram documentadas entre populações de estudantes [veja mais ref. 3]. Aproximadamente 8% a 15% dos indivíduos consideram a possibilidade de se submeter a uma cirurgia cosmética, e os cirurgiões plásticos podem razoavelmente prever que encontrarão esses pacientes. Entretanto, é importante observar que cerca de 10% dos profissionais de saúde podem não reconhecer a presença de BDD nesses pacientes.

Em pessoas com BDD, a taxa de suicídio é cerca de 45 vezes maior do que na população em geral. Mais de 90% dos pacientes com BDD não se sentirão felizes mesmo depois de fazer uma cirurgia cosmética, e a intervenção cirúrgica pode, muitas vezes, piorar a condição. Infelizmente, a maioria das pessoas que sofrem de BDD não tem uma visão completa da condição e acredita veementemente que seu problema é físico e não psicológico, o que as leva a buscar ajuda cirúrgica em vez de psiquiátrica para sua condição. A literatura existente sobre a relação entre BDD e cirurgia cosmética indica que os pacientes com BDD geralmente demonstram um julgamento prejudicado em relação à origem psicológica de seus sintomas [22]. Nesses casos, o transtorno psicológico deve ser tratado primeiro, pois o tratamento cirúrgico sem tratamento psicológico prévio pode resultar em consequências perigosas ou até mesmo fatais para o médico [6].

SEMELHANÇAS COM O OCD

O BDD e o OCD (transtorno obsessivo-compulsivo) apresentam semelhanças notáveis em sua neurobiologia subjacente, ambos decorrentes de atividade irregular na região da amígdala do cérebro, responsável por regular as emoções e nos alertar sobre possíveis ameaças. Essa região, muitas vezes chamada de centro emocional do cérebro, desempenha um papel crucial em soar o alarme quando algo parece errado, geralmente respondendo a vários fatores de estresse. Entretanto, no caso de indivíduos com BDD, estudos de neuroimagem mostraram que essa ativação da amígdala parece ser aleatória. Em vez de responder a uma ameaça ou perigo específico, as pessoas com BDD interpretam essa atividade errática da amígdala como um sinal de que algo está errado com sua aparência. Essa percepção desencadeia uma cascata de pensamentos e comportamentos angustiantes, levando-os a se concentrar incessantemente nos defeitos percebidos. Essa fixação pode levar a uma série de problemas debilitantes, incluindo ansiedade grave, depressão persistente, evitação de interações sociais e até mesmo ideação suicida.

Pensamentos suicidas, tentativas de suicídio e casos de suicídio consumado são extremamente comuns entre indivíduos diagnosticados com transtorno dismórfico corporal (BDD). Pesquisas indicam que aproximadamente 80% das pessoas com BDD tiveram ideação suicida em algum momento de suas vidas, enquanto entre 24% e 28% tomaram medidas para acabar com suas vidas [7]. Embora os dados sobre suicídios consumados entre portadores de BDD sejam limitados e preliminares, a taxa de suicídio observada é significativamente maior nesse grupo. Essas descobertas enfatizam a importância fundamental de tratar o BDD de forma eficaz.

Reconhecer os pacientes que sofrem de BDD e buscam procedimentos estéticos é de extrema importância porque:

- **Reconhecimento da patologia principal:** é fundamental reconhecer que o principal problema dos indivíduos com BDD é psicológico e não físico. Sua angústia decorre da percepção de falhas que podem não ser evidentes para os outros.
- **Comorbidades psicossociais e tendências suicidas:** o BDD é frequentemente acompanhado de comorbidades psicossociais, incluindo ansiedade e depressão. Além disso, o risco de suicídio entre indivíduos com BDD é alarmantemente alto, com uma taxa significativamente maior em comparação à população em geral.
- **Insatisfação com procedimentos cosméticos:** os pacientes com BDD tendem a ficar insatisfeitos com os resultados de seus procedimentos cosméticos. Sua exaustão com os fracassos percebidos pode levá-los a ver até mesmo os procedimentos bem-sucedidos como fracassos, exacerbando sua angústia.
- **Tendências litigiosas:** vale a pena observar que os indivíduos com BDD podem-se tornar litigiosos após perceberem "falhas" na resolução de seus "defeitos". Isso enfatiza a necessidade de avaliação cuidadosa e considerações éticas ao oferecer tratamentos estéticos a esses pacientes.

Em 1980, o transtorno dismórfico corporal (BDD) foi incluído no Manual Diagnóstico e Estatístico de Transtornos Mentais (DSM) pela Associação Americana de Psiquiatria como um transtorno somatoforme típico. Posteriormente, em 2013, o BDD foi reclassificado e adicionado ao espectro de transtornos obsessivo-compulsivos relacionados, caracterizado pelos quatro critérios a seguir:

1. Preocupação com um ou mais defeitos percebidos ou falhas na aparência física que não são observáveis ou parecem leves para os outros.
2. Comportamentos repetitivos (ou seja, checagem no espelho, cuidados excessivos com a aparência, cutucar a pele, busca de segurança) ou atos mentais (ou seja, comparar a própria aparência com a de outras pessoas) em resposta a preocupações com a aparência.
3. Preocupação que causa angústia clinicamente significativa ou prejuízo em áreas sociais, ocupacionais ou outras áreas importantes do funcionamento.
4. A preocupação com a aparência não é mais bem explicada por preocupações com a gordura ou o peso corporal em um indivíduo cujos sintomas atendem aos critérios diagnósticos de um transtorno alimentar [veja mais na Ref. 7]; no entanto, a condição *sine qua non* do BDD é a fixação obsessiva em algum defeito percebido na aparência.

ABORDAGEM SOLIDÁRIA

Uma vez feito o diagnóstico de BDD, é preciso estabelecer um diálogo compreensivo com o paciente. É fundamental reconhecer qualquer diferença visível em sua aparência, pois descartar completamente sua preocupação ou tentar assegurar-lhe que sua aparência é excelente provavelmente não funcionará. O profissional deve ouvir com paciência e simpatia e dar bastante tempo para a discussão. Uma técnica bem-sucedida é pedir ao paciente que classifique seu defeito em uma escala de 1 a 10 (geralmente seria 10 para pacientes com BDD). A avaliação do profissional sobre qualquer deformidade provavelmente será muito menor do que isso, e deve haver uma conversa entre o paciente e o profissional para discutir essa disparidade. É a partir desse ponto que a ideia de BDD pode ser introduzida.

AS COMPULSÕES MAIS COMUNS DO TRANSTORNO DISMÓRFICO CORPORAL

- Evitar olhar para fotografias e, muitas vezes, remover espelhos da casa
- Tentativas de encobrir o defeito com o uso de cosméticos, roupas largas, chapéu ou até mesmo adotando uma postura específica
- Cutucar excessivamente a pele, pentear os cabelos, arrancar as sobrancelhas, fazer a barba etc.
- Tocar a pele compulsivamente, especialmente para sentir ou medir o defeito percebido
- Demonstrar hostilidade com as pessoas sem motivo aparente, geralmente com pessoas do sexo oposto
- Busca obsessiva de ser tranquilizado por entes queridos

- Fazer dieta e se exercitar excessivamente
- Uma obsessão doentia por celebridades e outras pessoas com as quais o paciente quer se parecer
- O uso de técnicas de distração: tentar desviar a atenção das pessoas do que o paciente vê como seu defeito, usando joias ousadas ou excessivas ou roupas muito extravagantes e extravagantes.
- Leitura compulsiva de livros e consulta de artigos e *sites* relacionados a qualquer que seja o defeito percebido
- Preocupação com procedimentos dermatológicos ou cirurgia plástica
- Tentativas de realizar cirurgia cosmética em si mesmo, incluindo lipoaspiração ou remoção de manchas indesejadas com *kits* caseiros
- Evitar sair de casa ou sair apenas em determinados horários, por exemplo, ao abrigo da luz

OS SINTOMAS COMUNS DO BDD

- Preocupação com a aparência do que eles percebem como o "defeito"
- Depressão
- Delírios e crenças distorcidas relacionadas à aparência
- Tendências suicidas
- Ataques de pânico e ansiedade
- Baixa autoestima crônica
- Autoconsciência social – imaginar que outras pessoas percebem e estão zombando do defeito percebido
- Fortes sentimentos de vergonha
- Afastamento da família e da sociedade, fobia social, solidão e isolamento social autoimposto
- Dependência excessiva de outras pessoas, como um amigo, parceiro ou pais
- Preocupação com a aparência que leva à incapacidade de trabalhar ou de se concentrar no trabalho
- Desempenho acadêmico prejudicado, não manutenção das notas e problemas de frequência
- Problemas para iniciar e manter relacionamentos (tanto amizades quanto relacionamentos íntimos)
- Abuso de álcool ou drogas e tentativas de se automedicar

TRATAMENTO PARA BDD

O National Institute for Health and Care Excellence (NICE) recomenda dois tratamentos:

- **Terapia cognitivo-comportamental (CBT):** a CBT é uma forma de psicoterapia que se concentra na conexão entre os pensamentos, comportamentos e emoções de uma pessoa. Por meio da CBT, os indivíduos com BDD trabalham com um terapeuta para identificar e modificar os padrões de pensamento que exacerbam a autocrítica, a ansiedade e o isolamento social. Além disso, a CBT pode abordar as preocupações com a imagem corporal e ajudar a reduzir comportamentos repetitivos, como a verificação excessiva no espelho ou a limpeza dos cabelos.
- **Medicamentos antidepressivos serotoninérgicos:** o BDD também pode ser tratado com medicamentos antidepressivos, geralmente antidepressivos serotoninérgicos. Esses medicamentos costumam ser tomados em doses mais altas diariamente por aproximadamente 3 meses, com sua eficácia avaliada durante esse período. A medicação pode melhorar significativamente a condição ou não ter nenhum efeito. Se a eficácia for comprovada, os indivíduos talvez precisem continuar a tomá-la por um ano ou mais, pois a interrupção da medicação pode levar a uma recaída. Embora o mecanismo exato de ação não seja totalmente compreendido, esses medicamentos têm-se mostrado eficazes mesmo na ausência de depressão. Eles podem ser usados como um tratamento autônomo ou em conjunto com a CBT.

A CBT é uma forma de psicoterapia que enfatiza a importância de nossos pensamentos subjacentes sobre como agimos e nos sentimos. Um terapeuta de CBT ajudará alguém com BDD a descobrir seus padrões de comportamento e pensamento que pioram a autocrítica, a ansiedade e o isolamento social. Ela também pode ser usada para tratar problemas de imagem corporal e reduzir o comportamento repetitivo, como olhar-se continuamente no espelho ou arrumar-se excessivamente. Os medicamentos para essa condição são antidepressivos. Uma dose mais alta de antidepressivos geralmente é tomada diariamente por cerca de três meses, e sua eficácia é avaliada depois disso. A medicação pode produzir uma cura ou não afetar a condição de forma alguma. Se for constatado que o medicamento funciona, o paciente pode precisar tomá-lo por um ano ou mais, pois a interrupção da medicação pode levar a uma recaída. A maneira exata como esse medicamento funciona é desconhecida, mas ele também pode funcionar quando não há depressão e pode ser usado sozinho ou combinado com a CBT.

RECONHECENDO A CONDIÇÃO DE BDD

A grande maioria dos pacientes que se submeteram a um procedimento estético está satisfeita com seus resultados, atendimento e médico. No entanto, pode ser um desafio recusar um paciente, mesmo com BDD, que acha que um procedimento estético melhorará significativamente sua autoestima. Entretanto, a realização de um procedimento estético em um paciente com BDD provavelmente resultará em um resultado catastrófico tanto para o paciente quanto para o profissional de estética. Intervenções cirúrgicas e até mesmo não cirúrgicas para esses pacientes geralmente são o curso de ação errado.

Se os médicos suspeitarem que seu paciente possa ter BDD, eles devem encaminhá-lo a um profissional de saúde mental para avaliação e diagnóstico completos. No entanto, os profissionais de estética também devem-se envolver na triagem inicial de seus pacientes para determinar quaisquer problemas psicológicos adversos; além disso, se o médico quiser incorporar ferramentas de avaliação para BDD com questionários que tenham sido produzidos principalmente para avaliar e chegar a um diagnóstico dessa condição, isso também é aconselhável. Existem ferramentas de triagem gerais disponíveis [8,9], como o Body Dysmorphic Disorder Questionnaire (BDDQ) [10], que tem sido usado para determinar se uma pessoa deve procurar um diagnóstico mais formal e está bem estabelecido. As medidas existentes, no entanto, avaliam a dismorfia como um todo, e não apenas em uma parte específica do corpo. Embora a preocupação com a dismorfia tenda a se concentrar no nariz, nos olhos, na pele e no cabelo [11], Barbara argumenta que se deve dar mais atenção à dismorfia genital específica em mulheres porque muitas meninas submetidas a cirurgias genitais sem indicação médica preenchem os critérios de diagnóstico de BDD [12,13].

Um desses questionários, o Bader-Kiosses-Defective Genital Appearance Questionaire (BK-DGAQ), ou o Genital Dysmorphia Questionnaire (GDQ), faz perguntas específicas, mas relacionadas aos órgãos genitais do paciente e não à sua imagem corporal, e está sendo desenvolvido atualmente na Universidade de Oxford sob a supervisão do professor Robin Murphy. Espera-se que esse estudo valide o BK-DGAQ (GDQ) para ser usado como uma ferramenta de triagem para BDD em mulheres que estão buscando a alteração cirúrgica de seus órgãos genitais. Vários grupos estão estudando o BDD no momento, na esperança de obter informações sobre a condição e sobre a melhor maneira de tratar e avaliar esse transtorno psicológico devastador. A pesquisa em Oxford sugere que o GDQ pode ser válido e confiável, o que permite abrir caminho para uma possível triagem futura de BDD em clínicas de cirurgia estética. O uso desse questionário em tais estabelecimentos pode ajudar os profissionais de estética a discutir com seus pacientes os benefícios (ou a falta deles) que eles podem ver ao fazer uma cirurgia estética se parecerem estar sofrendo dos sintomas da dismorfia corporal.

Em desenvolvimentos recentes, um estudo inovador realizado na Universidade de Oxford [15] introduziu uma nova ferramenta conhecida como Genital Dysmorphia Questionnaire (GDQ), também chamada de Bader-Kiosses-Defective Genital Appearance Questionnaire (BK-DGAQ). Diferentemente das avaliações tradicionais, o GDQ se concentra especificamente nas preocupações relacionadas à aparência genital do paciente, em vez de sua imagem corporal geral. Esse questionário inovador visa a atender às necessidades exclusivas das mulheres que buscam alterações cirúrgicas nessa área. É importante observar que esse estudo está sendo avaliado no momento e ainda não foi submetido à revisão por pares. A pesquisa de Oxford fornece resultados promissores, sugerindo que o GDQ apresenta validade e confiabilidade. Essa descoberta abre caminho para a possível utilização futura do GDQ como ferramenta de triagem para o Transtorno Dismórfico Corporal (BDD) em mulheres que pretendem fazer cirurgia estética genital. Atualmente, vários grupos de pesquisa estão se dedicando ao estudo do BDD, com o objetivo de obter *insights* mais profundos sobre essa complexa condição psicológica e redefinir as abordagens mais eficazes para avaliação e tratamento.

Ao incorporar o GDQ nas clínicas de cirurgia estética, os profissionais de estética podem facilitar discussões mais informadas com seus pacientes, ajudando-os a avaliar os possíveis benefícios e riscos associados à cirurgia estética, especialmente quando os sintomas de dismorfia corporal estão presentes.

É provável que alguns pacientes precisem ser encaminhados a um especialista em saúde mental para gerenciar o BDD. Nesse sentido, o papel do cirurgião, do profissional de estética ou do dermatologista deve ser o de preparar a pessoa para esse encaminhamento. Sem o trabalho de base necessário, o paciente pode se recusar a receber qualquer tratamento psicológico e, convencido de que seu problema é físico, recorrerá a outros médicos cosméticos. Uma sugestão aos médicos é que eles discutam o quanto a condição é perturbadora e angustiante para que o paciente veja o valor de um encaminhamento para a saúde mental. O paciente deve sempre ser informado de que esse é um problema reconhecido e que o tratamento pode ser bem-sucedido. É verdade, porém, que muitos serão resistentes a essa ideia.

O conselho para os profissionais que atendem um paciente com BDD é dar tempo para que ele processe as informações e as ideias que estão sendo apresentadas, mantendo um excelente relacionamento profissional e permitindo que ele retorne quando tiver tempo para pensar. É uma doutrina bem-aceita que a cirurgia em pacientes com BDD deve ser desencorajada até o primeiro diagnóstico e tratamento desse distúrbio psicológico.

Ao longo de minha experiência no tratamento de pacientes com BDD, tornou-se evidente que influências externas, como a "cultura da celebridade" generalizada e a ampla popularidade de procedimentos cosméticos específicos, podem ter um impacto significativo e exacerbar as compulsões e obsessões associadas a essa condição.

CONCLUSÕES

Não há dúvida de que o reconhecimento precoce do BDD pode ajudar a evitar o progresso da doença e melhorar a qualidade de vida do paciente e das pessoas com quem ele convive. Isso também pode salvar a vida do paciente e a reputação e o bem-estar dos médicos estéticos que o tratam. Um terapeuta com treinamento em CBT é o profissional ideal para oferecer ajuda no tratamento de pacientes com BDD e OCD, depressão e transtornos alimentares. Para ajudar as pessoas com BDD, o profissional de estética e o psicólogo devem colaborar para encontrar o melhor caminho a seguir para esse paciente.

REFERÊNCIAS

1. Morselli E. Sulla dismorfofobia e sulla tafefobia. Boll Reale Accad Med Genova. 1891;6:3–14.
2. Sarcu D, Adamson P. Psychology of the facelift patient. Facial Plast Surg. 2017;33:252–259.
3. Veale D, et al. Body dysmorphic disorder in different settings: A systematic review and estimated weighted prevalence. Body Image. 2016;18:168–186.

4. Veale D, Boocock A, Gournay K, et al. Body dysmorphic disorder: A survey of fifty cases. Br J Psychiatry. 1996;169:196–201.
5. Franca K, Roccia MG, Castillo D, et al. Body dysmorphic disorder: History and curiosities, Wien Med Wochenschr. 2017;167(Suppl 1):5–7.
6. Sweis IE, Spitz J, Barry DR Jr, Cohen M. A review of body dysmorphic disorder in aesthetic surgery patients and the legal implications. Aesthetic Plast Surg. 2017;41:949–954.
7. Diagnostic and Statistical Manual of Mental Disorders (Fourth text revision ed.). American Psychiatric Association, Washington, DC. 2000. pp. 507–510.
8. Manusco SG, Knoesen NP, Castle DJ. The dysmorphic concern questionnaire: A screening measure for body dysmorphic disorder. Australian and New Zealand Journal of Psychiatry. 2010;44(6):535–542.
9. Rosen JC, Reiter J. Development of the body dysmorphic disorder examination. Behaviour Research and Therapy. 1996;34(9):755–766.
10. Phillips KA, Atala KD, Pope HG. Diagnostic instruments for body dysmorphic disorder. In New Research Program and Abstracts. American Psychiatric Association 148th Annual Meeting, American Psychiatric Press, Miami, 1995.
11. Phillips KA, Menard W, Quinn E, et al. A 4-year prospective observational follow-up study of course and predictors of course in body dysmorphic disorder. Psychological Medicine. 2013;43(5):1109–1117.
12. Barbara G, Facchin F, Meschia M, Vercellini P. "The first cut is the deepest": A psychological, sexological and gynecological perspective on female genital cosmetic surgery. Acta obstetricia et gynecologica Scandinavica. 2015;94(9):915–920.
13. Veale D, Bewley A. Body dysmorphic disorder. BMJ. 2015;18(350):1–4.

LEITURAS COMPLEMENTARES

14. Cororve MB, Gleaves DH. Body dysmorphic disorder: A review of conceptualisations, assessment, and treatment strategies. Clinical Psychology Review. 2001;21(6): 949–970.
15. Fang A, Hofmann SG. Relationship between social anxiety disorder and body dysmorphic disorder. Clinical Psychology Review. 2010;30(8):1040–1048.
16. Fornaro M, Gabrielli F, Albano C, et al. Obsessive-compulsive disorder and related disorders: A comprehensive survey. Annals of General Psychiatry. 2009;8:13.
17. Grant J, Kim SW, Crow S. Prevalence and clinical features of body dysmorphic disorder in adolescent and adult psychiatric inpatients. J Clin Psychiatry. 2001;62(7):517–522.
18. Harrison A, Fernández de la Cruz L, Enander J, et al. Cognitive-behavioral therapy for body dysmorphic disorder: A systematic review and meta-analysis of randomised controlled trials. Clin Psychol Rev. 2016;48:43–51.
19. Hunt TJ, Thienhaus O, Ellwood A. The mirror lies; body dysmorphic disorder. Am Family Physician. 2008;78(2): 217–222.
20. Mufaddel A, Osman Ossama T, Almugaddam F, Jafferany M. A review of body dysmorphic disorder and its presentation in different clinical settings. Primary Care Companion for CNS Disorders. 2013;15(4).
21. Phillips KA. The Broken Mirror: Understanding and Treating Body Dysmorphic Disorder (2nd edn). Oxford University Press, 2005.
22. Phillips KA, Dufresne RG Jr, Wilkel CS, Vittorio CC. Rate of body dysmorphic disorder in dermatology patients. J Am Acad Dermatol. 2000;42:436–444.
23. Phillips KA, Hart, AS, Simpson HB, Stein DJ. Delusional versus nondelusional body dysmorphic disorder: Recommendations for DSM-5. CNS Spectrums. 2013; 19(1):10–20.
24. Phillips KA, Hollander E, Rasmussen SA, et al. A severity rating scale for body dysmorphic disorder: Development, reliability, and validity of a modified version of the Yale-Brown Obsessive Compulsive Scale. Psychopharmacol Bullet. 1997;33(1):17–22.
25. Rosen JC, Reiter J, Orosan P. Cognitive-behavioral body image therapy for body dysmorphic disorder. J Consult Clin Psychol. 1995;63:263–269.
26. Phillips KA. Understanding Body Dysmorphic Disorder: An Essential Guide. New York: Oxford University Press, 2009.
27. Vats M. Selfie syndrome: An infectious gift of IT to health care. J Lung Pulm Respir Res. 2015;2:48.
28. Veale D, Gournay K, Dryden W, et al. Body dysmorphic disorder: A cognitive behavioural model and pilot randomised controlled trial. Behaviour Research and Therapy. 1996;34(9):717–729.
29. Veale D. Outcome of cosmetic surgery and 'DIY' surgery in patients with body dysmorphic disorder. Psychiatric Bulletin. 2000;24(6):218–221.
30. Veale D, De Haro L., Lambrou C. Cosmetic rhinoplasty in body dysmorphic disorder. British Journal of Plastic Surgery. 2003;56(6):546–551.
31. Veale D, Anson M, Miles S, et al. Efficacy of cognitive behaviour therapy versus anxiety management for body dysmorphic disorder: A randomised controlled trial. Psychother Psychosomat. 2014;83:341–353.
32. Veale D, Gledhill LJ, Christodoulou P, Hodsoll J. Body dysmorphic disorder in different settings: A systematic review and estimated weighted prevalence. Body Image. 2016;18:168–186.

Índice Remissivo

Entradas acompanhadas por um *f* em itálico indicam figuras.